中医治疗普通外科疾病

主编 于庆生 潘晋方 裴晓华 谷云飞

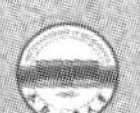

合肥工业大学出版社

图书在版编目(CIP)数据

中医治疗普通外科疾病/于庆生等主编．—合肥：合肥工业大学出版社，2018.8
ISBN 978-7-5650-2563-1

Ⅰ.①中…　Ⅱ.①于…　Ⅲ.①中医外科—疾病—诊疗　Ⅳ.①R26

中国版本图书馆 CIP 数据核字(2015)第 306007 号

中医治疗普通外科疾病

于庆生　等 主编　　　　责任编辑　朱移山

出　版	合肥工业大学出版社	版　次	2018年8月第1版
地　址	合肥市屯溪路193号	印　次	2018年8月第1次印刷
邮　编	230009	开　本	710毫米×1010毫米　1/16
电　话	人文编辑部：0551-62903310	印　张	18
	市场营销部：0551-62903198	字　数	340千字
网　址	www.hfutpress.com.cn	印　刷	安徽昶颉包装印务有限责任公司
E-mail	hfutpress@163.com	发　行	全国新华书店

ISBN 978-7-5650-2563-1　　　　定价：45.00元

本书编写委员会

主　　编　于庆生　潘晋方　裴晓华　谷云飞

副 主 编　王万春　梁久银　夏　庆　李大勇

沈　毅　张　琦　解伟华　经文善

编　　委　（按姓氏笔画排名）

于庆生　于青松　王万春　王　振

王来永　王　希　王志强　王轩宇

邓力珲　冯　辉　李大勇　李　鑫

李世征　李悠然　刘　芳　刘举达

刘名扬　刘　良　刘艳玲　谷云飞

沈　毅　吴旻娜　吴振国　余树山

陈赛赛　陈　琦　陈思婷　张　琦

张万宗　宋珊珊　周富海　郑　州

易　军　经文善　俞　健　侯俊杰

郭彬彬　夏　庆　梁久银　徐　晋

贾　琦　唐　冉　黄　龙　崔晓茹

韩曼曼　彭　辉　裴晓华　解伟华

潘晋方

编写秘书　张　琦　经文善

前　言

本书之所以命名为“中医治疗普通外科疾病”，是因为书中的病名使用现代普通外科疾病名称，而治疗采用传统中医外科方法，也是颠覆先前中医外科著作的一次尝试；更为重要的是适应现代临床医学发展的需要，让所有外科同人能够更好地阅读该书，既有利于发挥传统中医外科治疗的优势，为临床服务，又是对传统中医外科治疗方法的继承和弘扬；同时，检索近年来的中医外科著作，尚无雷同，乃编著此书。

本书内容虽然是中医对于普通外科疾病的诊断和治疗，但并非概括所有，主要是针对临床常见疾病，且中医治疗有一定的特色和优势。本书把传统中医外科的治疗作为重点，诊断尽量简化，能够为治疗服务即可。从编者的意愿来说，非常希望把传统中医外科手术拔高，毕竟中医外科手术比现代外科早了1000多年，例如春秋战国时期和汉代就有各种复杂手术和麻醉的记载，但由于历史的原因，没有发扬光大。因此，本书没有充分展示传统外科手术的精华，也把这份渴望留给本书再版吧。因此本书展示的主要是传统中医外科的药物内治法和药物外治法，尤其是对近年来中医外科成果的一次展示。

本书的编写得到了全国诸多中医外科大家和同道的指导、帮助，他们的参与使本书添色不少，但愿这种合作不仅仅能提升本书的质量，同时也有助于推动中医外科前行。在此，对他们的友情参与和付出表示最真挚的感谢。本书的编者也得到了本学科同道以及博士生、硕士生的支持和协助，希望有助于他们借鉴和成长的同时，也感谢他们的付出。

本书的编者对于编写工作虽倾尽全力，但一定还存在诸多不足和错误，真诚地希望同人们批评指正，并以此作为我们继续前行的动力。

于庆生

2018年4月16日

目　录

第一章　外科感染

第一节　疖

疖是一种化脓性毛囊及毛囊深部周围组织的感染，其最常见的致病菌是金黄色葡萄球菌，主要发生在人体的头、面、颈、腋和臀等部位。本病相当于中医“疖”的范畴。中医认为本病多因内郁湿火，外感风邪，两相搏结，蕴阻肌肤所致；或夏秋季节感受湿毒而生；或因天气闷热，汗出不畅，暑湿蕴蒸肌肤，引起痱子，复经搔抓，破伤染毒而成。主要特点为：局部皮肤肿势局限，范围多小于 3cm，突起根浅，色红、灼热、疼痛、易脓、易溃、易敛，可伴发热、口干、便秘、溲赤等。中医中药在治疗疖肿中凸显了巨大的优势，根据不同中医证型，主要治疗原则包括：清热解毒、清暑化湿解毒、养阴清热解毒、健脾和胃、清化湿热等。

【诊断】

1　疾病诊断

患者主要以局部疼痛为主，有的患者会合并有发热、头痛不适等全身症状。疖初起为毛囊性的炎症丘疹，后逐渐增大，呈红色硬性的结节，有疼痛或压痛。经过 2～3 天后，结节化脓，坏死，形成脓肿，中央有坏死的脓栓，脓栓破溃以后，排出脓液、脓栓和坏死组织，脓肿消退，1～2 周内形成瘢痕痊愈。血常规可见白细胞和中性粒细胞百分比升高。多发及反复发作的疖称为疖病。

2　证候诊断

（1）热毒蕴结证　多发于项后发际、背部、臀部，少则一两个，多则可散发全身，或此愈彼起，伴发热、口渴、溲赤、便秘；舌苔黄，脉数。

（2）暑湿浸淫证　多发于夏秋季节，局部皮肤红肿结块，灼热疼痛，根脚很浅，范围局限，可伴发热、口干、便秘、溲赤等；舌苔薄腻，脉滑数。

（3）体虚毒恋，阴虚内热证　疖肿常此愈彼起，或散发全身各处，或固定一处，疖肿较大，易转变成有头疽；常伴口干唇燥；舌苔红，苔薄，脉细数。

（4）体虚毒恋，脾胃虚弱证　疖肿常迁延难愈，或此起彼伏；常伴纳差、面色萎黄，神疲倦怠，形体瘦弱，乏力、大便稀溏，或夹有不消化食物；舌质淡，苔薄白，脉虚无力。

【治疗】

1　中医内治

1.1　辨证施治

（1）热毒蕴结证

治法：清热解毒。

方药：五味消毒饮合黄连解毒汤加减。金银花 15g，野菊花 15g，蒲公英 10g，紫花地丁 15g，黄芩 10g，黄连 10g，栀子 10g 等。热毒内盛者，加黄连 20g、黄柏 15g、山栀 15g；大便秘结者，加生大黄 8g、枳实 15g。

煎服法：水煎服，每日一剂，分两次服。

（2）暑湿浸淫证

治法：清暑化湿解毒。

方药：清暑汤加减。连翘 20g，花粉 10g，赤芍 15g，银花 15g，甘草 8g，滑石 15g，车前 20g，泽泻 20g 等。疖在头面部，加野菊花 15g、防风 15g；疖在身体下部，加黄柏 15g、苍术 10g。

煎服法：水煎服，每日一剂，分两次服。

（3）体虚毒恋，阴虚内热证

治法：养阴清热解毒。

方药：仙方活命饮合增液汤加减。白芷 20g，贝母 20g，防风 10g，赤芍药 10g，当归尾 10g，甘草节 6g，皂角刺（炒）15g，穿山甲（炙）15g，乳香 10g，没药 10g，金银花 10g，陈皮 10g，玄参 10g，麦冬 20g，细生地 10g 等。热盛咽干者加天花粉 20g。

煎服法：水煎服，每日一剂，分两次服。

（4）体虚毒恋，脾胃虚弱证

治法：健脾和胃，清化湿热。

方药：五神汤合参苓白术散加减。荆芥 6g，苏叶 8g，生姜 10g，茶叶 10g，红糖 30g，白扁豆 20g，白术 20g，茯苓 20g，甘草 8g，桔梗 10g，莲子 20g，人参 8g，砂仁 20g，山药 20g，薏苡仁 20g 等。胸脘痞闷者加陈皮 15g、半夏 10g。

煎服法：水煎服，每日一剂，分两次服。

1.2　经方验方治疗

（1）当归六黄汤加减　生地黄30g，熟地黄30g，蒲公英30g，丹参30g，黄连6g，黄芩10g，天花粉10g，黄柏6g，皂角刺6g，黄芪15g，瓜蒌皮15g。水煎服，每日一剂，分两次服。功效：泻火解毒，凉血育阴，消肿溃坚。适用于火毒蕴结，气血壅滞证。（广州市中医院，何伟）

（2）七星剑汤　野菊花10g，苍耳头10g，豨莶草12g，半枝莲15g，地丁草20g，生麻黄3g，草河车10g。水煎服，每日一剂，分两次服。功效：清热解毒，消肿止痛。适用于热毒蕴结证。（苏州市红十字医院，王寿康）

（3）加味消毒饮　金银花20g，蒲公英15g，野菊花12g，紫花地丁12g，紫背天葵子8g，甘草10g。水煎服，每日一剂，分两次服。功效为清热解毒。适用于热毒蕴结证。（上海市北站医院，丁克昌）

1.3　中成药口服

牛黄解毒片　功效为清热祛火解毒。主治疔、疖早期证属火热内盛者。（国药准字Z11020452）

2　中医外治

2.1　初期治疗

（1）中成药外敷　芙蓉膏或金黄散，用压舌板将芙蓉膏或白醋和蜂蜜调制的金黄散涂于患处，敷药范围超出红肿范围，敷药厚度约5mm，每日2次。

（2）中草药外敷　中草药有鲜野菊花叶、蒲公英、芙蓉叶、龙葵、败酱草、丝瓜叶等；将以上药物洗净捣烂敷于患处，敷药范围超过红肿边缘2cm，每天1～2次，或水煎每日外洗2次。

2.2　成脓期治疗

（1）切开排脓。

（2）应用掺药提脓去腐，临床常用的掺药有九一丹；应用方法：每日消毒伤口，清除坏死物后，用棉签将提脓祛腐药敷于伤口内失去活性的组织上，用生理盐水纱布覆盖于鲜活的肉芽组织上，每日一次。

2.3　收口期治疗

生肌散，应用方法：伤口消毒后，用生理盐水纱布擦拭创面，用棉签将生肌散敷于新鲜创面上，每日一次。

3　中医针灸治疗

3.1　针刺治疗

使用0.5%碘伏消毒脓肿，术者用三菱针直刺疖肿中心，有脓栓者，用三棱针挑出脓栓再直刺；已成熟或已破溃出脓者，先用三棱针在脓腔内向四周适当搅动扩创，然后出针。依脓肿大小选用口径至少大于脓肿破溃创面的大号玻璃罐，用闪火法拔在疖肿正中，一般持续 20～25 分钟。起罐后清洁创面，用无菌纱布包扎，每天一次。功效为祛脓化腐。适用于疖肿中期（脓成熟期）。

3.2　艾灸治疗

取艾条一根点燃，置疖肿上方温和灸，距离以病人感微烫为度（小儿灸时，医者以另一手食指置疖肿旁试温）。以疖肿最高点为中心，缓慢均匀移动艾条，灸至疖肿及其周围皮肤明显红晕，皮温微烫为止。时间约 30 分钟，每日 1 次。功效为消肿散瘀。适用于疖肿初期（未成脓期）。

（王万春、易　军、王　希、刘名扬）

【专家点评】

中医中药在本病的临床实践中积累了多年的宝贵经验，对于疖肿的治疗，具有疗效明显、作用持久、标本兼治、治愈率高、不易复发等特点。在临床上，大样本、多中心的病例数据已证明，单纯地依靠中医中药已可达到治愈本病的目的。例如在疖肿初期，可外敷金黄膏以清热解毒、散结消肿；而在疖肿中期可依据患者的具体情况，酌情给予五味消毒饮口服，以达清热解毒散结消肿之功效；脓成熟后可运用中医外科切开排脓法或温和灸法针对治疗，对于已成脓的疖肿，灸治可促进脓液吸收或脓熟破溃（必要时配合切开排脓）。实践证明，艾灸有明显促进疮口愈合作用。对于单纯性疖肿，艾灸效果要优于抗生素的运用。在临床运用中，若有原发病或伴严重并发症者，不可单用灸法，应配合其他方法治疗。总之，中医中药在疖的治疗中兼顾治标与治本，运用清热解毒消肿散结以祛散邪气，并益气养阴顾护津液以扶助正气，攻补兼施，具有独特的优势并有着较高的临床实用价值。

（王万春，医学博士，教授、主任医师，博士研究生导师，江西中医药大学附属医院外一科主任，国家临床重点专科负责人，国家中医药管理局重点学科带头人）

第二节　急性蜂窝织炎

急性蜂窝织炎是指发生在皮下、筋膜下、肌间隙或深部蜂窝组织的急性细菌性炎症。其致病菌主要是溶血性链球菌，其次为金黄色葡萄球菌，以及大肠埃希菌或其他型链球菌等。病变局部呈弥漫性浸润性红肿，境界不清，并有显著的凹陷性水肿，严重者其上可发生水疱、血疱，局部疼痛显著，临近病变部位的淋巴结常有肿痛；可伴有恶寒、发热、疼痛、乏力等全身症状。本病相当于中医“发”的范畴。中医认为，风温外袭、饮食不节、情志内伤、外伤染毒是发的病因，气血凝滞、热盛肉腐为发的病机。中医中药在治疗急性蜂窝织炎中表现出巨大的优势，根据不同发展阶段和证型，初起宜清热解毒、利湿消肿，兼用疏风清热之品；中期佐以凉血透脓，脓成后宜透脓托毒；溃后则宜补益生肌，后期注意顾护气血津液及脾胃。并主张成脓后应及早切开减压。

【诊断】

1 疾病诊断

1.1 浅表和深部急性蜂窝织炎的诊断

（1）浅表急性蜂窝织炎　主要症状有初起时患处疼痛，继之炎症迅速沿皮下向四周扩散，疼痛更加剧烈。主要体征有患处红肿明显，指压后可稍退色，红肿边缘界限不清楚，并可出现不同大小的水疱。主要检查有血常规、超敏C反应蛋白、血沉及彩超等。

（2）深部急性蜂窝织炎　表皮的症状不明显，但因病变深，较隐匿，影响诊治。常有寒战、高热、疼痛、乏力等全身症状；严重时体温极高或过低，甚至有意识改变等严重中毒表现。血常规、超敏C反应蛋白、血沉及彩超等可协助诊断。

1.2 特殊类型的急性蜂窝织炎诊断

（1）产气性皮下蜂窝织炎　主要致病菌是厌氧菌，初期表现类似一般性蜂窝织炎，但病变进展快且可触及皮下捻发音，溃破后可有臭味，主要检查包括血和脓细菌培养试验、X线平片等。

（2）新生儿皮下坏疽　初起时皮肤发红，触之稍硬。病变范围扩大时，中心部分变暗变软，皮肤黑色，并可破溃，严重时可有高热、拒乳、哭闹不安，昏睡、昏迷等全身感染症状。

（3）口底、颌下蜂窝织炎　小儿多见，感染多起源于口腔或面部。检视颌下皮肤轻度红热但肿胀明显，伴有高热，呼吸急迫、吞咽困难、不能进食，口底肿胀。主要检查包括血常规、浆液性或脓性分泌物涂片检查、血和脓细菌培养、X线平片及CT有助检查眼窝及鼻窦情况。

2 证候诊断

（1）风火痰毒证　发于头面。局部红肿灼热，坚硬疼痛，肿势散漫；壮热口渴，头痛项强，大便燥结，小便短赤；舌红绛，苔黄腻，脉弦滑数或洪数。

（2）肝郁痰火证　发于胸腹腰背部。局部红肿灼热，疼痛剧烈，边界不清；伴恶寒发热，口渴，大便干结，小便短赤；舌红，苔薄，脉弦数。

（3）湿热下注证　多见于下肢。局部红肿灼热疼痛，肿势散漫；伴有恶寒发热，纳呆，甚至泛恶；舌质红，苔黄腻，脉滑数。

（4）热盛肉腐证　肿势局限，按之中软应指，脓出黄稠，热退肿减；伴高热、寒战、头痛、口干便秘；舌红，苔黄，脉数。

（5）湿痰凝滞证　漫肿不红，结块坚硬，病情进展缓慢；多无全身症状；舌苔薄白或白腻，脉缓。

（6）气血两虚证　溃后脓出稀薄，收口缓慢；伴面色萎黄，神疲乏力，纳谷不香；舌质淡，苔薄白，脉细。

【治疗】

1　中医内治

1.1　辨证施治

（1）风火痰毒证

治法：散风清热，化痰解毒。

方药：普济消毒饮加减。牛蒡子 20g，黄芩 10g，连翘 15g，甘草 6g，桔梗 15g，板蓝根 25g，马勃 15g 等。壮热口渴者，加生地 25g、天花粉 20g、生石膏 30g；便秘者，加枳实 20g、生大黄 8g、芒硝 15g；气喘痰壅者，加鲜竹沥 20g（温冲服）、天竺黄 20g、莱菔子 20g；痉厥者，加安宫牛黄丸 1 粒（化服），或紫雪散。

煎服法：水煎服，每日一剂，分两次服。

（2）肝郁痰火证

治法：清肝化痰，散结消肿。

方药：丹栀逍遥散合黄连解毒汤加减。黄连 20g，黄柏 15g，栀子 20g，黄芩 20g，丹皮 15g，栀子 15g 等。咳喘气急痰多者加白前 20g、苏子 10g、莱菔子 15g；咽燥口干者加北沙参 15g、麦冬 20g。

煎服法：水煎服，每日一剂，分两次服。

（3）湿热下注证

治法：清热解毒，合营利湿。

方药：五神汤合萆薢渗湿汤加减。茯苓 20g，车前子 20g，金银花 25g，牛膝 20g，紫花地丁 15g 等。成脓者加皂角刺 20g、穿山甲 15g。

煎服法：水煎服，每日一剂，分两次服。

(4) 热盛肉腐证

治法：清热解毒，和营消肿。

方药：仙方活命饮加减。银花20g，当归15g，芍药15g，乳香20g，没药20g，陈皮10g，皂荚20g等。壮热、心烦、口渴者，加石膏20g、知母15g；红肿疼痛重者，加郁金15g、红花15g。

煎服法：水煎服，每日一剂，分两次服。

(5) 湿痰凝滞证

治法：和营活血，利湿化痰。

方药：桃红四物汤合仙方活命饮加减。银花20g，当归20g，芍药15g，乳香20g，没药20g，陈皮15g，皂荚20g等。痰多咳嗽、胸闷者，加苏子15g、半夏20g、浙贝母15g。

煎服法：水煎服，每日一剂，分两次服。

(6) 气血两虚证

治法：调补气血。

方药：八珍汤加减。熟地20g，当归20g，芍药15g，川芎15g，人参10g，茯苓15g，甘草8g等。气虚重者加黄芪10g；血虚重者加川芎10g、白术10g。

煎服法：水煎服，每日一剂，分两次服。

1.2　经方验方治疗

(1) 消痈汤　金银花30g，连翘30g，蒲公英20g，赤芍20g，花粉30g，白芷20g，川贝母15g，陈皮20g，蚤休10g，龙葵10g，鲜生地40g。水煎服，每日一剂，分两次服。功效：清热解毒，散瘀消肿，活血止痛。适用于蜂窝织炎，痈证初起，深部脓肿等化脓感染。(首都医科大学附属北京中医医院，赵炳南)

(2) 祛湿消邪汤　生薏苡仁30g，生甘草15g，金银花25g，蒲公英20g，当归30g。水煎服，每日一剂，分两次服。功效：清热解毒，利湿消肿。适用于蜂窝织炎，属湿热化火型。(《疡科大全》，顾世澄)

2　中医外治

2.1　未成脓阶段治疗

(1) 中成药外敷：复方虎杖散　虎杖5份，生大黄2份，黄柏2份，生地榆1份。上药以白醋或者蜂蜜调成糊状，用压舌板将其涂于患处，范围大于患处，厚约10mm。功效：活血化瘀、消肿止痛。适用于急性蜂窝织炎未成脓期。(江苏省南通市第一人民医院)

(2) 中草药外敷：仙地冰片糊　鲜仙人掌30g，紫花地丁20g，龙脑冰片0.5g。取鲜仙人掌去刺洗净，紫花地丁去泥洗净，共捣烂呈稀糊状，再将龙脑冰片研极细末放入药糊中搅拌均匀。将药糊均匀摊在凡士林纱布上，面积大于患处3～5cm，敷患处，外加敷料，用胶布固定，每日换药1～2次。功效：清热解毒。适用于急性蜂窝织炎未成脓期，尤以疼痛较甚者。（内蒙古中医院，耿刚）

2.2　成脓期阶段治疗

（1）切开排脓。

（2）应用掺药提脓祛腐，临床常用的掺药有八二丹。应用方法：用蜂蜜或少量清水，调成黏稠糊状软膏，敷于创面，范围宜较创面大2～3cm，以无菌纱布覆盖。一般每日换药一次，严重者可每日换药2～3次。

3　中医针灸治疗

3.1　针刺治疗

（1）取秩边、承扶，肿块周围阿是穴。局部皮肤用75%乙醇消毒，取双侧穴位，用1寸毫针刺入0.5寸，待出现酸麻重胀的针感后留针30分钟，每日2次。功效：清热解毒，消肿利湿。适用于臀痈。

（2）取合谷、八邪、阳池、中渚、外关、曲池。局部皮肤消毒，取双侧穴位，用2寸毫针刺入1寸，出现酸麻重胀后留针30分钟，每日2次。功效：解毒止痛，消肿祛瘀。适用于手发背。

3.2　艾灸疗法

（1）隔大蒜灸法　取蜂窝织炎局部阿是穴。紫皮大蒜适量，艾绒适量。将患部皮肤常规消毒，将大蒜捣碎如泥，取适量大蒜泥做成小薄饼，大小正好能覆盖患病处皮肤。然后将蒜泥饼放于蜂窝织炎的皮肤上，将艾绒做成如麦粒大小的艾炷，放于蒜泥饼上点燃。燃烧完一炷为一壮。灸至患者局部不痛为止。功效：清热解毒，消肿止痛。适用于体表痈。

（2）隔姜灸法　取蜂窝织炎局部阿是穴。鲜姜一片，艾绒适量。将鲜姜切成硬币厚薄的姜片，然后用缝衣针将姜片插出小孔，将艾绒做成如麦粒大小的艾炷。将患部皮肤常规消毒，放上切好穿孔的姜片。将艾炷放到姜片上点燃，灸至患者局部不痛为止。功效：清热解毒止痛。适用于体表痈。

（王万春、王轩宇、刘　良、刘名扬）

【专家点评】

中医药在治疗急性蜂窝织炎方面历史悠久，积累了丰富的临床经验，尤其是中药外敷疗法，临床应用广泛，剂型丰富，取得了十分显著的疗效。临床研究表明，使用一些清热解毒、利湿消肿、活血止痛的中药外敷创面，具有良好的抗渗抑菌、收湿敛疮、消炎止痛的作用。急性蜂窝织炎运用中药制剂外敷后，患处局部血流情况得到改善，创面自身免疫力得到增强，能有效促进创伤组织的再生、加速愈合并使肉芽组织健康生长，同时起到杀菌解毒、吸湿收疮、缓解疼痛等作用。尽管中医药治疗急性蜂窝织炎临床效果显著，但也存在不足。蜂窝织炎若得不到有效治疗，可产生筋膜炎、肌炎、皮下血肿、败血症等，甚至导致死亡，少数链球菌感染者可合并肾炎。随着现代医学的不断发展，中医药治疗蜂窝织炎仍然有着巨大的优势，如何突出中医优势，以及如何将传统中医药治疗与现代医学技术相结合等问题，有待于医学工作者进一步研究和探讨。总之，急性蜂窝织炎属急、重、危症，治疗上首辨虚实，重视托里排毒。实证以和营、清热、托毒为主，虚证以益气养血、托毒为其大法。明显疽毒内陷、病情危重者，要及时给予静脉输液并运用大量抗生素。糖尿病患者，治疽同时要积极治疗糖尿病，否则效果不佳。外用中药具有促散、促溃、促敛的作用。但药物的选择、时间及用量应严格掌握。必要时要进行局部切开、病灶清除和疮面引流等，尽量减少疽毒内陷。近些年的研究方向有：中医药治疗急性蜂窝织炎的循证医学证据，中医药与抗生素联用的临床机理研究等等。

（王万春，医学博士，教授、主任医师，博士研究生导师。江西中医药大学附属医院外一科主任，国家临床重点专科负责人，国家中医药管理局重点学科带头人）

第三节　痈

痈是多由金黄色葡萄球菌感染引起的多个相邻毛囊及其周围组织同时发生的急性细菌性化脓性炎症。主要临床特征是初起时就有粟粒样脓头，焮热红肿疼痛，迅速向深部及周围扩散，脓头相继增多；溃烂后状如莲蓬、蜂窝，范围常超过 9～12cm，大者可在 30cm 以上；其病变是多个相邻毛囊及其周围组织蔓延，再沿深筋膜浅层向外周扩散，上传入毛囊群而形成多个脓头。本病相当于中医的有头疽，总由外感风温、湿热，内有脏腑蕴毒，内外邪毒互相搏结，凝聚肌肤，以致营卫不和、气血凝滞、经络阻隔而成。治疗上中医主张初期宜散风透表，清热化湿托毒；中期宜和营托毒；后期则扶正托毒。

【诊断】

1　疾病诊断

本病初期为弥漫性浸润性紫红斑，表面紧张发亮，触痛明显。之后局部可出现多个脓头，有较多脓栓和血性分泌物排出，伴有组织坏死和溃疡形成，可见窦道，局部淋巴结肿大。临床上患者可自觉搏动性疼痛，可伴有发热、畏寒、头痛、食欲不振等全身症状，严重者可继发毒血症、败血症导致死亡。血常规显示白细胞总数及中性粒细胞比例明显升高，脓液培养多见金黄色葡萄球菌生长，彩超有助于鉴别脓液形成与否。

2　证候诊断

（1）火毒凝结证　多见于壮年证实邪盛者。局部红肿高突，灼热疼痛，根脚收束，迅速化脓脱离，脓出黄稠；伴发热、口渴、尿赤；舌苔黄，脉数有力。

（2）湿热壅滞证　局部症状与火毒凝结证相同；伴全身壮热，朝轻暮重，胸闷呕恶；舌苔白腻或黄腻，脉濡数。

（3）阴虚火炽证　多见于消渴病患者。肿势平塌，根脚散漫，皮色紫滞，脓腐难化，脓水稀少或带血水，疼痛明显；伴发热烦躁，口干唇燥，饮食少思，小便短赤；舌质红，苔黄燥，脉弦细数。

（4）气虚毒滞证　多见于年迈体虚、气血不足患者。肿势平塌，根脚散漫，皮色灰暗不泽，化脓迟缓，腐肉难脱，脓液稀少，色带灰绿，闷肿胀痛，容易形成空腔；伴高热，或身热不扬，小便频数，口渴喜热饮，精神萎靡，面色少华；舌质淡红，苔白或微黄，脉数无力。

【治疗】

1　中医内治

1.1　辨证施治

（1）火毒凝结证

治法：清热泻火，和营托毒。

方药：黄连解毒汤合仙方活命饮加减。黄连30g，黄柏20g，黄芩20g，丹皮10g，栀子20g，银花30g，当归20g，芍药10g，乳香20g等。恶寒发热者，加荆芥20g、防风20g；便秘者，加生大黄20g、枳实10g；溲赤者，加萆薢20g、车前草15g。

煎服法：水煎服，每日一剂，分两次服。

（2）湿热壅滞证

治法：清热化湿，和营托毒。

方药：仙方活命饮加减。银花20g，当归15g，芍药20g，乳香20g，没药20g，陈皮10g，皂荚20g等。壮热口渴者，加生地20g、天花粉20g、生石膏

20g；胸闷呕恶者，加藿香15g、佩兰15g、厚朴20g。

煎服法：水煎服，每日一剂，分两次服。

(3) 阴虚火炽证

治法：滋阴生津，清热脱毒。

方药：竹叶黄芪汤加减。人参10g，黄芪20g，煅石膏40g，半夏10g，麦冬30g，白芍20g，川芎10g等。口渴、咽干明显者加沙参15g、石斛20g、竹茹20g。

煎服法：水煎服，每日一剂，分两次服。

(4) 气虚毒滞证

治法：扶正托毒。

方药：八珍汤和仙方活命饮加减。熟地20g，当归20g，芍药20g，川芎10g，人参10g，茯苓20g，甘草10g，银花20g，乳香20g，没药20g，陈皮10g，皂荚30g等。自汗多、易伤风者，加党参10g、甘草15g；身热重者，加石膏20g、知母15g、天花粉10g。

煎服法：水煎服，每日一剂，分两次服。

1.2　*经方验方治疗*

(1) 舒肝溃坚汤　夏枯草30g，石决明20g，当归20g，白芍30g，炙天虫30g，柴胡30g，生甘草10g，红花20g，川芎15g，片姜黄20g，炒甲片30g，陈皮20g。水煎服，每日一剂，分两次服。功效：行气解郁，消肿散结。适用于火毒凝结，气虚血瘀型。(江苏省中医院，许履和)

(2) 柴胡木香散　柴胡20g，川芎10g，陈皮10g，当归30g，红花20g，白芍20g，僵蚕30g，枳实20g，木香15g，甘草10g。外用葱白捣泥，调成糊状敷患处，1～2小时换药1次。功效：行气活血，消肿散结。适用于气血壅滞型。(黑龙江中医药大学附属医院，常青艳)

1.3　*中成药治疗*

(1) 水牛角解毒丸　功效为清热解毒，消肿止痛。主治疮疖痈疡。(杭州胡庆余堂药业有限公司，国药准字Z33020148)

(2) 西黄丸　功效为和营消肿。主治痈疽疔毒、瘰疬、流注。(北京同仁堂，国药准字Z37022150)

2　中医外治

2.1　*初期治疗*

(1) 中成药外敷：油调膏　黄柏400g，煅石膏500g，共研细面，过100目筛，混合均匀，用香油调成膏状，即为油调膏。应用方法：疮面及周围皮肤常规消毒，将油调膏摊于油纱布上，约硬币厚，范围应大于肿胀部位 2～3cm，外敷患处，外用敷料包扎，一般每日 1 次，可根据病情酌情换药。功效：消肿止痛。适用于血瘀肿胀型痈。（辽宁省中医院，黄景华）

（2）中草药外敷：复方苍耳虫油膏　苍耳虫 30g 为主药，配以大黄 20g，蒲公英 20g，乳香 20g，没药 30g，赤芍 30g，冰片 40g 等，辅以基质麻油制成。功效：活血止痛。适用于火毒壅滞型痈。（云南省中医院，周亮）

2.2　成脓期治疗

（1）切开排脓　中医主张切开排脓的方法是：充分切开，彻底引流，消除脓腔，多做“十”字或“井”字或“十十”切开。

（2）掺药提脓祛腐　临床常用的掺药有九一丹。应用方法：每日消毒伤口，清除坏死物后，用棉签将提脓祛腐药敷于伤口内失去活性的组织上，用生理盐水纱布覆盖于鲜活的肉芽组织上，每日一次。

2.3　收口期治疗

生肌膏：香油 180g，血余炭 12g，当归 12g，生地 24g，生龟板 24g，生石膏 30g，炉甘石 48g，醋 90g。先炼油，放入血余炭，后放生龟板、生地、当归，炸焦后捞出；再放入生石膏、炉甘石；最后将蜡放入融化，用五层白纱布过滤，冷后即成药膏。应用方法：疮面祛腐解毒排脓后，将铺在换药布上的生肌膏外敷在疮面上，隔日换药 1 次，直至痊愈。功效：消肿止痛生肌。适用于脓尽创面清洁。（河南中医学院，杨国营）

（王万春、王志强、王轩宇、刘名扬）

【专家点评】

有头疽是一种常见病，病程较长，缠绵难愈，给病人造成很大的痛苦。《灵枢·痈疽》曰：“热气淳盛，下陷肌肤，筋髓枯，内连五脏，血气竭，当其痈下，筋骨良肉皆无余，故名曰疽。”传统的中医疗法，虽然亦能注重病人的全身状况，但在局部病变部位的处理上多使用膏丹剂外敷，以腐蚀病变组织，使其自行脱落，待腐肉脱尽后，再用生肌收口药生肌收口。这些药物生肌作用有余而脱腐作用不足，这样就造成了脱腐时间相对过长，其疗程亦相对延长，给病人带来了一定的痛苦。而单纯的西医治疗方法，又只强调彻底手术清创，或全身应用抗生素，忽视了病人全身状况的调整，忽视了调动患者机体本身的抗病能力，特别是在疾病的后期，当细菌感染已被控制、疾病的主要矛盾由细菌感染、组织坏死，转化为机体对创伤的修复过程时，抗生素已无能为力，这时只能依靠机体本身的自然修复功能了。而中医中药则恰好弥补了这一不足之处，现代药理研究证明，黄芪等扶正之药能增强机体的抗病能力，改善机体的防御能力，同时能增强病人的体质；金银花、连翘能抑制病原微生物，亦能提高机体免疫功能；黄柏含有多种抗菌、抑菌、杀菌成分，能控制局部感染，改善血液循环，加速坏死组织脱落、液化和排除的作用，促进创面愈合。大量临床观察表明，运用中药内外合用治疗有头疽比西药疗效更佳。特别是长期应用西药不敏感、耐药患者，中药疗法尤其显著，可祛腐除邪，促进生肌长皮，且无任何毒副作用，同时减少了医务工作者滥用抗生素的机会，值得推广应用。故可采用中西医结合的治疗方法，其优点在于，既可通过内服中药补益气血，调动机体的抗病能力，加快疾病的治愈进度，又可通过生肌收口药的外用，促进局部肉芽组织生长，能加快创面愈合。

（王万春，医学博士，教授、主任医师，博士研究生导师。江西中医药大学附属医院外一科主任，国家临床重点专科负责人，国家中医药管理局重点学科带头人）

第四节　丹　　毒

丹毒是皮肤淋巴管网受乙型溶血性链球菌侵袭感染所致的急性非化脓性炎症，本病中医也称为丹毒。丹毒是乙型溶血性链球菌侵袭所致，好发于颜面、小腿、足背，以下肢较为多见。典型皮损为水肿性红斑，界限清楚，表面紧张发亮，局部伴有烧灼样疼痛，迅速向四周扩大；可出现淋巴结肿大及不同程度的恶寒、发热、头痛等全身症状；病情多在4～5天达到高峰，消退后局部可留有轻度色素沉着及脱屑。中医认为，本病总由血热火毒为患，往往素体血分有热，或在皮肤破损处有湿热火毒之邪乘隙侵入，郁结于皮肤肌腠之间不得外泄可致本病。中医治疗本病，多采用内治结合外治，具有一定的特色。

【诊断】

1　疾病诊断

患者局部自觉灼热疼痛；全身有发热、恶寒、头痛、乏力、恶心等中毒症状。局部表现为大片状鲜红色水肿性红斑，界限清楚，表面紧张，迅速向四周扩大；全身表现为同侧颌下或腹股沟可见肿大的活动性淋巴结。血常规白细胞及中性粒细胞、血沉、C反应蛋白可增高。

2　证候诊断

（1）风热毒蕴证　发于头面部，皮肤焮红灼热，肿胀疼痛，甚至发生水疱，眼泡肿胀难睁眼；伴恶寒发热，头痛；舌红，苔薄黄，脉浮数。

（2）肝脾湿火证　发于胸腹、腰胯部，皮肤红肿蔓延，摸之灼手、肿胀疼痛；伴口干口苦；舌红，苔黄腻，脉弦滑数。

（3）湿热毒蕴证　发于下肢，局部红赤肿胀、灼热疼痛，或见水疱、紫斑，甚至结毒化脓或皮肤坏死；可伴轻度发热，胃纳不香；舌红，苔黄腻，脉滑数。反复发作，可形成象皮腿。

（4）胎火蕴毒证　发生于新生儿，多见于臀部，局部红肿灼热，常呈游走性；或伴壮热烦躁，甚则神昏谵语、恶心呕吐。

【治疗】

1　中医内治

1.1　辨证施治

（1）风热毒蕴证

治法：疏风清热解毒。

方药：普济消毒饮加减。牛蒡子 20g，黄芩 20g，连翘 20g，甘草 10g，桔梗 15g，板蓝根 20g，马勃 20g 等。大便干结者，加生大黄 20g、芒硝 20g，以泻下通腑。

煎服法：水煎服，每日一剂，分两次服。

（2）肝脾湿火证

治法：清肝泻火利湿。

方药：柴胡泻肝汤、龙胆泻肝汤或化斑解毒汤加减。龙胆草 30g，栀子 20g，黄芩 30g，黄酒 20g，木通 20g，泽泻 20g，车前子 20g，柴胡 20g，甘草 10g 等。胃肠积热、大便不通者，加大黄 10g、芒硝 10g；身热口渴者，加芦根 15g、天花粉 20g。

煎服法：水煎服，每日一剂，分两次服。

（3）湿热毒蕴证

治法：清热利湿解毒。

方药：五神汤合萆薢渗湿汤加减。茯苓 20g，车前子 20g，金银花 30g，牛膝 20g，紫花地丁 20g 等。肿胀甚者或形成象皮腿者，加防己 30g、赤小豆 30g、丝瓜络 30g、鸡血藤 20g 等。

煎服法：水煎服，每日一剂，分两次服。

（4）胎火蕴毒证

治法：凉血清热解毒。

方药：犀角地黄汤合黄连解毒汤加减。黄连 25g，黄柏 20g，栀子 20g，黄芩 20g 等。壮热烦躁，甚则神昏谵语者，可加服安宫牛黄丸或紫雪丹；舌绛苔光者，加玄参 20g、麦冬 30g、石斛 30g 等。

煎服法：水煎服，每日一剂，分两次服。安宫牛黄丸口服，一次一粒；紫雪丸口服，每次 1.5～3g，每日 2 次。

1.2　经方验方治疗

（1）解毒清热汤　紫花地丁 20g，野菊花 20g，蒲公英 30g，大青叶 30g，蚤休 30g，丹皮 30g，赤芍 30g，板蓝根 30g。水煎服，每日一剂，分两次服。功效：解毒清热。适用于火热炽盛型丹毒。（首都医科大学附属北京中医医院，赵炳南）

（2）五神汤加减　金银花 20g，紫花地丁 20g，车前子（包）10g，牛膝 10g，茯苓 10g，萆薢 20g，丹皮 10g，泽泻 10g，虎杖 10g，赤芍 10g。热重于湿，加黄芩 10g、黄柏 10g、白花蛇舌草 10g，以加强清热；湿重于热，加生薏苡仁 10g、苍术 10g、白术 10g，以加强利湿。水煎服，每日一剂，分两次服。功效：清热解毒，活血化瘀。适用于气滞血瘀，热毒壅盛型丹毒。（江苏省中医院，马朝群）

1.3　成药治疗

牛黄醒消丸　功效为清热解毒、消肿止痛。主治丹毒急性发作伴严重全身症状。（国药准字 Z51021292）

2　中医外治

2.1　中药外敷

（1）中成药外敷：芙蓉膏或金黄散　用压舌板将芙蓉膏或将白醋和蜂蜜调制的金黄散涂于患处，敷药范围超出红肿范围 3cm，敷药厚度约为 5mm，每日两次，连续应用两个疗程。功效：清热解毒，凉血止痛。适用于血热蕴结。（安徽中医药大学第一附属医院，于庆生）

（2）中草药外敷：加味金黄散膏　大黄、黄柏、姜黄、白芷各 25g，南星、苍术、厚朴、甘草、牛膝各 10g，乳香、没药各 15g，三七 30g，天花粉 50g，冰片 3g。上述药物除冰片外，其他药物混合后烘干粉碎，过 120 目筛，之后用麻油或凡士林调制成。将加味金黄散膏外敷于患处，超过红肿处 3cm，敷药厚度约两个硬币厚度，每日 1 次，10 次为 1 疗程。功效：清热凉血，解毒。适用于血瘀热结。（河南省中医药研究院附属医院，李涛）

2.2　中药熏洗

中药煎剂　金银花 30g，黄柏 60g，紫花地丁 100g，虎杖 60g，连翘 100g，牡丹皮 60g，赤芍 60g，土茯苓 100g。水煎，每日 1 剂，取药汁 1000ml，温度保持在20℃～30℃，先熏洗后湿敷，用纱布4～6层做成纱布垫，药液浸透纱布垫（稍挤拧至不滴水为度），敷于患处，面积以大于患处边缘1～2cm为宜，每日外敷2次，每次30分钟，7天为1个疗程，治愈后再持续用药3天。功效：清热解毒，凉血利湿，消肿散结。适用于血瘀热结。（江苏省中医院，姜热热）

3　中医针灸治疗

3.1　针灸法

取穴足三里、血海、阴陵泉、委中。局部皮肤用75％乙醇消毒，取双侧穴位，用28号2寸毫针刺入1～1.5寸，对症施用补泻法，得气后留针20～30分钟，每日2次。功效：泻火解毒。适用于下肢丹毒、局部皮肤鲜红、火毒炽盛者。

3.2　砭镰法

患部消毒后，用七星针或三棱针叩刺患部皮肤，尤其是暗紫色小血管怒张处为好，慢出针，待黑血及组织液自行溢出，每次4～5针。同时配合拔火罐，减少丹毒的复发。功效：解毒清热，增强正气。适用于下肢复发型丹毒，抱头火丹和赤游丹禁用。

3.3　刺络外敷法

病变部位常规碘伏消毒，三棱针轻快鸟啄样叩刺患处皮肤，进针约2～3mm，以针刺部位有少许出血为度，稍后再用碘伏充分消毒，并于患处外敷加味金黄散膏，而后无菌绷带包扎固定。叩刺每日1次，3次为1疗程，外敷加味金黄散膏每日1次，10次为1疗程。功效：清热解毒，祛瘀消肿止痛。适用于丹毒诊断明确，局部以红肿、灼热、疼痛、边界清晰为主要临床表现的实证、热证、瘀血之证。

（王万春、陈思婷、陈　琦、刘名扬）

【专家点评】

早期、足量、高效地运用抗生素是治疗丹毒的首选治疗方法，其中青霉素是首选，但中医药在治疗丹毒方面积累了丰富的经验，不同的证型、病情发展阶段，可通过中医辨证论治，结合各医家的临床经验，形成许多不同组成、不同给药途径的中药治疗或是针灸、砭镰法等治疗方法，并取得了显著的成效。特别是在慢性丹毒治疗中，运用中医中药能有效地减少其复发。临床研究资料表明，一些清热凉血、解毒化瘀的中药外敷患处，具有良好的清热凉血、抑制细菌生长的作用，疗效显著。中医药治疗丹毒具有方法多样、疗效确切等特点，尤其是中药内服与中药外敷外洗以及针灸等外治法相结合，充分体现了中医“外治之理即内治之理，外治之药即内治之药”的辩证精神。但就目前报道文献来看，对丹毒的中医药研究大部分只是着眼于疗效比较与评价，而缺乏更深层次的研究，如对有效药物的药效学研究、针刺消肿止痛作用机制的研究等等。这或许有赖于相关学科的进一步发展，从临床与发展趋势的角度讲，内外同治有更广的研究空间。

（王万春，医学博士，教授、主任医师，博士研究生导师。江西中医药大学附属医院外一科主任，国家临床重点专科负责人，国家中医药管理局重点学科带头人）

第五节　全身性外科感染

全身性外科感染是指因致病菌数量多、毒力强和机体抗感染能力较弱导致的全身性炎症反应，伴有生命体征明显的改变，用以区别一般局部感染。全身性感染临床上又分为菌血症和脓毒血症，主要临床表现为骤起寒战，继以高热可达40℃～41℃，或低温，起病急，病情重，发展迅速；或伴头痛、头晕、恶心、呕吐、腹胀，面色苍白或潮红、出冷汗，神志淡漠或烦躁、谵妄和昏迷；或伴心率加快、脉搏细速，呼吸急促或困难；或伴肝脾增大。本病相当于中医“走黄”与“内陷”的范畴。走黄的发生主要在于火毒炽盛，由于生疔之后，因早期失治，未能及时控制毒势；或因挤压碰伤；或因过早切开，造成毒邪扩散；或误食辛热之药及酒、肉、鱼等发物；或加艾灸，更增火毒之势。内陷证发生的根本原因，在于正气内虚，火毒炽盛，加之治疗失时或不当，以致正不胜邪，反陷入里，客于营血，内犯脏腑，而成本证。走黄及内陷内治可按温病纲要论治，急投重剂清热、解毒、凉血之品，并根据疾病发展不同阶段的病机特点或毒邪内传脏腑不同，并审邪正之消长，随证灵活治之。

【诊断】

1　疾病诊断

1.1　脓毒症的主要表现

（1）骤起寒战，继以高热可达40℃～41℃，或低温，起病急，病情重，发展迅速；（2）头痛、头晕、恶心、呕吐、腹胀，面色苍白或潮红、出冷汗，神志淡漠或烦躁、谵妄和昏迷；（3）心率加快、脉搏细速，呼吸急促或困难；（4）肝脾可增大，严重者出现黄疸或皮下出血、瘀斑等。

主要辅助检查：（1）白细胞计数明显升高，一般常可达（20～30）$\times 10^9$/L

以上，或降低、左移、幼稚型增多，出现毒性颗粒；（2）可有不同程度的酸中毒、氮质血症、溶血、尿中出现蛋白、血细胞、酮体等，代谢失衡和肝、肾受损征象；（3）寒战发热时抽血进行细菌培养，较易发现细菌。

1.2　菌血症

菌血症是指血培养检出病原菌，但不伴有严重的全身中毒症状者，目前多指临床有明显感染症状的菌血症，其症状、体征及辅助检查均较脓毒症轻。

2　证候诊断

（1）气血两燔证　寒战高热，头痛烦躁，汗出口渴，恶心呕逆，肢体发麻，小便黄赤、大便秘结。舌质红，苔黄糙，脉弦数。

（2）毒入营血证　壮热不退，或身热夜甚躁扰不宁，或神志不清，或惊厥抽搐，或皮肤发斑。舌质红绛，苔少而干，脉细数。

（3）疔毒内闭证　面青唇焦，神志恍惚，四肢发厥，胸腹灼热，气粗喘息。舌质红绛，苔黑有芒刺，脉沉迟而弱。

（4）壮热亡阴证　身热烦躁，神志恍惚，大汗淋漓，四肢温，呼吸气粗，渴喜冷饮，舌质红绛，苔黄而焦，脉细数无力。

【治疗】

1　中医内治

1.1　辨证施治

（1）气血两燔证

治法：清气泄热，凉血解毒。

方药：白虎汤合清营汤。石膏 40g，知母 30g，粳米 50g，甘草 30g，人参 50g 等。若高热不退，可加羚羊角粉 0.2～0.3g 调服；恶心呕吐者，可加竹茹 50g、陈皮 50g。

煎服法：水煎服，每日一剂，分两次服。

（2）毒入营血证

治法：清营凉血，解毒泄热。

方药：犀角地黄汤合黄连解毒汤、五味消毒饮。黄连 40g，黄柏 30g，栀子 40g，黄芩 40g 等。烦渴引饮者，可加石斛 60g、花粉 40g、茅根 60g；发斑者，可加紫草 40g、白茅根 60g；神昏谵语者，可加服安宫牛黄丸；惊厥抽搐者，可加服至宝丹。

煎服法：水煎服，每日一剂，分两次服。

（3）正虚邪盛证

治法：补养气血，托毒透邪，佐以清心安神。

方药：托里消毒散、安宫牛黄丸加减。人参 40g，黄芪（盐水拌炒）30g，当归 40g，川芎 30g，芍药（炒）30g，白术 40g，茯苓 40g，金银花 40g，白芷 40g，甘草 20g，牛黄 40g，水牛角浓缩粉 20g，人工麝香 20g，珍珠 40g，朱砂 20g，雄黄 20g，黄连 30g，黄芩 30g，栀子 30g，郁金 30g，冰片 50g 等。

煎服法：水煎服，每日一剂，分两次服。

（4）壮热亡阴证

治法：生津固阴，凉血解毒。

方药：清营汤合竹叶黄芪汤。水牛角 50g，生地黄 50g，银翘 40g，连翘 40g，玄参 50g，竹叶 50g 等。

煎服法：水煎服，每日一剂，分两次服。

1.2　经方验方治疗

（1）凉血解毒汤　银花藤 50g，紫花地丁 40g，川连 30g，炒赤芍 50g，炒丹皮 40g，黄芩 40g，草河车 40g，新鲜家园菊叶汁一杯（冲），连翘 40g，桃仁 30g，冬瓜子 50g，生薏苡仁 30g，桑白皮 40g，芦根 50g，藕汁一杯（冲）。水煎服，每日一剂，分两次服。功效：清火解毒，肃肺和络。适用于毒入营血，津液大伤证。（《许履和外科医案医话集》，许履和著）

（2）救急回命饮　苍耳头 40g，豨莶草 40g，半枝莲 40g，野菊花 50g，草河车 40g，金银花 50g，紫花地丁 50g，麻黄 30g，淡豆豉 50g，生甘草 20g。水煎服，每日一剂，分两次服。功效：清热解毒，解表发汗。适用于热毒在里、表证不解者。（太仓市中医院，尹济苍）

1.3　中成药治疗

（1）犀黄丸　功效为清热解毒，主治多由火郁、痰瘀、热毒壅滞而成者。（北京同仁堂科技发展股份有限公司制药厂，国药准字 Z11020073）

（2）安宫牛黄丸　功效为清热解毒，镇惊开窍。主治热病，邪入心包，高热惊厥，神昏谵语；中风昏迷及脑炎、脑膜炎、中毒性脑病、脑出血、败血症见上述证候者。（广州白云山中一药业有限公司，国药准字 Z44020047）

2　中医外治

（1）走黄经验方　白胡椒一味研细，根据疔疮之范围，置于破开之杏核、白果核、核桃壳（塑料瓶亦可）之内，加少许白面冷水调如糊状，扣于疔疮之上，注意要覆盖严密，24 小时后，启盖观察疔疮是否破溃出脓，如未溃脓，再用前法，多在 1～2 日内奏效。功效：清气泄热，凉血解毒。适用于气营两燔证。（长

春市中医院，李蒙）

（2）金黄散、玉露散　用金黄散、玉露散，以冷开水稠成糊状，涂布肿处，并在疮头中央留一小孔，不时潮润，疮头上敷五五丹，用金黄膏或玉露膏盖贴。功效：清热消肿，拔脓溃坚。适用于热毒凝滞，血瘀肉腐。

（王万春、陈　琦、王　希、刘名扬）

【专家点评】

全身性外科感染临床中分为菌血症和脓毒血症，西医采用的治疗方法，主要是处理原发感染灶、抑制和杀灭致病菌和全身支持疗法。西医对危重、暴发的全身性感染，给药途径应选静脉，而且外科感染常为多数菌感染，目前多以血培养加药物敏感试验为基准，同时采用联合用药，或极度敏感与敏感者轮流使用，效果更为满意，亦可避免耐药性的产生。中医在辨证施治的基础上，根据不同的细菌加用相应的中药，如大肠杆菌败血症：可选用黄芩、瓜蒌、大蓟、小蓟、白芍、麝香、丹参等；绿脓杆菌败血症：可选用夏枯草、丹皮、白芍、黄芩、大蓟等；变形杆菌败血症：可选用丹参、雷公藤、红花、丹皮、赤芍、茜草、小蓟、侧柏叶等。从病因病机来看，中医认为此症系由火毒炽盛，邪毒不能外泄而走散入里所致，或由于局部病灶因治疗延误，或受挤压、碰撞等造成毒邪扩散走窜进入营血、流注经络、内犯脏腑而成。尤其是颜面部的疔疮，起势凶猛，蓄毒深沉，治疗稍有疏忽，就可能逼毒内攻，造成走黄。走黄以邪盛为主，治宜祛邪解毒。内陷以正虚为主，治宜扶正祛邪，临床以火毒论治，清热解毒为治疗原则，以犀角地黄汤和黄连解毒汤为主方。在运用犀角地黄汤时，常以紫雪丹易犀角，重用鲜生地、丹皮。紫雪丹清热解毒、散结镇惊；鲜生地甘苦寒，清热凉血生津；丹皮苦寒，凉血散瘀。中医治疗疔疮走黄时，非常重视攻腑之法，六腑以通为治，使邪热火毒有所出路，以釜底抽薪之意，用大黄、枳实等荡涤实热，急下存阴，解毒散结。在病势重危时，惯用凉开之辈以佐治疗，药如紫雪丹、万氏牛黄清心丸、至宝丹、局方牛黄清心丸等。若有五脏见证，则随症施治，火毒入肺加清肺涤痰药，如竹茹、竹沥、川贝、浙贝；火毒入心重用安神清心通窍之品，如川连、犀角、茯神等；火毒入脾在清解基础上选用鲜石斛、麦冬、陈皮等；火毒入肝时往往用钩藤、龙齿、羚羊角等药镇惊熄风平肝。总之，治疗此病中医以内治为主，外治为辅，视临床辨证化裁，不可拘泥。

（王万春，医学博士，教授、主任医师，博士研究生导师。江西中医药大学附属医院外一科主任，国家临床重点专科负责人，国家中医药管理局重点学科带头人）

第二章　外伤性疾病

第一节　破伤风

破伤风是破伤风梭菌经由皮肤或黏膜伤口侵入人体，在缺氧环境下生长繁殖，产生毒素而引起肌痉挛的一种特异性感染。临床以肌肉强直性痉挛和阵发性抽搐为特征。本病中医最早称“伤痉”（《五十二病方》），在《汉书·艺文志》中称为“金创瘛疭”，到宋代始改名为破伤风，首见于唐代蔺道人《仙授理伤续断秘方》。中医认为本病的成因是：一要具备或曾有过开放性伤口，二要感染特殊风邪或能引动内风。中医中药在治疗破伤风中也有着自己的特色，以熄风、镇痉、解毒为原则，并积累了丰富的临床经验。

【诊断】

1　疾病诊断

破伤风的典型症状是在肌紧张性收缩（肌强直、发硬）的基础上，阵发性强烈痉挛。出现的征象为张口困难（牙关紧闭）、皱眉、口角下缩、咧嘴“苦笑”、颈部强直、头后仰；当背、腹肌同时收缩时，由于背部肌群较为有力，因而躯干扭转成弓、结合颈、四肢的屈膝、弯肘、半握拳等痉挛姿态，形成“角弓反张”或“侧弓反张”；膈肌受影响后，发作时面唇青紫，通气困难，可出现呼吸暂停。实验室检查很难诊断破伤风，脑脊液检查可以正常，伤口厌氧菌培养也难发现该菌。但破伤风的症状比较典型，诊断主要根据临床表现。凡有外伤史，不论伤口大小、深浅，如果伤后出现肌紧张、扯痛，张口困难、颈部发硬、反射亢进等，均应考虑此病的可能性。

2　证候诊断

（1）风毒在表证　轻度吞咽困难和牙关紧闭，全身肌肉痉挛，或只限于破伤部位局部肌肉痉挛，抽搐较轻，间歇较长；舌苔薄白，脉弦数。

（2）风毒入里证　发作频繁而间歇期短，全身肌肉痉挛，抽搐，牙关紧闭，角弓反张，高热，大汗淋漓，面色青紫，呼吸急促，痰涎壅盛；或伴胸闷腹胀，大便秘结，小便短赤或尿闭；舌红或红绛，苔黄或黄糙，脉弦数。

（3）阴虚邪留证　疾病后期，抽搐停止，倦怠乏力，头晕，心悸，口渴，面色苍白或萎黄，时而汗出，牙关不适，偶有痉挛或屈伸不利，或肌肤有蚁行感；舌淡红，脉细弱无力等。

【治疗】

1　中医内治

1.1　辨证施治

（1）风毒在表证

治法：祛风镇痉。

方药：玉真散合五虎追风散加减。生白附 360g（漂净），防风 30g，白芷 30g，羌活 30g，蝉衣 30g，南星 30g，天麻 30g，蝎 7 个（带尾），僵蚕 7 条（炒）。抽搐严重时加蜈蚣 3 条、地龙 6g、葛根 9g、钩藤 9g。

煎服法：水煎服，每日一剂，早晚分服。

（2）风毒入里证

治法：祛风止痉，清热解毒。

方药：木萸散加减。木瓜 3g，吴茱萸 15g，防风 10g，全蝎 7 条（带尾），蝉衣 15g，天麻 15g，僵蚕 20g，胆南星 15g，藁本 10g，桂枝 9g，蒺藜 6g，朱砂 10g（冲服），雄黄 0.5g，猪胆汁 10g。便秘者加生大黄、芒硝各 10g；高热口渴者加生石膏 100g、知母 20g。

煎服法：水煎服，每日一剂，早晚分服。

（3）阴虚邪留证

治法：益胃养阴，疏通经络。

方药：沙参麦冬汤加减。沙参、玉竹、麦冬各 10g，生甘草 6g，桑叶 10g，天花粉 10g。湿热甚者可加葛根 10g、木瓜 6g、金银花藤 9g、丝瓜络 15g。

煎服法：水煎服，每日一剂，早晚分服。

1.2　经方验方治疗

（1）破伤风汤　粤万年青 15～60g，蝉蜕 24g，全蝎 12g，制川乌 9g，银华 15g，入地金牛 15g，川贝 9g，荆芥 9g，苍耳子 12g，红梗蓖麻根 60～120g。小儿剂量酌减。痰涎及口腔鼻咽部分泌物多，可用蛇胆 1 至 2 个，冲开水 1～3ml

口服（银环蛇、金环蛇任选，以银环蛇最好）。水煎服，每日一剂，分两次服。功效：熄风镇痉，清热解毒。适用于风毒在表证。（上海中医药大学龙华医院，陆德铭）

（2）解痉汤　蜈蚣1条，全蝎3g，天南星5g，天麻5g，白芷5g，羌活6g，防风5g，鸡矢白6g。水煎服，每日一剂，分两次服。功效：祛风定痉，清热利湿，缓急舒筋。适用于风毒之邪侵入经脉。（枣庄市中医医院，田家敏）

（3）自拟存命汤　羌活10g，防风10g，白芷10g，天麻15g，白附子12g，蝉衣10g，南星10g，钩藤10g，磁石10g，全蝎10g，僵蚕10g，蜈蚣3条。水煎服，每日一剂，分两次服。若患者处于昏迷状态可进行胃管注入。功效：平肝祛风，镇静安神。适用于风毒入里证。（曲阳县人民医院，张伟）

（4）蝉蜈散　蝉衣、蜈蚣、僵蚕等分研末，每次3g，一日4次，由鼻饲管灌入。功效：清热解毒，化痰温经通络。适用于破伤风余毒未净，风痰瘀滞、气滞血凝之证。（江苏无锡县长安镇医院，邵胜前）

2　中医外治

2.1　创口清创

在控制痉挛下进行彻底清创，清除毒素来源，切除全部坏死组织（不切除时，必须作切开引流），将创口开放，用3%过氧化氢溶液冲洗及生理盐水依次充分冲洗，充分引流或用3%的过氧化氧或1∶1000高锰酸钾溶液湿敷。

2.2　中药外敷

（1）创口出脓后，用七三丹、红油膏；脓尽新生，则用生肌散、白玉膏。

（2）熄风汤　白芷50g，南星50g，白附子50g，天麻50g，羌活50g，防风50g。将药研末酒调敷伤处，每日一次。功效：祛风散热，熄风止痉。适用于破伤风局部肿痛者。（河北省邢台市第二医院，白玉洁）

3　中医针灸治疗

3.1　针刺治疗

苦笑面容取穴下车、颊车、地仓、翳风、合谷，舌不灵活取穴廉泉，角弓反张、抽搐取穴大椎、脾俞、委中、承山、十宣、涌泉、太冲、水沟。患者侧卧位常规消毒后，直刺5～8分，捻转手法，行针1分钟，留针30分钟。十宣、涌泉、廉泉不留针。每日1次，7次为一疗程。功效：熄风镇痉。适用于风毒在表证。

3.2　针刺联合艾灸治疗

（1）取穴合谷、曲池、气海、足三里、三阴交、行间；急救取水沟、内关、曲泽、委中、十宣（放血）。局部皮肤用75%乙醇消毒，取双侧穴位，粗针弹刺，留针20～30分钟，随时捻转弹动，以增强功效。针后取百会、大椎、神阙、命门，用3根艾条捆成一团，每穴约灸15～30分钟，灸至局部皮肤潮红、灼热、充血、微汗时停，盖被取汗。少数无汗的重症患者，再取“一枝花酒”（七叶一枝花30g，桂枝、细辛、黄连、蜈蚣、全蝎、地龙各10g，用75%酒精500ml浸泡备用），按摩胸、腹、腰背及头面四肢，治毕，盖被取汗排毒（毒汗多腥臭黏手）。功效：解毒、退热、熄风、镇痉。适用于风毒入里及阴虚邪留证。

（2）取穴合谷、曲池、气海、足三里、三阴交、行间。消毒后，粗针弹刺，留针20～30分钟，随时捻转弹动，以增强功效。针后取3根艾条捆成一团，温灸百会、大椎、神阙、命门，辅以按摩。每穴约灸15～30分钟，灸至局部皮肤灼热、潮红、充血、微汗时停，盖被取汗。功效：解毒、退热、熄风、镇痉。适用于破伤风晚期重症患者。

（王万春、张　琦、崔晓茹）

【专家点评】

中医认为，破伤风是外伤后风邪乘虚而入，侵袭经络肌腠、入里郁闭经脉所致，而后营卫不通，日久化热，则耗伤阴液，筋脉不得濡养。本病属重症，在现代医学常规治疗的基础上，结合患者临床表现予以中医辨证论治，轻者多祛风疏表、解毒定痉，重者则平肝熄风、解毒镇痉。后期予以益气健脾、化痰通络之法。具有增强免疫力、改善临床症状、减少并发症的发生、缩短病程及降低病死率等作用。中医外治、针灸治疗具有解毒、退热、熄风、镇痉的作用。

总之，中医中药在破伤风的治疗中兼顾治标与治本，扶助正气，攻补兼施，具有较好的优势，并有较高的临床实用价值。

（王万春，医学博士，教授、主任医师，博士研究生导师。江西中医药大学附属医院外一科主任，国家临床重点专科负责人，国家中医药管理局重点学科带头人）

第二节　烧　伤

烧伤是由于热力（火焰、灼热的气体、液体或固体）、电能、化学物质、放射线等作用于人体而引起的一种局部或全身急性损伤性疾病。根据世界卫生组织的报告，伤害已成为大多数国家前5位之内的死亡原因，1996年，我国疾病监测地区的伤害死亡率为62.86/10万，占总死亡率的11%，居死因顺位的第4位。

本病相当于中医的水火烫伤、汤泼火伤、火烧疮、汤火疮、火疮等。中医认为本病是由于强热侵害人体，导致皮肉腐烂。轻者仅皮肉损伤；重者除皮肉损伤外，因火毒炽盛，伤津耗气，导致气阴两伤。或因火毒侵入营血，内攻脏腑，导致脏腑失和，阴阳失调，重者可致死亡。中医药无论内治还是外治，都积累了丰富的经验。

【诊断】

1　疾病诊断

1.1　临床诊断

烧伤包括休克和全身感染。烧伤休克的临床表现：早期往往表现为脉压变小，随后为血压下降；呼吸浅、快；尿量减少；口渴难耐；烦躁不安；周边静脉充盈不良、肢端凉。血常规检查血细胞计数、血红蛋白量和红细胞压积明显增高，尿常规显示尿比重增高。烧伤全身性感染的临床表现：体温骤升或骤降；心率加快（成人常在 140 次/分钟以上）；呼吸急促；创面骤变等。血常规白细胞及中性比可明显升高。血培养阳性时有助于诊断；脓液细菌培养及药敏试验有助于确定致病菌种类。

1.2　分度诊断

目前采用三度四分法，把烧伤分为四度，即分为Ⅰ°、浅Ⅱ°、深Ⅱ°和Ⅲ°。Ⅰ°和浅Ⅱ°烧伤一般称为浅度烧伤，深Ⅱ°和Ⅲ°烧伤则属于深度烧伤。

（1）Ⅰ°烧伤　表面红斑状、干燥，烧灼感，3～7 天脱屑痊愈，短期内有色素沉着。

（2）浅Ⅱ°烧伤　局部红肿明显，有大小不一的水疱形成，内含淡黄色澄清液体，水疱皮如剥脱，创面红润、潮湿、疼痛明显。

（3）深Ⅱ°烧伤　介于浅Ⅱ°和Ⅲ°之间，深浅不尽一致，也可有水疱，但去疱皮后，创面微湿，红白相间，痛觉较迟钝。

（4）Ⅲ°烧伤　创面无水疱，呈蜡白或焦黄色甚至炭化，痛觉消失，局部温度低，皮层凝固性坏死后形成焦痂，触之如皮革，痂下可显树枝状栓塞的血管。

2　证候诊断

（1）火毒伤津证　壮热烦躁，口干喜饮，便秘尿赤；舌红绛而干，苔黄或黄糙，或舌光无苔，脉洪数或弦细数。

（2）阴伤阳脱证　神疲倦卧，面色苍白，呼吸气微，表情淡漠，嗜睡，自汗肢冷，体温不升反降，尿少；全身或局部水肿，创面大量液体渗出；舌淡嫩无苔，脉微欲绝或虚大无力等。

(3) 火毒内陷证　壮热不退，口干唇燥，躁动不安，大便秘结，小便短赤；舌红绛而干，苔黄或黄糙，或焦干起刺，脉弦数等。若火毒传心，可见烦躁不安，神昏谵语；若火毒传肺，可见呼吸气粗，鼻翼翕动，咳嗽痰鸣，痰中带血；若火毒传肝，可见黄疸，双目上视，痉挛抽搐；若火毒传脾，可见腹胀便秘，便溏黏臭，恶心呕吐，不思饮食，或有呕血、便血；若火毒传肾，可见浮肿，尿血或尿闭。

(4) 气血两虚证　疾病后期，火毒渐退，低热或不发热，精神疲倦，气短懒言，形体消瘦，面色无华，食欲不振，自汗，盗汗；创面肉芽色淡，愈合迟缓；舌淡，苔薄白或薄黄，脉细弱。

(5) 脾虚阴伤证　疾病后期，火毒已退，脾胃虚弱，阴津耗损。面色萎黄，纳呆食少，腹胀便溏，口干少津，或口舌生糜；舌暗红而干，苔花剥或光滑无苔，脉细数。

【治疗】

1　中医内治

1.1　辨证论治

(1) 火毒伤津证

治法：清热解毒，益气养阴。

方药：黄连解毒汤、银花甘草汤加减。黄芩 6g，黄连 9g，黄柏 6g，山栀 9g，金银花 9g，甘草 6g。口干甚者加鲜石斛 10g、天花粉 6g；便秘加生大黄 10g（后下）；尿赤加白茅根 9g、淡竹叶 10g 等。

煎服法：水煎服，每日一剂，分两次服。

(2) 阴伤阳脱证

治法：回阳救逆，益气护阴。

方药：参附汤合生脉散加减。人参 15g，附子 15g，麦冬 9g，五味子 6g。冷汗淋漓加煅龙骨 3g、煅牡蛎 3g、黄芪 9g、白芍 6g、炙甘草 3g。

煎服法：水煎服，每日一剂，分两次服。

(3) 火毒内陷证

治法：清营凉血解毒。

方药：清营汤或犀角地黄汤加减。水牛角 30g，生地 20g，玄参 9g，银花 9g，连翘 6g，竹叶心 3g，黄连 5g，丹参 6g，丹皮 9g，赤芍 12g，麦冬 9g。神昏谵语者，加服安宫牛黄丸或紫雪丹。

煎服法：水煎服，每日一剂，分两次服。

(4) 气血两虚证

治法：补气养血，兼清余毒。

方药：托里消毒散或八珍汤加减。人参30g，川芎30g，当归30g，白芍30g，白术30g，皂角刺15g，甘草30g，桔梗10g，黄芪30g。余热未清者加银花7g；面白舌淡者加阿胶珠10g、龙眼肉10g；小便不利、浮肿者加泽泻9g、车前子6g、冬瓜皮9g。

煎服法：水煎服，每日一剂，分两次服。

(5) 脾虚阴伤证

治法：补气健脾，益胃养阴。

方药：益胃汤合参苓白术散加减。沙参9g，麦冬15g，生地15g，玉竹5g，白扁豆6g，人参10g，白术6g，白茯苓6g，山药9g，炙甘草3g，桔梗6g，薏苡仁9g，砂仁9g。纳差者加陈皮6g；失眠多梦者，加何首乌9g、远志6g、山萸肉6g、酸枣仁9g。

煎服法：水煎服，每日一剂，分两次服。

1.2　经方验方治疗

(1) 犀角地黄汤合黄连解毒汤加减　生地30g，赤芍9g，丹皮9g，金银花9g，连翘9g，黄连9g，黄芩9g，生山栀9g，蒲公英30g，大黄9g，虎杖15g，生甘草3g。水煎服，每日一次，分两次服。功效：凉血清热解毒。适用于火毒伤津证。(上海中医药大学附属华龙医院，唐汉钧)

(2) 创疡汤　炙黄芪15g，太子参15g，当归10g，白术10g，熟地黄10g，白芍10g，川芎6g，茯苓10g，金银花10g，连翘10g，薏苡仁10g，落得打10g，白芷10g，皂角刺10g，桔梗6g，甘草6g。加水煎煮2次，每次煮2小时，煎液合并，滤过，浓缩至适量，静置，取上清液煮，加防腐剂，加水至1000ml即得，每日一次，分两次服。功效：益气养血，活血化瘀，托里透毒，敛疮生肌。适用于气阴两伤、热毒炽盛、气阴两虚等各型烧伤患者（以Ⅱ°烧伤为主）。(无锡市第三人民医院烧伤整形科，虞俊杰)

2　中医外治

2.1　中药复方外敷

(1) 紫地烧伤膏　紫珠草30g，地榆15g，大黄15g，黄柏10g，侧柏叶15g，白及20g，冰片5g。生理盐水冲洗创面，放出水疱中的渗液，除去创面腐皮，以棉棒蘸取紫地烧伤膏覆盖于创面，开始5天内，每天换药1次，以后隔日换药1次，直至愈合。功效：清热解毒，止痛生肌。适用于Ⅰ～Ⅱ°烧烫伤。(深圳市宝

安区中医院外科）

（2）烧伤1号方　生大黄15g，生地榆30g，生黄柏15g，生白芷15g，花粉15g，青黛30g。上述诸药研细末，用香油调或豆油调。首先作创面清创，大水疱低位刺破放水，保留疱皮；小水疱暂不处理；祛除创面腐皮及污物，用生理盐水冲洗创面，沾干创面水分；将调好的烧伤1号膏外敷烧伤创面，包扎，每日一次。功效：清热解毒，凉血消肿。适用于Ⅱ°烧伤。（湖北名老中医，谭炳炎）

（3）生肌愈疡散　珍珠粉20g，白芷15g，白及10g，大黄10g，黄连9g，冰片5g。将上述药物洗净打碎研末，过100目筛，高压灭菌2小时。将珍珠粉、冰片等研末后，过100目筛，用紫外线照射灭菌1小时后与上药混匀。取上药混合制剂散布于4～6层纱布上（具体视疮面渗液情况而定）。药层厚约2mm，外敷创面包扎固定。治疗初期创面渗液较多时，可每日换药；此后视创面渗液及肉芽组织生长情况，可适当延长换药间隔时间。换药时对创面分泌物及坏死组织液及时用镊子或纱布清除。在创面即将愈合时勿强行换药，以免损伤肉芽组织，可延迟至1周后拆除药纱即可。对未脱落或未分离的坏死组织，不采用手术器械分离及削痂。功效：清热解毒、生肌止痛。适用于Ⅱ°烧伤。（山东省泰安市中医医院烧伤科）

（4）溃疡散　东丹10g，冰片5g，煅石膏10g，硼砂6g，五倍子10g，密陀僧适量，研细过筛，贮于消毒容器内，用时视创面渗出多少，将药粉均匀撒于冲洗干净的患处，每天1～2次。功效：消炎、收敛、生肌。适用于烧伤植皮后残余创面。（浙江省嘉兴市中医医院中医外科）

（5）复方大黄烧伤药膜　黄连50g，金银花50g，地榆100g，大黄200g，冰片5g，二甲基亚砜200ml，聚乙烯吡咯烷酮50g，乙醇适量。在清创后，直接将药液涂搽或喷涂在创面上，每天4～5次。功效：抗菌、消炎、止痛。适用于Ⅰ°～Ⅲ°烧伤。（江西省兴国县人民医院药剂科）

（6）宝石液　当归15g，黄芪10g，丹皮9g，三七10g，水田七10g，鸡血藤9g，鸡骨香6g，山苍子6g，过山龙6g，血龙参6g，黑吹枫9g，碎骨连9g，骨碎补9g，乳汁草9g，五指毛桃9g，生地10g，黄连10g，黄柏6g等。内服外用，每天2次。功效：行气活血，化瘀止痛，解毒生肌。适用于Ⅰ°～Ⅲ°烧烫伤。（广东省雷州市宝石康复医院，谢宝石）

2.2　中成药外敷

（1）美宝湿润烧伤膏　外涂治疗，每次涂于烧、烫伤创面（厚度约1mm）。每隔4～6小时更换新药，换药前将残留在创面上的药物等拭去再涂。有水疱者，应切开小疱再涂药；有感染指征者，同时接受抗炎补液治疗。功效：清热解毒，止痛，生肌。主治Ⅰ°～Ⅱ°烧伤。（汕头市美宝制药有限公司，国药准字

Z20000004）

（2）十四味连黄烧伤软膏　当归40g，川芎25g，白蔹40g，白芷40g，白及25g，虎杖40g，地龙50g，紫草40g，黄连40g，大黄炭20g，地榆炭20g，赤石脂15g，炉甘石15g，冰片2g，麻油800g，蜂白蜡60g。创面用氯己定溶液清洁创面后，将十四味连黄烧伤软膏涂在单层纱布上敷于创面，外加干纱布包扎换药，即所谓包扎疗法；或者用单层药物纱布敷于创面，不加干纱布换药。功效：清热解毒，收敛生肌，止痛。主治Ⅱ°和Ⅲ°烧伤。（安庆市宜城医院院内制剂）

（3）烧伤速愈酊　大黄、黄柏、虎杖、地榆各200g，粉碎过20目筛，用65％～70％乙醇适量浸渍2次，每次48小时，收集浸液4000ml，滤过，加入冰片、乙醇，加至10000ml，搅匀，密闭，静置24小时灌装即得。创面暴露，先用生理盐水冲洗创面，创面清洁后，用消毒棉签蘸取药液涂患处，4～6小时涂1次。功效：清热利湿，凉血解毒。主治Ⅱ°和Ⅲ°烧伤。（河南省直属机关第一门诊部制剂）

（4）马应龙麝香痔疮膏　每次换药前，将马应龙麝香痔疮膏均匀涂于创面，涂药面积应大于创面。配制庆大霉素液，每20ml生理盐水加庆大霉素液8万U。剪一块与创面大小一致的无菌纱布，在配制好的庆大霉素盐水中浸泡2分钟，敷于局部，后将8～10层无菌纱布平整地覆盖于创面上，再用无菌绷带层层包裹，康复前隔3天换药一次，每次换药时仔细清除坏死及液化的组织和残留的药物。功效：清热燥湿，活血消肿，去腐生肌，镇痛。主治小面积深Ⅱ°烧伤。（马应龙药业股份集团有限公司，国药准字Z42021920）

（5）复方紫草油　常规创面处理后，外用复方紫草油，一日数次。功效：清热凉血，解毒止痛。主治轻度水火烫伤。（武汉健民集团随州药业有限公司，国药准字Z20044385）

（6）创面灵　紫珠、大黄、白及、黄柏、姜黄、白蔹、儿茶外敷治疗。创面清创后，以6层创面灵浸润纱块覆盖创面、包扎创面。创面有分泌物时换底纱，无分泌物时不换底纱。每天换药1次，直至创面愈合。功效：保护创面，收湿敛疮，抗菌，抗感染。主治局部烧、烫伤。（东莞市中医院院内制剂，批号990902）

（王万春、张　琦、崔晓茹）

【专家点评】

中医药在治疗烧伤方面积累了丰富的经验，在中小面积烧伤的治疗中，中医药治疗取得了显著的成效。临床研究表明，一些清热消肿、活血止痛中药外敷创面，具有良好的消炎止痛、抗渗抑菌、制痂愈创的作用。中药薄膜剂与湿润疗法的应用研究，打破了现代医学传统的保持创面干燥成痂的概念，具有促进创面修复愈合、减少瘢痕的作用。中药外敷创面的特点是湿润暴露疗法，不仅具有抗感染、减少渗出、消炎止痛的作用，而且由于外敷药形成屏障，有防止创面再感染的作用；更具有促进创面愈合、促进上皮再生、减少瘢痕的作用。烧伤后瘢痕再增生，应用中医药内服、外用后，瘢痕局部血运得到改善，瘢痕组织软化，凸出的瘢痕可望逐渐平复。外敷中药制剂对烧伤创面有祛腐生新、促进愈合、减少瘢痕的作用，是较理想的治疗手段。

中西医结合成功抢救大面积重度烧伤患者，体现了中医中药的巨大优势。中医药在控制烧伤后感染、减轻中毒症状、降低败血症发生率等方面具有积极的作用；在维持有效血液循环和微循环，改善与恢复心肾功能、增强机体抗病能力、提高免疫力、抗休克方面具有重要作用。烧伤恢复期应用益气健脾、扶正养胃的中药，对促进体质复原、加速创面愈合也有重要作用。在烧伤的防治中，中医和西医互补长短，相辅相成，在大面积烧伤急性危重期，必要的抗生素、晶体、胶体液的补充，以及清创、植皮等均应视为阶段性的必要治疗措施。同样，扶正祛邪、清热解毒中药制剂，对于伤者安全平稳度过休克期、感染期也具有积极的作用。

（王万春，医学博士，教授、主任医师，博士研究生导师。江西中医药大学附属医院外一科主任，国家临床重点专科负责人，国家中医药管理局重点学科带头人）

第三节　毒蛇咬伤

毒蛇咬伤是指人体被毒蛇咬伤，其毒液由伤口进入体内而引起的一种急性全身中毒性疾病。我国每年被毒蛇咬伤者约 10 万人次左右，死亡率达到 5％至 10％，其发病率在我国南方地区较高。西医认为主要是毒液中的神经毒素和血液毒素导致临床危害，神经毒素的主要临床表现，轻者有头昏、出汗、胸闷、四肢无力，严重者出现瞳孔散大、视物模糊、语言不清、流涎、牙关紧闭、吞咽困难、昏迷、呼吸减弱或停止、脉象迟弱或不整、血压下降。血液毒素主要临床表现为局部疼痛剧烈，肿胀明显，且迅速向肢体近心端发展；伤口有血性液体渗出，或出血不止，伤口周围皮肤青紫，出现瘀斑或血疱；有的伤口组织坏死形成溃疡，所属淋巴结、淋巴管肿痛；全身症状主要表现为血液系统受损害，有寒战发热、全身肌肉酸痛、皮下或内脏出血等。中医认为，毒蛇咬伤是感受风火邪毒，风者善行数变，火者生风动血、耗伤阴津。风毒偏盛，多化火；火毒炽盛，极易生风。风火相煽则邪毒鸱张，客于营血或内陷厥阴，形成严重的全身性中毒症状。祖国医学对蛇伤的治疗，主要根据“治蛇不泄，蛇毒内结，二便不通，蛇毒内攻”的原则，采用祛风解毒、凉血止血、利尿通便的治法，有丰富的临床经验。

【诊断】

1　疾病诊断

根据有毒蛇咬伤史，被咬部位疼痛，或麻木，伤肢肿胀，咬伤处有牙痕，其周围可出现血疱、水疱、瘀斑。可伴有发热、头晕、嗜睡、复视，严重者可出现视觉、听觉障碍，神情淡漠或神志昏蒙，吞咽困难，流涎，瞳孔散大，皮下或内脏出血等全身症状。体征包括全身与局部的表现：如呼吸、脉搏、血压、体温及神志等；牙痕，如数量、大小、深浅、牙距；局部伤口，如出血、皮肤颜色；伤口周围，如水疱、血疱、瘀斑、坏死等；全身检查，包括神志、眼征、皮肤黏膜内脏有否出血、心、肺、肝、肾、消化道、神经系统检查。毒蛇咬伤的主要检查方法有血常规、凝血，特别要检查有无溶血现象。尿常规应注意有无血尿或血红蛋白尿、肌红蛋白尿、蛋白尿及管型等，还应观察24小时尿量、生化、肝功能、心电图、胸片。

2　证候诊断

（1）风毒证　局部伤口不红不肿不痛，仅有皮肤麻木感。全身症状有头昏、眼花、嗜睡、气急；严重者呼吸困难、四肢麻痹、张口困难、眼睑下垂、神志模糊甚至昏迷。舌苔薄白，舌质红，脉弦数。

（2）火毒证　局部肿痛严重，常有水疱、血疱或瘀斑，严重者形成局部组织坏死。全身症状可见恶寒、发热、烦躁、咽干口渴、胸闷心悸、肋胀胁痛、大便干结、小便短赤或尿血。舌苔黄、舌质红、脉滑数。

（3）风火毒证　局部红肿较重，一般多有创口剧痛，或有水疱、血疱、瘀斑、瘀点或伤处溃烂。全身症状有头晕、头痛、眼花、寒战发热、胸闷心悸、恶心呕吐，大便秘结、小便短赤；严重者烦躁抽搐，甚至神志昏愦。舌苔白黄相兼，后期苔黄、舌质红、脉弦数。

（4）蛇毒内陷证　毒蛇咬伤后，失治误治出现高热、躁狂不安、惊厥抽搐或神昏谵语。局部伤口由红肿突然变成紫暗或紫黑，肿势反而稍减。舌质红绛，脉细数。

【治疗】

1　中医内治

1.1　*辨证施治*

（1）风毒证

治法：活血通络，祛风解毒。

方药：活血祛风解毒汤加减。当归、川芎、白芷、桂枝、竹沥各10g，细辛3g，吴茱萸6g，威灵仙、青木香各12g，半边莲30g，七星剑、徐长卿、两面针各15g。动风重症者（抽搐频繁）加蜈蚣2条、全蝎2条。

煎服法：水煎服，每日一剂，分两次服，每6小时服用一次

（2）火毒证

治法：泻火解毒，凉血活血。

方药：龙胆泻肝汤合五味消毒饮加减。龙胆草、黄芩、泽泻、栀子各3g，木通、车前子、当归、生地、柴胡、甘草、银花、野菊花、紫花地丁、天葵子、蒲公英各1.5g。火毒炽盛、出血不止者加犀角3g。

煎服法：水煎服，每日一剂，分两次服，每6小时服用一次

（3）风火毒证

治法：清热解毒、凉血熄风。

方药：黄连解毒汤合五虎追风散加减。黄连9g，黄芩6g，黄柏6g，山栀9g，蝉衣30g，南星6g，天麻6g，全蝎7条（带尾），僵蚕7条（炒）。火毒炽盛加栀子、知母；风毒偏盛加全蝎2条、蜈蚣3条；胸腹痞胀甚者加藿香6g、杏仁3g；

煎服法：水煎服，每日一剂，分两次服，每6小时服用一次。

（4）蛇毒内陷证

治法：清营凉血解毒。

方药：清营汤加减。水牛角30g，生地15g，玄参9g，竹叶心3g，银花9g，连翘6g，黄连5g，丹参6g，麦冬9g。风毒内闭者，苏合香丸加减；正气耗散脱症，生脉散加减；心阳衰微脱症，参附汤加减。

煎服法：水煎服，每日一剂，分两次服，每6小时服用一次。

1.2　*经方验方治疗*

（1）717解毒合剂1号方　金银花20g，野菊花15g，七叶一枝花30g，半边莲15g，大黄10g（后下），车前草10g，紫花地丁15g，白芷10g，防风10g，僵蚕10g、蝉衣6g、全蝎3条、蜈蚣2条。煎水300ml，每日一次，分两次服。功

效：活血通络，祛风解毒。适用于风毒证。（江西中医药大学附属医院中医外科治疗毒蛇咬伤之717解毒合剂系列，风毒证）

（2）717解毒合剂2号方　金银花20g，野菊花15g，七叶一枝花30g，半边莲15g，大黄10g（后下），车前草10g，地丁草15g，龙胆草10g，黄芩10g，黄柏10g，生地10g，丹皮10g。煎水300ml，每日一次，分两次服。功效：泻火解毒，凉血活血。适用于火毒证。（江西中医药大学附属医院中医外科治疗毒蛇咬伤之717解毒合剂系列，火毒证）

（3）717解毒合剂3号方　金银花20g，野菊花15g，七叶一枝花30g，半边莲15g，大黄10g，车前草10g，紫花地丁草15g，防风10g，白芷10g，蝉衣等。煎水300ml，每日一次，分两次服。功效：清热解毒，凉血熄风。适用于风火毒证。（江西中医药大学附属医院中医外科治疗毒蛇咬伤之717解毒合剂系列，风火毒证）

（4）青木香解毒汤　青木香10g，半边莲15g，七叶一枝花15g，防风10g，僵蚕10g，蜈蚣2条，五灵脂10g，川芎10g，制马钱子1.2g，法半夏6g，瓜蒌10g，川连10g。24小时之内煎服两剂，共煎煮4次，煎出液约1500～2000ml，开始每小时服药100ml，连服6次；以后每小时服药50ml，或用胃管点滴。功效：解毒，抗毒。适用于治疗各类毒蛇咬伤中毒。（江西中医药大学附属医院，喻文球）

（5）小叶汤　小叶三点金50～100g，红背丝绸、通城虎10～15g，半边莲10～20g，东风菜10～30g，石柑子30～60g。水煎服，每日一次，分两次服。功效：清热解毒，祛风通络，化痰利咽，消肿止痛。适用于各类毒蛇咬伤中毒。（梧州市中医院，余培南）

（6）蛇伤解毒汤　半枝莲、半边莲、银花、白花蛇舌草（各）30g，白菊花、白芷、生地、六一散10（包）各15g，赤芍、重楼各10g，生大黄12g（后下），车前草15g，玄明粉3g（分冲）。水煎400ml，每日一剂，分两次温服或鼻饲。功效：清热解毒，凉血祛风，通利二便之功。适用于蝮蛇咬伤属火毒、风毒及风火毒兼证。（南通市中医院，倪毓生）

（7）清热解毒汤　半边莲、生地各15g，鲜茅根、车前草各30g，生大黄、蒲公英各15g，栀子、黄芩各9g（或黄连6g）。水煎服，每日一剂，分两次温服。功效：清热解毒，利尿通便。适用于火毒型（血循毒为主）。（杭州市中医院重症医学科）

（8）清热凉血解毒方　半边莲、半枝莲、七叶一枝花各15g，野菊花10g，桑枝6g，大黄3g，车前草、白茅根各10g，蝉衣、生地、茯苓、陈皮、炒白术、川芎、红花各6g，甘草3g。水煎服，每日一剂，分两次温服。功效：清热凉血，

解毒利尿，活血祛风。适用于风火毒型（混合毒为主）。（杭州市中医院重症医学科）

1.3　成药治疗

（1）季德胜蛇药片　功效为清热，解毒，消肿止痛。主治毒蛇、毒虫咬伤。（中国南通精华制药股份有限公司，国药准字 Z32020048）

（2）广东蛇药片　功效为清热解蛇毒，消肿止痛。主治毒蛇咬伤（银环蛇、蝮蛇、眼镜蛇、青竹蛇、金环蛇、烙铁头蛇咬伤）。（广东制药厂，标准编号 WS3B354998）

（3）祁门蛇药片　功效为解蛇毒。主治五步蛇、蝮蛇、竹叶青蛇咬伤，亦可用于眼镜蛇、金（银）环蛇咬伤。（马鞍山川洋药业发展有限公司，标准编号 WS3B358998）

（4）红卫蛇药　功效为清热解毒，消肿止痛，凉血散瘀。主治毒蛇及毒虫咬伤。（江西天施康中药股份有限公司，国药准字 Z36021580）

（5）上海蛇药片　功效为解蛇毒，消炎，强心，利尿，止血，抗溶血。主治蝮蛇咬伤，亦可用于五步蛇、眼镜蛇、银环蛇、蝰蛇、龟壳花蛇、竹叶青等毒蛇咬伤。（上海雷允上药业有限公司，国药准字 Z31020405）

（6）青龙蛇药片　功效为祛风泻火，清热解毒。主治蝮蛇、五步蛇咬伤属火毒、风毒症者。（江中药业，国药准字 Z20030042）

（7）蛇伤清毒合剂　半枝莲 20g、墨旱莲 20g、蚤休 10g、黄芩 10g、赤芍 10g、僵蚕 10g、川芎 15g、当归 15g、白芷 10g、威灵仙 10g、桂枝 10g、徐长卿 20g。功效：清热解毒，祛风止痛，活血熄风。主治毒蛇咬伤。（深圳市中医院院内制剂）

（8）蛇伤凉血合剂　功效为清热解毒，活血凉血，利尿消肿。主治蛇伤引起的癃闭、水肿。（深圳市中医院院内制剂）

2　中医外治

2.1　咬伤早期外治

毒蛇咬伤时，应立即在伤口近端关节的上端用止血带进行结扎，以阻断淋巴液、静脉血回流，阻止和减缓蛇毒吸收。但结扎不宜过紧，时间不宜过长，15～20 分钟要放松 1～2 分钟。

2.2　咬伤处的清创

除血液毒型毒蛇咬伤的患者外，其余蛇伤患者均采用手术刀片在局部做“十”字切开，立即用 0.5%高锰酸钾溶液或 3%过氧化氢浸泡伤口，反复冲洗伤口，以清洁消毒伤口，破坏伤口残留的蛇毒酶。浸泡时间为 15～20 分钟，咬伤后3～7天伤口都应浸泡冲洗。

2.3 中药外敷

2.3.1 中药复方外敷

(1) 九味消肿拔毒散 七叶一枝花30g，雄黄8g，五灵脂8g，天南星8g，川芎8g，黄柏10g，白芷10g，明矾8g，芒硝10g，将上药研成粉末，醋调外搽，每日3次。功效：清热解毒，拔毒外出。适用于外治蝮蛇咬伤致局部肿痛者。(江西中医药大学附属医院，喻文球)

(2) 祛瘀散 川芎15g，黄柏10g，白芷10g，黄药子10g，金果榄10g，樟脑10g，芒硝10g。研极细末混合成散剂，根据伤肢肿胀范围，取一定量散剂，用生理盐水，或冷开水食醋各半，调匀外敷。深部肌肉组织液化坏死，予以“开窗”引流，继敷散剂。功效：清热、解毒、消肿。适用于治疗五步蛇咬伤后形成瘀斑、溃疡者。(安徽省祁门蛇伤研究所)

(3) 谢雪华自制外敷中药方 青木香15g，徐长卿15g，七叶一枝花10g，黄柏9g，黄芩9g，黄连6g。诸药研末，用醋调外敷于肿痛处，一天一次。功效：清热解毒，消肿止痛。适用于治疗竹叶青蛇咬伤肢体肿痛。(福建省龙岩市中医院，谢雪华)

(4) 三黄散 黄芩、黄柏、大黄按1∶1∶1研粉末，取粉末用蜂蜜、冷开水调成糊状，外敷肿胀部位，不遮盖伤口，范围超出肿胀区域3cm处。功效：消除肿胀止痛。适用于毒蛇咬伤所致局部肿痛。(福建中医药大学附属医院蛇伤救治中心)

(5) 蛇肿散 姜黄、侧柏叶、黄柏、大黄、泽兰各10g，蚤休15g，田基黄、白芷各10g，徐长卿、旱莲草各15g，研末备用，用水调糊外敷于伤口周围及肿胀部位。功效：消肿止痛，祛瘀生新。适用于毒蛇咬伤肢体肿痛。(杭州市中医院重症医学科)

2.3.2 中成药外敷

(1) 芙蓉膏 避开伤口，每日两次涂于肿胀之处。功效：清热解毒，消肿散结，凉血止痛。适用于毒蛇咬伤肢体红肿、痛甚者。(安徽中医药大学第一附属医院院内制剂，皖药制字Z20050068)

(2) 双柏散 大黄、侧柏叶、黄柏、泽兰、薄荷，比例为2∶2∶1∶1∶1，打成80目细粉，以水和蜂蜜将双柏散调制成双柏蜜后外敷于伤肢，敷药范围均大于肿胀范围2cm，敷药要均匀，并用有小孔的超薄保鲜膜包裹，以保持药物的湿润。注意伤口处禁敷药，以防止伤口闭合而不利于蛇毒的引流。每日1次，轻度肿胀敷药时间3～5天，中度肿胀5～7天，重度肿胀7～10天。功效：活血化瘀，清热解毒，消肿止痛。主治血循毒蛇伤。(广州中医药大学第一附属医院院

内制剂，粤药制字 Z20070835）

（3）芙黄膏　芙蓉叶、大黄、赤小豆饮片干燥后粉碎，凡士林加热溶化后，加入药物粉末，冷却后备用。取适量涂于药棉纱布上，外敷患处，隔日一换。功效：箍毒散瘀，消肿止痛。主治腹蛇咬伤所致伤肢红肿热痛。（江苏省南通市中医院，陈鸿宾）

（4）蛇伤散　功效：清热解毒，消肿止痛。主治蝮蛇咬伤的肿痛。（福州屏山制药有限公司，国药准字 Z20025303）

3　中医针灸治疗

3.1　针刺、火罐治疗

（1）取八邪穴或八风穴处消毒针刺放血，并由近心段向远端挤压以排除毒液，亦可用拔火罐的方法拔出伤口内的血性分泌物。功效为排毒。适用于蛇伤早期、蛇伤致肢体肿痛紫青。

（2）用三棱针在毒蛇咬伤的伤口或者在肿胀最明显的地方针刺 3～5 处，深度 3～5mm；然后用火罐在针口和伤口处作局部负压吸引。一般吸出“黄水”（蛇毒与组织液混合物）50～100ml；若为血循毒类或混合毒类毒蛇咬伤，可酌量增加吸出量，最多的达 300ml。

3.2　艾灸治疗

将 0.3mm 厚独头蒜片（用针刺数孔）平置于创口或咬伤处，上置圆锥形艾炷，点燃灸之，每次灸 3～5 次，每日 3 次，连用 3 天。功效：拔毒、消肿、定痛。适用于治疗蝮蛇咬伤早期。

（王万春、张　琦、崔晓茹）

【专家点评】

中医治疗毒蛇咬伤的方药及方法很多，在临床蛇伤治疗中取得了很好的效果，且中药药源广泛，取药及用药便利，在野外山林中或广大农村地区的院前急救方面有天然的优势。中医药在毒蛇咬伤整个病程中应用广泛，优势明显。

1. 院前急救毒蛇咬伤早期，蛇毒多在局部或呈游离状态存在于血液之中，此时用艾灸、拔罐、针刺及中草药外敷和内服可以破坏毒素，阻止毒素的扩散和吸收，从而减轻全身中毒症状，为及时到医院就诊争取到宝贵的时间。

2. 中药内服根据不同的蛇种和临床表现进行中医辨证论治，可以起到解毒、抗毒、排毒、提高机体免疫力等作用。

3. 中医药外治能够有效减轻毒蛇咬伤患者局部的肿胀、疼痛、青紫、瘀斑等症状，能够有效降低患者局部的肢体伤残率，缩短患者的病程。如半边莲、青木香、重楼、野菊花、蒲公英、紫花地丁、鹅不食草、金银花、连翘、万年青、白花蛇舌草、虎杖等。早期中草药外敷可起到解毒消肿止痛之功，后期引起的蛇伤溃疡则先用丹药提脓祛腐，后用生肌膏外敷，煨脓生肌长肉，能加速疮口的愈合，减少瘢痕的产生。

4. 中西医结合救治蛇伤危重症可提高疗效。不同种类的毒蛇，常引起不同的严重并发症，如神经毒蛇咬伤常引起呼吸肌麻痹，从而致呼吸衰竭；血循毒蛇如五步蛇、蝰蛇、烙铁头蛇等蛇咬伤可引起血液循环系统受损，严重者可引起多脏器出血、DIC；混合毒蛇如眼镜王蛇、蝮蛇、眼镜蛇咬伤常先引起呼吸肌麻痹，并有心血管系统脏器及功能受损，较为危险。在临床上单独用中医中药治疗有一定的局限性，但中医药干预综合治疗对于减轻患者的中毒症状、提高患者的治愈率、缩短治愈时间、降低死亡率及伤残率，仍能起到积极的作用。

（王万春，医学博士，教授、主任医师，博士研究生导师。江西中医药大学附属医院外一科主任，国家临床重点专科负责人，国家中医药管理局重点学科带头人）

第三章　甲状腺疾病

第一节　甲状腺炎

甲状腺炎是指由病毒、细菌、辐射以及自身免疫等引起的甲状腺组织的炎症改变。临床上可分为急性、亚急性、慢性甲状腺炎。其中急性甲状腺炎分为急性化脓性甲状腺炎、急性非化脓性甲状腺炎。慢性甲状腺炎主要分为慢性淋巴细胞性甲状腺炎（又称桥本氏甲状腺炎）、慢性侵袭性纤维性甲状腺炎及慢性非化脓性特异性甲状腺炎。本书重点介绍亚急性甲状腺炎、慢性淋巴细胞性甲状腺炎。其中，亚急性甲状腺炎在所有甲状腺疾病中比例约为 0.5%～6.2%，以 30～50 岁的成年人居多，其中 40 岁左右患病率最高；慢性淋巴细胞性甲状腺炎患病率高达 3%～4%，而女性的发病率显著高于男性。亚急性甲状腺炎主要由病毒感染引起。主要临床表现特征为单侧或双侧甲状腺轻度肿大，初期合并功能亢进。慢性淋巴细胞性甲状腺炎是由于血清中出现大量的抗甲状腺抗体以及甲状腺组织中的淋巴细胞广泛性浸润为主要病理表现的一种疾病。在疾病早期无明显的临床表现，大部分患者以甲状腺弥漫性肿大为特征，可在疾病早期出现甲亢症状，疾病后期部分患者可表现为甲状腺功能减退。甲状腺炎属于祖国医学的“瘿痈”“瘿病”等范畴。由于风温、风火客于肺胃，或内有肝郁胃热，积热上壅，灼津为痰，蕴阻经络，以致气血运行不畅，气血痰热凝滞于肺胃之外系，结于喉部而成。中医治疗原则主要为疏风清热、化痰散结，以口服中药为主，外敷中药对缓解甲状腺肿痛有辅助作用。

【诊断】

1　疾病诊断

1.1　亚急性甲状腺炎

本病起病急骤，发病前常有上呼吸道感染或咽喉肿痛史；甲状腺肿大，发作性疼痛和触痛，伸颈、吞咽都会引起疼痛。并有发热症状。炎症往往先侵袭一叶，然后侵及另一叶，症状缓解后可复发。甲状腺功能检测：甲状腺吸^{131}I率低，但病员一般不发生甲状腺功能减退症状；基础代谢率早期升高，后期可降低；血清蛋白结合碘暂时性升高；血沉加速。甲状腺超声和CT检查均有助于诊断。

1.2　慢性淋巴细胞性甲状腺炎

本病起病缓慢，呈无痛性弥漫性甲状腺肿，初期甲状腺多呈轻中度弥漫性肿大，以峡部为显著；肿大两侧多对称，一侧肿大明显者少见；肿块质硬，表面光滑，病程较长者可扪及结节；多伴甲状腺功能减退，早期可有甲亢表现，但不久便会减轻或消失；较大的甲状腺肿可有压迫症状。检查方法：甲状腺球蛋白抗体与甲状腺微粒体抗体均呈阳性；基础代谢率低。甲状腺超声和CT检查均有助于诊断。

2　证候诊断

2.1　亚急性甲状腺炎

（1）风热痰凝证　颈部结块疼痛，色红灼热；伴寒战高热，头痛，咽干；苔薄黄，脉浮数或滑数。

（2）气滞痰凝证　颈前肿块坚实，轻度胀痛，按压肿块疼痛反射至后枕部；有时伴见喉间梗塞感；苔黄腻，脉弦滑。

2.2　慢性淋巴细胞性甲状腺炎

（1）痰气交阻证　颈前肿胀，质软或韧，伴胸闷不适，烦躁易怒，舌红，苔薄白，脉细弦。

（2）痰瘀互结证　颈前肿块，经久不消，伴胸闷，纳差，舌有紫气或瘀斑，苔薄白或白腻，脉弦或涩。

（3）脾肾阳虚证　病势缠绵，颈前肿胀质硬，伴神疲乏力，畏寒肢冷，少气懒言，面色少华，纳呆腹满，或面目浮肿，腰膝酸软，小便清长，舌淡胖有齿痕，苔薄白，脉沉细。

【治疗】

1　中医内治

1.1　辨证施治

1.1.1　亚急性甲状腺炎

（1）风热痰凝证

治法：疏风清热化痰。

方药：牛蒡解肌汤加减。牛蒡子9g、薄荷3g（后下）、山栀子、丹皮、石斛、夏枯草、荆芥、连翘、元参各9g。无汗加荆芥、防风、葛根各9g；高热不退、舌红苔黄、便秘者，加生石膏15g、黄芩、知母、大黄各9g；口渴、咽干痛甚者，加玄参、生地黄、麦冬、赤芍各 9g；甲状腺肿痛者，加玄参、浙贝母、丹皮、赤芍、皂角刺各 9g。

煎服法：水煎服，每日一剂，分两次服。

（2）气滞痰凝证

治法：疏肝清热，化痰散结。

方药：柴胡疏肝散加减。柴胡、赤白芍、枳壳、黄芩、浙贝、法半夏各 10g，牡蛎 30g，海藻、海浮石、夏枯草、元参、丹参各 15g，甘草 3g。大便秘结者加全瓜蒌 30g。

煎服法：水煎服，每日一剂，分两次服。

1.1.2　慢性淋巴细胞性甲状腺炎

（1）痰气交阻证

治法：疏肝理气，化痰消肿。

方药：柴胡疏肝散加减。黄芩 10g、牡丹皮 10g、柴胡 10g、白芍 20g、枳壳 10g、当归 10g、白术 10g、茯苓 10g、浙贝母 10g、三棱 6g、桃仁 6g、甘草 6g。气滞甚者加郁金 10g、青皮 10g、香附 10g；邪热甚者加夏枯草 6g、龙胆草 6g；痰凝甚者加全瓜蒌 30g、山慈姑 10g；血瘀甚者加赤芍 15g、丹皮 15g；阴虚甚者加生地 15g、北沙参 15g 等。

煎服法：水煎服，每日一剂，分两次服。

（2）痰瘀互结证

治法：活血祛瘀，化痰散结。

方药：桃红四物汤合二陈汤加减。桃仁 10g，红花 10g，当归 10g，赤芍 15g，川芎 6g，三棱 10g，莪术 10g，法半夏 10g，化橘红 10g，茯苓 10g，甘草 6g，麻黄 10g，夏枯草 15g，防己 10g 等。瘀而化热者可加丹参、牡丹皮、炒山栀子各 10g；纳呆便秘者加砂仁 10g、大黄 8g；失眠多汗者加合欢花、乌梅各 10g。

煎服法：水煎服，每日一剂，分两次服。

（3）脾肾阳虚证

治法：温补脾肾，破瘀化痰。

方药：阳和汤加减。炙麻黄 10g，鹿角片 10g，熟地黄 20g，干姜 10g，白芥子 10g，肉桂 5g，甘草 10g，防己 10g，丹参 15g，仙茅 10g，仙灵脾 10g，海藻 15g，夏枯草 15g 等。痰凝甚者加全瓜蒌、山慈姑各 10g；阴虚甚者加生地、北沙参各 10g。

煎服法：水煎服，每日一剂，分两次服。

1.2　经方验方治疗

（1）清肝散结汤　夏枯草 30g，柴胡 18g，蒲公英 30g，昆布 30g，板蓝根

30g，郁金15g，花粉18g，皂角刺12g，连翘15g，黄芩12g，猫爪草15g，牡蛎30g。水煎服，每日一剂，分两次服。功效：舒肝清热，解毒消肿。适用于肝郁胃热，病毒炽盛（相当于急性甲状腺炎）。（原沈阳军区大连疗养院桃源疗养区，苏莹）

（2）清热消瘿汤　金银花15g，连翘15g，夏枯草15g，板蓝根15g，牛蒡子15g，桔梗15g，陈皮15g，半夏15g，川芎15g，牡蛎15g，浙贝母15g。水煎服，每日一剂，分两次服。功效：疏风清热解毒，化痰散结消瘿。适用于风热痰阻（相当于亚急性甲状腺炎）。（黑龙江中医药大学附属医院，韩晶）

（3）清肝泻心汤加减　黄芩10g，夏枯草20g，赤芍15g，生地10g，牡丹皮10g，茯苓10g，白芍10g，麦门冬10g，五味子10g，玉竹10g，灵芝15g，夜交藤20g，甘草5g。水煎服，每日一剂，分两次服。功效：清热养阴，理气和血。适用于肝郁火旺，瘀热伤阴（相当于桥本氏甲状腺炎早期）。（江苏省中医院，王高元）

（4）桃红四物汤合二陈汤加减　桃仁10g，红花10g，当归10g，赤芍10g，川芎10g，法半夏15g，茯苓10g，陈皮6g，山慈姑15g，麻黄10g，夏枯草20g，汉防己10g，三棱10g，莪术10g，甘草5g。水煎服，每日一剂，分两次服。功效：行气活血，化痰散结，适用于气滞血瘀、痰瘀互结（相当于桥本氏甲状腺炎中期）。（江苏省中医院，王高元）

（5）扶正消瘿方　炙麻黄10g，鹿角片10g，熟地黄15g，干姜10g，制附子10g，汉防己10g，桃仁10g，雷公藤10g，法半夏10g，夏枯草10g，白芥子10g，茯苓10g，陈皮6g，丹参15g，党参10g，甘草5g。水煎服，每日一剂，分两次服。功效：温肾健脾，化痰祛瘀。适用于脾肾阳虚，痰瘀互结，此期临床多表现为甲状腺功能降低的临床表现（相当于慢性淋巴细胞性甲状腺炎晚期）。（江苏省中医院，王高元）

1.3　中成药治疗

（1）百令胶囊　功效为扶正固本，补中益气，主治各型慢性淋巴细胞性甲状腺炎。（杭州中美华东制药有限公司，国药准字Z10910036）

（2）夏枯草胶囊　功效为清火散结消肿，主治各型甲状腺炎。（北京协和康友制药有限公司生产，国药准字Z19991033）

2　中医外治

2.1　中药局部外敷

（1）金黄散　大黄、黄柏、姜黄、白芷各250g，天南星、陈皮、苍术、厚朴、甘草各100g，天花粉500g。将上述药物共研细末，取金黄散适量，用开水调成糊状，敷贴于颈部压痛部位，厚约8mm。每天换药1次，3～5天为1个疗程。药物调制须干稀适度，保持药物湿润，敷贴范围应超过颈部压痛范围 3～5cm。功效：清热解毒，消肿止痛。适用于急性、亚急性、慢性淋巴细胞性甲状腺炎。

（2）复方外敷　夏枯草 15g，海藻 10g，牡蛎 10g，黄药子 10g，栀子 10g，连翘 10g，清半夏 10g。将上方研成末，连同蜜糖 10ml，倒入治疗碗中，然后一手倒开水，一手用压舌板搅拌，直至变成均匀的糊状。摊平玻璃纸，将调好的药物平摊在玻璃纸上，制成长 15cm、厚 1cm、周围用棉花围起的敷贴。将敷贴置于操作者前臂内侧试温，觉温度可接受，便将敷贴置于受试者颈部，受试者觉得可接受便轻敷颈部，然后用绷带包扎固定。功效：清热解毒，豁痰散结。适用于亚急性甲状腺炎。（长春中医药大学附属医院，韩辅）

（3）黄连膏外敷　黄连 9g，黄柏 9g，姜黄 9g，生地 30g，当归 15g，制成膏剂。每次取少量于甲状腺处外敷，每日两次，每次两小时。功效：清热泻火，散结止痛。适用于急性、亚急性甲状腺炎。（湖北省中医院，陈如泉）

（4）青黛膏外敷　将凡士林加热溶化，放置，待凡士林冷至 50℃时，分次加入青黛细粉 30g，搅拌均匀，共制成 180g 的药膏。在颈前甲状腺投射区域局部外敷青黛膏 18g（含青黛 3g），保持 30 分钟，15 分钟后用清水洗净。如出现局部皮肤过敏则立即停用。每日 1 次，疗程 6 个月。功效：清热解毒，凉血消斑，泻火定惊。适用于慢性淋巴细胞性甲状腺炎。（上海市中医医院，张毅）

3　中医针灸治疗

3.1　体针治疗

（1）取内关、阳陵泉、合谷穴，匀速进出针，针刺手法以“泻实”为主，强刺激，每次留针 30 分钟，每日 1 次。功效：扶正祛邪，调理气血。适用于痰瘀互结型慢性淋巴细胞性甲状腺炎。

（2）取大椎、风池（双）、合谷（双）、肿块周围 4 针，大椎、风池、合谷针刺用泻法，给予中重度刺激，留针 10 分钟。肿块周围分上下左右取 4 个针刺点，进针后斜向肿块部刺入，针尖触及肿块时则停止进针，施以雀啄捣针振颤法（约 30～40 次），留针 10 分钟，每隔 3 分钟行针一次。功效：理气解郁，疏经活血，消痰散结。适用于亚急性甲状腺炎。

3.2　穴位治疗

耳穴埋豆法：采用中药白芥子、王不留行或菜籽等，按耳穴位置埋在压痛点处，加以固定，可通过刺激耳郭上的穴位或反应点进行治疗。功效：理气化痰，活血化瘀，消瘿散结。适用于慢性淋巴细胞性甲状腺炎。

3.3　艾灸治疗

取膻中、中脘、关元、大椎、肾俞、命门等穴位，采用隔附子饼灸。每次每穴3壮，每壮含纯艾绒2g，隔日治疗1次，共治疗1个月。功效：培补脾肾之阳。适用于脾肾阳虚型慢性淋巴细胞性甲状腺炎。

（潘晋方、彭　辉、郑　州、王来永）

【专家点评】

亚急性甲状腺炎是与病毒感染有关的甲状腺疾病，单用中医中药治疗就能取得很好的疗效，疾病初期可替代清热镇痛西药。特别是对一些使用糖皮质激素治疗后撤药和减药过程中病情反复的患者，中医治疗有优势。后期并发轻度甲减时也可单用中药治疗。中医治疗原则为疏风清热、化痰散结，以口服中药为主，外敷中药对缓解甲状腺肿痛有辅助作用。

桥本甲状腺炎是与自身免疫功能失调有关的疾病，目前西医治疗方法主要在于纠正本病导致的甲减和甲亢，尚缺乏针对病因治疗的疗法。患者的抗甲状腺抗体增高和甲状腺肿大难以控制，是临床常见问题，中医药治疗在这些方面具有一定的优势。桥本氏病甲减、桥本氏病甲亢，中医药治疗有协同增效作用，但甲减明显时需要配合甲状腺素替代治疗。针药合用可提高疗效，其作用机理可能与调节免疫功能及内分泌功能等有关。

（夏仲元，中日友好医院中医外科副主任，副主任医师，副教授。兼任中华中医学会中医外科甲状腺疾病专业委员会委员。曾获中华中医药学会三等奖、北京市科学技术二等奖。从事中西医结合临床工作二十余年，擅长乳腺疾病、甲亢、甲减、桥本氏病、儿童甲状腺疾病、亚甲炎的中西医结合治疗）

第二节　甲状腺肿

甲状腺肿是指良性甲状腺上皮细胞增生形成的甲状腺肿大。分为单纯性甲状腺肿、地方甲状腺肿和结节性甲状腺肿。单纯性甲状腺肿（青春期、妊娠期、哺乳期）可能与碘的缺乏、酶的缺陷、甲状腺激素合成等有关。表现为甲状腺肿大，严重时可有压迫症状。地方性甲状腺肿则主要是缺碘引起，甲状腺多呈弥漫性对称性肿大。结节性甲状腺肿有单纯性甲状腺肿病史，滤泡局灶性增生。其主要表现是甲状腺肿大程度不一，多不对称。单纯性甲状腺肿和结节性甲状腺肿较常见，甲状腺肿约占人群的5%，女性发病率是男性的3～5倍。中医把甲状腺疾病称为瘿病，《三因极一病证方论·瘿瘤证治》提出瘿病可分为石瘿、肉瘿、筋瘿、血瘿、气瘿，其中甲状腺肿属于气瘿范围。对其病因，《诸病源候论》描述：“瘿者，由忧恚气结所生，亦曰饮沙水，沙随气入脉，搏颈下而成。”这说明该病病因有两种：一为忧恚，二为水土。这也说明该病或因忧恚而情志内伤，从而导致肝脾气逆，脏腑失和，发为本病；或与生活地区和所饮水质也有着一定的关系。治疗主张内外兼治，针药并用，并积累了丰富的临床经验。

【诊断】

1 疾病诊断

甲状腺不同程度的肿大，能随吞咽上下活动。早期甲状腺呈对称、弥漫性肿大，腺体表面光滑，质地柔软；随后可在肿大的腺体一侧或者两侧内扪及结节。检查方法：颈部彩超是诊断甲状腺肿方便、可靠的方法，彩超可发现甲状腺肿大并可以检测出 2～4mm 以上的小结节。对病程较长，甲状腺肿大明显或有呼吸道梗阻症状或胸骨后甲状腺肿的患者应拍摄气管 X 片，以了解有无气管移位、气管软化，并可判断胸骨后甲状腺肿的位置及大小。结合病史、体征、彩超不难发现，单纯性甲状腺肿颈部有肿块，中晚期有明显的压迫症状，彩超回示颈部甲状腺弥漫性肿，另外地方性甲状腺肿由地方缺碘导致。而结节性甲状腺肿多有较长的单纯性甲状腺肿的病史，多数患者无明显症状，彩超回示大小不等的结节。

2 证候诊断

（1）肝郁气滞证　颈部弥漫性肿大，边缘不清，随喜怒消长，皮色如常，质软无压痛，肿块随吞咽动作上下移动；伴急躁易怒，善太息；舌质淡红，苔薄，脉沉弦。

（2）痰气郁结证　胸闷气促，咳嗽少痰，甲状腺明显肿大，伴有结节形成。苔薄黄或黄腻，脉弦滑。

（3）气血互结证　甲状腺明显肿大，赤脉显露，胸闷气促，声音嘶哑。舌质暗红，苔薄黄，脉沉涩。

（4）肝郁肾虚证　颈部肿块皮宽质软，伴有神情呆滞，倦怠畏寒，行动迟缓，肢冷，性欲下降。舌淡，脉沉细。

【治疗】

1 中医内治

1.1 辨证施治

（1）肝郁气滞证

治法：疏肝解郁，化痰软坚。

方药：四海舒郁丸加减。海藻、生地各 12g，海带、昆布、木香、香附、枳壳、陈皮、柴胡、川楝子、夏枯草、甘草各 10g，黄药子 6g。怀孕期或哺乳期，加菟丝子、首乌、补骨脂各 10g；性情急躁者，加香附、郁金 10g。

煎服法：水煎服，每日一剂，分两次服。

（2）痰气郁结证

治法：理气化痰，活血化瘀，软坚散结。

方药：海藻玉壶汤合逍遥散加减。柴胡 10g，当归 12g，赤芍、白芍各 12g，海藻 30g，昆布 30g，夏枯草 30g，大贝母 10g，香附 10g，半夏 10g，川芎 6g，连翘 10g，郁金 10g，青皮、陈皮各 6g。胸闷、胁痛者加郁金 10g、香附 15g；纳差、便溏者加焦白术、茯苓各 10g，淮山药、炒麦芽各 15g。

煎服法：水煎服，每日一剂，分两次服。

（3）气血互结证

治法：行气活血，散结消瘿。

方药：海藻玉壶汤合桃红四物汤加减。海藻、昆布各 30g，海带、牡蛎、当归、川芎、三棱、莪术、桃仁、红花、丹参、赤芍、生地、白芍各 10g。胸闷不舒，加郁金、香附各 10g；烦热、舌红苔黄加丹皮、玄参各 10g；纳差加白术、茯苓各 10g；潮热盗汗，加龟板、鳖甲各 10g。

煎服法：水煎服，每日一剂，分两次服。

（4）肝郁肾虚证

治法：疏肝补肾，调摄冲任。

方药：四海舒郁丸合右归丸加减。海带、海藻、昆布各 15g，青木香、陈皮、海蛤粉、海螵蛸各 10g，熟地黄、山药、菟丝子、鹿角胶各 12g，附子、肉桂、枸杞子、茱萸、山杜仲、当归各 10g。肾阴亏虚而见耳鸣、腰膝酸软者加龟板、桑寄生各 10g，怀牛膝 15g。

煎服法：水煎服，每日一剂，分两次服。

1.2　经方验方治疗

（1）行气活血消瘿汤　海藻、昆布、浙贝、夏枯草各 15g，桃仁、赤芍、当归各 10g，青皮、郁金、瓜壳、半夏各 15g。水煎服，每日一剂，分两次服。功效：活血化瘀，行气化痰，消瘿散结。适用于气滞血瘀型气瘿。（云南省中医院，刘学兰）

（2）消瘿汤加减　夏枯草 50g，柴胡、香附各 25g，昆布、海藻各 20g，海浮石、牡蛎、黄药子各 30g。水煎服，每日一剂，分两次服。功效：理气开郁，清热散结，软坚消瘿之效。适用于肝郁气滞型气瘿。（辽宁中医药大学附属医院，普外科）

（3）桂枝茯苓丸加味　桂枝 15g，茯苓 12g，丹皮 10g，赤芍 12g，桃仁 10g，猫爪草 15g，海藻 10g，昆布 10g，皂角刺 10g，川楝子 10g，生地 10g，甘草 6g。加减：伴有胸闷、胁痛、善太息者，加郁金 10g、香附 9g、柴胡 9g、枳壳 6g；声音嘶哑者，加牛蒡子 10g、射干 6g、马勃 5g；伴有结节者加三棱 10g、莪术 10g、黄药子 10g、肿节风 10g、露蜂房 9g；阴虚内热者加天冬 10g、花粉 10g、玄参 10g。水煎服，每日一剂，分两次服，4 周为 1 疗程。功效：活血化瘀，消瘿散结，除湿化痰。适用于血瘀痰凝型气瘿。（吉林省大安市中医院，张金玲）

（4）化痰散结消瘿Ⅰ号方　郁金 10g，柴胡 6g，香附 10g，青皮 6g，海藻 10g，牡蛎 20g，夏枯草 10g，制半夏 10g，昆布 10g。水煎服，每日一剂，分两次服。功效：理气化痰，消瘿散结。适用于气郁痰阻型气瘿。（河北省迁安市中医医院，蔡欣红）

（5）化痰散结消瘿Ⅱ号方　浙贝母 10g，玄参 10g，丹参 10g，川芎 6g，当归 10g，赤芍药 10g，红花 5g，海藻 10g，昆布 10g，牡蛎 20g。水煎服，每日一剂，分两次服。功效：活血化瘀，消瘿散结。适用于血瘀痰阻型气瘿。（河北省迁安市中医医院，蔡欣红）

1.3　中成药治疗

（1）消瘿五海丸　功效为散结消瘿，活血化瘀。主治瘿瘤初起，单纯性地方性甲状腺肿。（营口宏升药业有限公司，国药准字 Z21020066）

（2）消瘿丸　功效为理气化痰，活血化瘀，软坚散结。主治气滞血瘀型单纯性甲状腺肿。（江苏省高邮市人民医院，国药准字 Z21021711）

（3）瘿核消丸　功效为疏肝健脾，活血祛瘀，消瘿散结。主治肝郁脾虚、气滞痰凝、血脉瘀阻性单纯性甲状腺肿。（河南安阳市中医院院内制剂）

2　中医外治

（1）消瘿膏　昆布、海藻各 30g，夏枯草 20g，浙贝母、牡蛎各 20g，川芎、丹参各 15g，香附、黄药子各 12g，白芷、白芥子各 10g。将药共磨成细末，用小磨麻油调成糊状，平摊于多层纱布上，贴敷患处，用绷带固定，3 日换药 1 次，3 个月为 1 疗程。功效：清热软坚，消瘿散结；适用于痰热互结证。（河南安阳市中医院院内制剂）

（2）复方外敷　海藻 30g，昆布 30g，夏枯草 20g，浙贝母 15g，三棱 10g，莪术 10g，乳香 10g，没药 10g，香附 15g，川芎 15g。将药共研磨成细末，加凡士林调成膏状，平摊于纱布上，贴敷于颈前甲状腺处。可见光灯置于颈前约 20cm 处加热，30 分钟后关掉可见光灯，取下纱布药贴。功效：活血理气，清热

软坚，消瘿散结。适用于气滞血瘀，痰热互结证。（吉林市中心医院，孟宪东）

3 中医针灸治疗

3.1 体针治疗

（1）取穴缺盆、人迎、水突等穴。针刺得气为度，不留针；远端取穴：鱼际（两侧）、尺泽（两侧）、少商（两侧）等，三穴留针15～20分钟。功效：理气活血，通络散结。适用于气血互结证。

（2）取主穴阿是穴、合谷，配穴：心悸、手颤配内关、足三里；呼吸不利配天突；性情急躁配太冲，其他随症加减。患者采取卧位（勿用枕头），合谷、内关、足三里、太冲等穴可按常规针刺。若颈部无明显结节肿块，可在相当于人迎穴上、下各0.5寸处，双侧共刺4针；若结节性肿块较大者，可采用围刺法——中心刺1针，沿肿块周围斜刺3～4针，留针30分钟，中间行针2次，采用捻转运气法。每日或隔日针灸1次，10次为1个疗程。功效：疏肝理气，通络散结。适用于肝郁气滞，痰瘀互凝证。

3.2 耳针治疗

取内分泌、甲状腺，每日或者间日1次，功效：调和气血，通络散结。适用于各种类型甲状腺肿。

3.3 艾灸治疗

肿物最突出点，天突，通天，云门，曲池，中封，风池，天府，冲阳。采用灸条燃端距应灸穴位2～4cm处，每日两次温和灸，每次半小时，灸至局部皮肤出现红润，患者局部有温热感，且以不感烧灼为度。膻中穴灸7壮，其他各穴灸18壮。功效：温通经脉，调和气血，散结消肿。适用于各种类型甲状腺肿。

（潘晋方、彭　辉、郑　州、王来永）

【专家点评】

结节性甲状腺肿是临床最常见的甲状腺疾病，因手术后容易复发，或术后可以导致甲减等问题，目前国内外多倾向于定期观察，必要时手术，西医缺乏治疗药物。中医药治疗对抑制甲状腺结节的增长，缓解颈部不适等症状有帮助，适宜于甲状腺结节术后复发和结节较小的患者，但疗程长，疗效有待提高。中医治疗以中药消瘿散结为主，海藻玉壶汤等作为治疗本病的经典名方沿用至今，大部分患者因没有明显的全身症状，可选用有关中成药治疗。黄药子虽然有较好的消瘿散结作用，但因有一定的肝脏毒副作用，使用过程中应注意掌握剂量和疗程，定期复查肝功能，避免肝损害。治疗时应注意，结节伴有甲亢时应少用富碘中药，若出现明显压迫症状和结节超过 4cm 大小时等可考虑手术治疗。由于甲状腺结节合并甲状腺癌在增加，怀疑恶变时应做甲状腺穿刺等进一步明确诊断。

（夏仲元，中日友好医院中医外科副主任，副主任医师，副教授。兼任中华中医学会中医外科甲状腺疾病专业委员会委员。曾获中华中医药学会三等奖、北京市科学技术二等奖。从事中西医结合临床工作二十余年，擅长乳腺疾病、甲亢、甲减、桥本氏病、儿童甲状腺疾病、亚甲炎的中西医结合治疗）

第三节　甲状腺腺瘤

甲状腺腺瘤是起源于甲状腺滤泡细胞的良性肿瘤，是甲状腺最常见的良性肿瘤。临床分滤泡状和乳头状实性腺瘤两种，前者多见。其发病率约占人群的 0.6%，好发于青年及中年人，女性多见。临床表现为结喉正中一侧或双侧有单个肿块，呈圆形或椭圆形，表面光滑，质韧有弹性，可随吞咽而上下移动，生长缓慢，一般无任何不适，多在无意中发现。若肿块增大，患者可感到憋气或有压迫感。部分患者可发生肿物突然增大，并出现局部疼痛，是因乳头状囊性腺瘤囊内出血所致。甲状腺腺瘤属中医“肉瘿”范畴。由于情志抑郁，肝失调达，遂使肝郁气滞，肝旺侮脾，脾失健运，饮食入胃，不能化生精微，形成痰浊内蕴，湿痰留注于任、督，汇集于结喉，聚而成形，遂成本病。其基本病机为气血痰凝聚为有形之邪，发为瘿病。中医主要以内治法治疗，以疏肝理气、活血化瘀、消痰软坚为主。

【诊断】

1　疾病诊断

甲状腺体内单发结节，无疼痛，呈圆形或卵圆形，质软，表面光滑，边界清楚，随吞咽上下移动，生长缓慢。多无不适症状。若肿瘤体积在短期内迅速增大，局部出现胀痛，多因瘤体内出血。实验室检查 T_3、T_4 可在正常范围内。影像学检查首选彩超，CT、MRI、同位素扫描等可协助诊断。

2　证候诊断

（1）气滞痰凝证　颈部肿块，质地坚韧，表面光滑，局部胀闷不适，情志偶有不舒，兼之平素多痰，肿块能随吞咽而动，舌淡红苔薄白，脉弦滑。

（2）肝阳上亢证 临床症见颈部肿块，伴有心烦易怒、失眠多梦、口干口苦、食欲亢进等症状，舌质红苔黄，脉弦数。

（3）气滞夹瘀证 发病日久，肿块中等硬度，情志不畅，舌边有瘀点，脉弦涩。

（4）血瘀毒聚证 肿块日久，中等硬度，活动，表面欠光滑或触之有结节，舌质淡红苔薄白，脉弦涩。

【治疗】

1 中医内治

1.1 *辨证施治*

（1）气滞痰凝证

治法：疏肝行气，化痰散结。

方药：四逆散合二陈汤加减。药用柴胡 12g，白芍 15g，枳实 10g，陈皮 10g，香附 15g，郁金 15g，法半夏 9g，茯苓 10g，夏枯草 15g，白芥子 10g，淡昆布 10g，淡海藻 10g，山慈姑 10g，合欢皮 15g，紫草 10g。实者用枳实，虚者用枳壳，且用量最多 6g。月经不调加鹿角片 10g、菟丝子 10g、益母草 10g。

煎服法：水煎服，每日一剂，分两次服。

（2）肝阳上亢证

治法：疏肝泻火，化痰散结。

方药：丹栀逍遥散合二陈汤加减。药用柴胡 10g，白芍 15g，丹皮 10g，山栀子 10g，白术 10g，茯苓 15g，法半夏 9g，陈皮 10g，合欢皮 10g，杭菊花 10g，黄芩 10g，淡海藻 10g，淡昆布 10g。心悸易汗加茯神 10g、玉竹 10g、酸枣仁 15g；消谷善饥加石膏、知母各 10g。

煎服法：水煎服，每日一剂，分两次服。

（3）气滞夹瘀证

治法：疏肝行气，活血散结。

方药：逍遥蒌贝散加减。药用柴胡 10g，白芍 15g，当归 15g，茯苓 15g，玄参 15g，炒白术 15g，浙贝 6g，法半夏 9g，胆南星（先熬 15 分钟）6g，生牡蛎 40g，山慈姑 12g，淡海藻 10g，淡昆布 10g，白芥子 10g，生黄芪 15g。胸闷气短明显者加三棱、莪术各 10g；心烦痰多者加瓜蒌、远志、僵蚕各 10g。

煎服法：水煎服，每日一剂，分两次服。

（4）血瘀毒聚证

治法：活血化瘀，解毒散结。

方药：海藻玉壶汤加减。药用淡海藻10g，淡昆布10g，陈皮10g，浙贝10g，玄参10g，生牡蛎30g，法半夏9g，炒青皮6g，川芎6g，当归15g，连翘6g，桃仁10g，红花6g，生黄芪12g。热重者加生石膏、知母各10g。

煎服法：水煎服，每日一剂，分两次服。

1.2　经方验方治疗

(1) 四逆散合陈夏六君子汤加减　柴胡12g，枳壳15g，赤芍15g，炙甘草6g，陈皮6g，法半夏12g，党参30g，白术12g，茯苓30g，猫爪草20g，黄芪30g，牡蛎30g，胆南星10g。水煎服，每日一剂，分两次服。功效：疏肝行气，健脾化痰。适用于肝郁脾虚，气郁痰凝型。（广州中医药大学第一临床附属医院，廖世煌）

(2) 生脉散合酸枣仁汤合消瘰丸加减　太子参30g，麦冬15g，五味子10g，酸枣仁20g，知母15g，茯苓30g，丹参15g，法半夏12g，三棱10g，牡蛎30g，玄参18g，浙贝母12g，郁金12g。水煎服，每日一剂，分两次服。功效：滋养心肝，活血化痰散结。适用于为心肝阴虚、痰凝血瘀型。（广州中医药大学第一临床附属医院，廖世煌）

(3) 杞菊地黄丸合海藻玉壶汤加减　枸杞子15g，生地黄15g，山茱萸15g，牡丹皮15g，牡蛎30g，罂粟壳30g，玄参15g，海藻15g，昆布15g，制何首乌15g，酸枣仁20g，半边莲30g，瓜蒌皮15g，三棱10g，莪术10g。水煎服，每日一剂，分两次服。功效：补益肝肾，活血化痰散结。适用于为肝肾阴虚、痰瘀互结型。（广州中医药大学第一临床附属医院，廖世煌）

(4) 消瘿汤　海藻15～30g，昆布30g，生牡蛎30g，夏枯草15g，赤芍15g，黄药子10～15g，柴胡10g，川芎10g，三棱10g，莪术10g，香附10g，浙贝母10g，半夏10g，山慈姑6g。水煎服，每日一剂，分两次服。功效：理气活血，化痰软坚。适用于为气滞血瘀、痰凝互结型。（山东中医药大学附属医院外科，姜兆俊）

(5) 柴胡疏肝散及桃红四物汤加减　柴胡9g，炒当归12g，炒赤白芍各12g，丹参15g，郁金12g，生甘草5g，青陈皮6g，夏枯草15g，川芎9g，制香附9g，浙贝12g，茯苓15g，王不留行15g，炙鳖甲片12g，生牡蛎30g，昆布10g，红枣10g。如肿块质地硬，则加用红花9g、三棱9g、莪术9g；舌质红，加细生地12g。水煎服，每日一剂，分两次服。功效：理气化痰，软坚散结。适用于为肝郁气滞、痰凝互结型。（浙江省名老中医，吴美倩）

1.3　中成药治疗

(1) 五海瘿瘤丸　功效为化痰散结、活血行滞。主治肝郁气滞、痰凝互结型。（呼伦贝尔松鹿制药有限公司，国药准字Z15020932）

（2）瘿瘤丸　功效：化痰活血，解毒消肿。主治痰结血瘀型。（湖南中医学院第二附属医院院内制剂，批号 000612）

（3）消瘿散结胶囊　功效：理气解郁，化痰软坚，祛瘀散结。主治肝郁痰结兼有血瘀型。（山东省济南市中医医院院内制剂，批号 010529）

（4）内消连翘丸　功效：益气养阴，逐瘀散结。主治气阴两虚型。（首都医科大学附属北京中医医院院内制剂，批号：〔98〕原卫药制加字〔056〕第 F～945 号）

2　中医外治

2.1　中药局部外敷

（1）夏蜂散　麝香 1.8g，冰片 1.2g，露蜂房 30g，生半夏 30g，将上药研细末过筛密封备用。治疗时每次以 1mg 药，用 15mg 医用凡士林调膏，外敷于患部，每日 1 次。功效为祛痰散结。适用于各型甲状腺腺瘤。（广东省罗定市红十字会医院，关俭）

（2）自拟化结散　樟脑 15g，蒲黄 15g，天南星 12g，木香 12g，面粉 100g，米醋 150ml，取天南星、木香研细末与樟脑、蒲黄、面粉搅拌均匀，用米醋调成糊状外敷患处，每日 2 次，早晚换药。功效：行气活血，祛痰散结。适用于各型甲状腺腺瘤。（福建中医学院附属第二人民医院，许赞斌）

2.2　中药穴位外敷

道光散　生何首乌、生乌蔹莓、梅片、莪术、三棱。少量淡盐水调匀至湿润即可，加入鲜鸡肝 1 只（不论雌雄，不可用水洗）共捣成泥糊状，每天晚上浴后将上药敷于颈部气瘿穴（位于颈部甲状腺上偏外侧，相当于水突穴近处）或阿是穴（或肿块中心点），外用一层宽绷带系住，以颈部活动不受限为度，翌晨除去，局部以温热水洗净。每天换药，连续敷药 6 天，停药 1 天。功效：解毒祛瘀，散结攻坚。适用于各种类型甲状腺肿。（广东省中医院，李春辉）

3　中医针灸治疗

（1）取主穴：阿是穴、合谷，配穴：心悸、手颤配内关、足三里；呼吸不利配天突；性情急躁配太冲，其他随症加减。患者采取卧位（勿用枕头），合谷、内关、足三里、太冲等穴可按常规针刺。若颈部无明显结节肿块，可在相当于人迎穴上、下各 0.5 寸处，双侧共刺 4 针；若结节性肿块较大者可采用围刺法——中心刺 1 针，沿肿块周围斜刺 3～4 针，留针 30 分钟，中间行针 2 次，采用捻转运气法。每日或隔日针灸 1 次，10 次为 1 个疗程。功效疏肝理气，通络散结；适用于肝郁气滞，痰瘀互凝证。

（2）在肿瘤部位以75%酒精棉球消毒后，从肿物边缘向肿物中心部斜刺，根据肿物大小确定针刺与皮肤的角度为45度或15度，一般要穿透肿物。针刺时沿肿物周边分成8～10个等份，即针尖斜向中心部刺8～10针，再从肿物上向中心部刺一针，即围刺扬刺法。各穴均在得气后施捻转泻法1分钟，留针20分钟。配穴外关、合谷、太冲、足三里、丰隆。除足三里穴用捻转平补平泻法外，其他穴位均施用捻转泻法。每日针刺治疗1次，20天为一个疗程。功效：疏肝理气，软坚散结化瘀。适用于气滞痰阻证。

（3）沿肿块边缘斜向中心成30°角进针，刺4～6针，一般针深5分至1寸，肿块大于2厘米者，于正中处垂直加刺一针，以不穿透肿块为度，中等强度刺激捻转数次，留针20分钟；如肿块紧挨锁上，应注意针刺深度和方向，以免刺入胸腔。对发病时间较长者，先加刺合谷，用泻法，同样留针，每周针刺8次，10次为一个疗程。功效：祛瘀、消痰、散结。适用于痰瘀互结证。

（潘晋方、彭　辉、郑　州、王来永）

【专家点评】

甲状腺腺瘤近年来发病率减少。当甲状腺腺瘤较大和有压迫症状时，可以手术切除结节，术后复发较少。中医药治疗与结节性甲状腺肿类似，也以消瘿散结为治疗原则，方药可以通用，但疗效欠满意，而且疗程较长。当甲状腺腺瘤出血囊性变时，在辨证论治基础上加以止血活血散结中药，能促进液体较快吸收，使结节明显缩小。

（夏仲元，中日友好医院中医外科副主任，副主任医师，副教授。兼任中华中医学会中医外科甲状腺疾病专业委员会委员。曾获中华中医药学会三等奖、北京市科学技术二等奖。从事中西医结合临床工作二十余年，擅长乳腺疾病、甲亢甲减、桥本氏病、儿童甲状腺疾病、亚甲炎的中西医结合治疗）

第四节　甲状腺癌

甲状腺癌是最常见的甲状腺恶性肿瘤，绝大部分甲状腺癌起源于滤泡上皮细胞异常增生，按病理类型可分为乳头状癌、滤泡状腺癌、髓样癌和未分化型。乳头状癌约占成人甲状腺癌的60%和儿童甲状腺癌的全部，多见于30～40岁女性，预后较好。滤泡状腺癌约占20%，常见于50岁左右中年人，肿瘤生长较快，属于中度恶性，预后不如乳头状癌。髓样癌仅占7%，来源于滤泡旁降钙素分泌细胞，预后不如乳头状癌，但比未分化癌好。未分化癌约占15%，多见于70岁左右的老年人。发展迅速，高度恶性，预后很差。甲状腺恶性肿瘤初期较小，常被忽视，偶然发觉时肿块即质硬而高低不平。当肿块逐渐增大，吞咽时肿块上下移动度减少，晚期常压迫气管、食管、神经，出现呼吸困难、吞咽困难或声音嘶哑等症状。中医属“石瘿”范畴，由于情志内伤，肝气郁结，脾失健运，痰湿内生，气郁痰浊结聚不散，气滞则血瘀，积久瘀凝成毒。气郁、痰浊、瘀毒三者痼结，上逆于颈部而成。早期中医予以疏肝理气、活血化瘀，消痰软坚，后期予以补气健脾、培补肝肾，必要时手术。

【诊断】

1　疾病诊断

早期分化型甲状腺癌多缺乏明显恶性体征，仅凭临床检查常不易与甲状腺腺瘤相区别。甲状腺癌触诊时包块可有结节感、不规则、质硬。甲状腺癌结节可在短期内逐渐增大，质变硬，腺体在吞咽时上下移动性减小。随后可出现颈部淋巴结肿大，晚期出现波及至耳、颈淋巴结转移、枕部和肩的疼痛，声音嘶哑，继之发生压迫症状，如呼吸困难、吞咽困难和明显 Horner 综合征。远处转移主要至扁骨。血液检查血清降钙素水平有助于髓样癌的辅助诊断。FANC（甲状腺细针抽吸细胞学检查）可判定肿物的良恶性。彩超是首选的方法，甲状腺肿物边界不清，内部回声不匀、血流丰富及细沙粒样强回声。CT 了解肿物大小、淋巴结和周围组织结构的关系，了解甲状腺癌的侵犯范围和转移情况。

2　证候诊断

（1）肝郁气滞证（多见癌症初期）　颈前瘿瘤隆起，逐渐增大，质韧，疼痛不明显，随吞咽稍可上下运动，咽部作憋，颈部郁胀，伴胸胁胀闷不舒，善太息；平素情志抑郁，烦躁易怒，口苦口干，大便秘结；妇女可见乳房作胀疼痛，月经不调；舌质淡红，舌苔薄白，脉弦。

（2）痰湿凝结证（多见癌症初期）　颈前瘿瘤隆起，逐渐增大，质硬，可有胀痛压痛，随吞咽稍可上下运动或固定不动，颈部憋胀不适，肿块经久不消；伴胸闷憋气，纳呆食少乏味，口淡黏腻，恶心欲呕，肢体困重，舌质淡，苔薄白或白腻，脉弦滑。

（3）气滞血瘀证（多见癌症中期）　颈前瘿病，质硬如石，难以推移，压之可有刺痛；或见颌下瘰疬，咽喉梗塞，吞咽不畅；甚则声音嘶哑，胸闷气憋可伴走窜疼痛，面黯不泽，急躁易怒。妇女可见月经闭止，或痛经，经色紫暗有血块。苔薄或少，舌色紫黯，可见瘀斑，舌下青筋暴露，脉弦涩。

（4）气郁痰凝证（多见癌症中期）　颈部瘿瘤肿大质较硬，性情急躁，胸痛、胸闷，喉有堵塞感，咽部发憋。或有颈部两侧瘰疬丛生，可伴气短懒言，神疲肢困，面色少华，胃纳不佳，苔薄白或白腻，脉弦滑。

（5）痰瘀交阻证（多见癌症中晚期）　颈部瘿瘤，质地坚硬，可有颈前刺痛，随吞咽上下移动受限或推之不动，可伴有胸闷痰多、肢体倦怠、胃纳不佳；或有颈前、两侧瘰疬丛生；苔多白腻，舌质多紫黯或有斑点；脉弦或涩。

【治疗】

1　中医内治

1.1　辨证施治

（1）肝郁气滞证

治法：疏肝理气，消瘿散结。

方药：四逆散加减。柴胡、枳实、芍药各15g，香附、青皮、郁金、山慈姑、海蛤壳、生牡蛎、八月札各10g。甲状腺肿块质地较硬，病程较长者，加桃仁、石见穿、山甲片、乳香、没药各10g，或加乌贼骨、煅瓦楞各10g；大便燥结能行者，可重用瓜蒌30g；或加用生大黄10g；年老体弱或服药后出现神倦乏力，面色少华等虚弱症状者，加炙黄芪、党参、当归、黄精各15g。

煎服法：水煎服，每日一剂，分两次服。

（2）痰湿凝结证

治法：健脾理气，化痰散结。

方药：四海舒郁丸加减。海藻、昆布各30g，陈皮、白术各12g，法半夏、贝母、生薏苡仁、茯苓、香附、苍术、天南星各10g。病程日久，伴纳呆乏力明显，加黄芪、山楂各10g；伴瘀血、肿块坚硬，加三棱、莪术各10g；伴头晕心悸、脸色无华，加鸡血藤、当归各15g。

煎服法：水煎服，每日一剂，分两次服。

（3）气滞血瘀证

治法：行气活血，化瘀散结。

方药：柴胡疏肝散合桃红四物汤加减。柴胡9g，芍药12g，枳实9g，香附9g，桃仁、红花各10g，当归12g，川芎9g，穿山甲、生牡蛎、蜈蚣各9g。痰甚者加南星、瓜蒌各9g；热毒甚者加山豆根9g。

煎服法：水煎服，每日一剂，分两次服。

（4）气郁痰凝证

治法：疏肝行气，化痰散结。

方药：柴胡疏肝散合二陈汤加减。白芍 20g，柴胡、枳实、香附、陈皮、法半夏、白术、贝母、生薏苡仁、茯苓、生牡蛎各 10g。郁久化火，烦热，舌红者，加丹皮、栀子各 10g、夏枯草 15g。

煎服法：水煎服，每日一剂，分两次服。

（5）痰瘀交阻证

治法：理气化痰，散瘀破结。

方药：海藻玉壶汤加减

常用药：昆布、海藻各 30g，法半夏 9g，陈皮 10g，连翘 6g，贝母 10g，川芎 6g，当归 15g，茯苓、香附、郁金、穿山甲、天南星各 10g。神疲乏力、便溏者，加白术、山药各 15g。

煎服法：水煎服，每日一剂，分两次服。

1.2　*经方验方治疗*

（1）伟达 4 号方合 6 号方　黄药子 15g，山慈姑 10g，三七 3g（冲），重楼 10g，蜂房 6g，乳香 6g，没药 6g，白花蛇舌草 15g，半枝莲 15g，茯苓 15g，法半夏 10g，陈皮 6g，枳壳 10g，生甘草 6g，竹茹 10g，佩兰 10g，薏苡仁 15g，白豆蔻 6g，桔梗 10g，浙贝母 10g，鱼腥草 20g，柴胡 10g，郁金 10g，夏枯草 15g，海藻 10g，生牡蛎 30g。水煎服，每日一剂，分两次服。功效：化瘀解毒，理气化痰。适用于瘀毒互结，肝郁痰凝型；多用于甲状腺癌初期。（北京中医药大学，郑伟达）

（2）伟达 3 号方合 5 号方　沙参 15g，麦冬 10g，玉竹 10g，玄参 15g，生地黄 15g，天冬 10g，石斛 10g，天花粉 10g，百合 15g，旱莲草 10g，葛根 15g，仙鹤草 20g，柴胡 10g，白芍 12g，枳壳 10g，生甘草 6g，川芎 6g，香附 6g，当归 10g，炙罂粟壳 10g，延胡索 10g，川楝子 10g，台乌药 10g，青皮 6g，女贞子 15g，夏枯草 15g，黄药子 15g，生牡蛎 30g。水煎服，每日一剂，分两次服。功效：化瘀解毒，养阴平肝。适用于阴虚肝旺型；多用于癌肿累及喉返神经，或放疗、手术后。（北京中医药大学，郑伟达）

（3）伟达 1 号方合 2 号方　当归 10g，黄芪 15g，川芎 6g，白芍 10g，熟地黄 15g，三七 3g（冲），黄精 10g，紫河车 6g，桑葚子 10g，何首乌 10g，丹参 10g，太子参 20g，白术 10g，茯苓 10g，炙甘草 6g，白扁豆 12g，怀山药 20g，薏苡仁 15g，川续断 10g，补骨脂 10g，红枣 6 枚，生姜 3 片，夏枯草 15g，重楼 15g，玄参 15g，沙参 30g，生黄芪 20g，石斛 30g，白芷 6g，鹿角霜 10g。水煎服，每日一剂，分两次服。功效：化瘀解毒，益气养血。适用于气血双亏型；多用于后期，或放疗后复发者。（北京中医药大学，郑伟达）

1.3　中成药治疗

（1）平消胶囊　功效：活血化瘀，止痛散结，清热解毒，扶正祛邪。适用于各型甲状腺癌。（西安正大制药有限公司，国药准字 Z61021330）

（2）复方斑蝥胶囊　功效：破血消瘀，攻毒蚀疮。适用于各型甲状腺癌。（贵州益佰制药股份有限公司，国药准字 Z52020238）

2　中医术后治疗

2.1　阴虚火旺证

心悸多汗，失眠多梦，头晕头痛，急躁易怒，眼干目涩，四肢震颤，五心烦热，颜面泛红，腰膝酸软，恶心纳少，大便干燥，消瘦乏力，口干咽燥，月经不调，舌苔薄黄、舌红少苔或剥苔，脉细数或脉弦细数。知柏地黄丸加减。生地黄12g，熟地黄10g，山药15g，山茱萸12g，泽泻10g，茯苓10g，牡丹皮10g，知母10g，黄柏10g，女贞子10g，旱莲草15g，桑葚10g。脘腹胀闷者加太子参10g、白术12g、陈皮10g；头晕，抽搐者加天麻10g、钩藤10g、石决明10g。水煎服，每日一剂，分两次服。功效：清热泻火，滋阴补肾。

2.2　气阴两虚证

心悸，自汗，浮肿，胸闷，气促，易伤风感冒，腰酸，背痛，齿摇，脱发，不寐，耳鸣，消瘦，疲乏无力，食欲不振，胃脘饱胀，口干咽燥，手足心热，大便溏薄，舌质红或淡红，苔薄白，脉缓无力或结代或细或细数无力。炙甘草汤加减。炙甘草18g、阿胶珠30g，生地15g，熟地12g，麦冬12g，天冬12g，桂枝12g，红景天12g，白术12g，白芍12g，党参12g，山药30g，红枣24枚，生姜6片。若以心悸、自汗、浮肿、脉结代为突出者，加用酸枣仁、远志、茯神各12g；如以胸闷、气促、容易伤风感冒为突出者，加用黄芪、白术、防风各10g；如以腰酸、背痛、齿摇、脱发、不寐、耳鸣为突出者，加用桑寄生、杜仲、怀牛膝、狗脊各12g；如以消化功能不足的临床表现乏力、浮肿、食欲不振、胃脘饱胀、大便溏薄、舌淡苔白腻、脉缓无力等，加用党参、白术、茯苓、黄芪各15g。水煎服，每日一剂，分两次服。功效：益气滋阴，通阳复脉。

2.3　痰瘀互结证

胸闷，纳差，或有月经不调，唇甲紫暗、面色黯然者，舌暗红伴瘀斑或舌下络脉瘀滞、苔薄白或淡黄，脉细涩。海藻玉壶汤加减。海藻10g，昆布10g，制半夏10g，陈皮10g，青皮10g，连翘10g，贝母10g，当归10g，川芎10g，独活10g，海带10g，甘草5g。舌红，苔黄加丹皮、玄参10g。水煎服，每日一剂，分两次服。功效：化痰行瘀散结。

（潘晋方、彭　辉、郑　州、王来永）

【专家点评】

甲状腺癌治疗首是手术，术后需 TSH 抑制治疗。本病 90%以上属于分化型甲状腺癌，预后较好，目前中医药治疗主要用于甲状腺癌术后改善体质，防治 TSH 抑制治疗引起的心血管不良反应和骨质疏松，以及对甲状腺癌复发转移的辅助治疗等方面。中医药对甲状腺癌术后和^{131}I 治疗的并发症如声音沙哑、低钙，腮腺损失引起的口干等症也有较好改善作用，值得进一步研究。甲状腺癌术后中医辨证以气阴两虚证为主，可兼夹气滞痰瘀等证候，在辨证基础上可以加用有甲状腺癌肿瘤药理作用的中药如夏枯草、黄药子等。

（夏仲元，中日友好医院中医外科副主任，副主任医师，副教授。兼任中华中医学会中医外科甲状腺疾病专业委员会委员。曾获中华中医药学会三等奖、北京市科学技术二等奖。从事中西医结合临床工作二十余年，擅长乳腺疾病、甲亢、甲减、桥本氏病、儿童甲状腺疾病、亚甲炎的中西医结合治疗）

第四章　乳腺疾病

第一节　急性乳腺炎

急性乳腺炎是病原菌在乳汁淤积的基础上，细菌通过乳头进入乳房引起的急性化脓性炎症。多发生在产后哺乳期妇女，且初产妇的发病率比经产妇约高一倍；哺乳期的任何时期均可发生，但以哺乳早期产后 3～4 周较常见。临床表现上主要是乳房结块、红、肿、热、痛，化脓时肿块变软，伴有全身发热症状。中医学称为“乳痈”。根据发病时期不同而有多种名称，发生于哺乳期的名为“外吹乳痈”，发生于妊娠期的名为“内吹乳痈”，发生于非哺乳非妊娠期的名为“非哺乳妊娠期乳痈”或“不乳儿乳痈”。中医认为乳痈的形成，外因为产后哺乳、乳头破碎，风毒之邪入络；内因为乳汁过多、厥阴之气不行，阳明经热熏蒸，肝郁与胃热相互影响，引起乳汁郁积，乳络阻塞，气血瘀滞，化热酿毒以致肉腐成脓。中医药内治主要有清热解毒，益气养血，托里排脓等；中医外治针对不同时期，采用不同的治疗方法。内治与外治结合，疗效显著。

【诊断】

1　疾病诊断

急性乳腺炎的主要症状是乳房疼痛、局部红肿、发热，排乳不畅，可有乳头破裂糜烂，化脓时痛如鸡啄样或搏动性疼痛，可伴有全身寒战、高热。体征主要是早期局部皮温高、触痛阳性，化脓时肿块变软，按之有波动感，若病变较深则波动感不明显；已溃者创口流脓黄白而稠厚，患侧淋巴结肿大，并有触痛。急性乳腺炎的主要检查方法有血常规、超声。血常规可见白细胞及中性粒细胞比例明显升高；超声可见炎症区组织增厚，内部回声较正常低，分布欠均匀；形成脓肿时，见无回声液性区，内部见随探头运动而移动的光点。亦可行局部诊断性穿刺，穿取的脓液进行细菌培养及药敏试验，以指导抗生素的选择。

2　证候诊断

（1）气滞热壅证　乳汁分泌不畅，乳房肿胀疼痛，结块或有或无，皮色不红或微红，皮温不高或微高；或有形寒身热，舌质淡红或红，苔薄白或薄黄，脉弦数。

（2）热毒炽盛证　患乳肿块增大，皮肤灼热，疼痛剧烈，拒按，肿块中央渐软，按之应指。兼见全身壮热憎寒，口干喜饮，烦躁不安，身痛骨楚，溲赤便秘。舌质红或红绛，苔黄腻或黄糙，脉滑数或洪。

（3）正虚毒恋证　溃后或切开排脓后，一般寒热渐退，肿消痛减，疮口逐渐愈合。若溃后脓出不畅，肿块不消，疼痛不减，身热不退，则已出现袋脓现象；若脓液侵及其他腺叶，则成传囊乳痈；有时可见乳汁从疮口溢出或脓水清稀，形成乳漏，收口缓慢。

【治疗】

1　中医内治

1.1　*辨证施治*

（1）气滞热壅证

治法：疏肝清胃，消肿通乳。

方药：瓜蒌牛蒡汤加减。全瓜蒌 15g，柴胡 10g，牛蒡子 15g，蒲公英 15g，橘叶 10g，青皮 10g，丝瓜络 15g，鹿角霜 12g，赤芍 15g。发热、恶寒、头痛者，加金银花 15g、连翘 15g，以疏表邪通营卫；乳汁壅滞明显者，加漏芦 12g、王不留行 15g、路路通 15g，以通乳络散积乳；胃热便秘者，加大黄 6～10g（后下）、玄明粉 15g（冲服），以通腑泄热；产后不哺乳或断乳后乳汁臃胀者，加山楂 30～60g、麦芽 30～60g，以消滞回乳；伴乳房结块韧硬者，加穿山甲 10g（先煎）、当归 9g，以和营散结；气郁甚者，加川楝子 12g、枳壳 15g，以理气解郁；热甚者，加黄芩 12g、生石膏 30g（先煎），以清肝胃蕴热；口渴者，加麦冬 15g、天花粉 12g，以养阴生津止渴；产后恶露未尽者，加赤芍 12g、益母草 15g，以和营祛瘀。

煎服法：水煎服，每日一剂，分两次服。

（2）热毒炽盛证

治法：清热解毒，托里排脓。

方药：瓜蒌牛蒡汤（《医宗金鉴》）合透脓散（《外科正宗》）加减。全瓜蒌 20g，穿山甲 12g（先煎），皂角刺 30g，赤芍 15g，当归 12g，川芎 9g，黄芪 15g，牛蒡子15g，连翘15g，蒲公英15g，丝瓜络12g，柴胡10g，甘草9g。每日1剂，水煎服。加减：肿块较硬韧，加浙贝母15g、莪术12g，以化痰祛瘀，软坚散结；疼痛剧烈，加乳香9g、没药9g，以调理气血，通经止痛；脓液稀薄者，加党参20g、白芍12g，以健脾益气，和营托毒；口渴者，加芦根30g、天花粉15g，以养阴生津；烦躁不安、神志恍惚者，每日加服安宫牛黄丸2粒，分2次口服，或加服紫雪丹4.5g冲服；大便秘结，加枳实15g、大黄10g（后下），以泻下通腑。

煎服法：水煎服，每日一剂，分两次服。

（3）正虚毒恋证

治法：益气养血，和营托毒。

方药：托里消毒散（《医宗金鉴》）加减。黄芪30g，党参15g，白术12g，茯苓15g，当归10g，川芎12g，穿山甲10g（先煎），皂角刺30g，蒲公英15g，白芷10g，甘草9g。每日1～2剂，水煎服。加减：溃后结块疼痛者，加王不留行12g、忍冬藤15g，以通络清余热；头晕乏力者，加红枣15g、鸡血藤30g，以健脾益气养血；不思饮食者，加炒神曲15g、厚朴10g，以行气消滞开胃；便溏者，加淮山药15g、炒扁豆15g，以健脾祛湿；腰膝酸软者，加杜仲15g、续断15g，以益肾壮腰。

煎服法：水煎服，每日一剂，分两次服。

1.2　经方验方治疗

（1）萱菊汤　萱草根50克，野菊花、蒲公英各30g，当归尾、炮山甲各10g。水煎服，每日一剂，早晚分服。功效：清热解毒通络。适用于早期未化脓的急性乳腺炎。（四川中医学院，吕玉伦）

（2）乳痈拟定方　蒲公英20g，青皮5g，橘叶10g，橘核15g，牡丹皮10g，赤芍药10g，漏芦20g，生甘草5g。若气滞热壅，症见全身热象较甚者，加用金银花10g、连翘8g，以清热解毒。若肝郁气滞，郁而化火，加黄芩10g、夏枯草15g，以清泄肝胆木火之郁结。水煎服，每日一剂，早晚分服。功效：疏郁通乳，消痈散结。适用于成痈期乳腺炎。（江苏省中医院，许芝银）

1.3　成药治疗

（1）连翘败毒丸　功效为清热解毒，消肿散结。适用于胃热壅盛型乳痈。（北京同仁堂国药准字，Z11020149）

（2）柴胡舒肝丸　功效为疏肝解郁，行气止痛。适用于肝郁气滞型乳痈。（天津天士力制药有限责任公司国药准字，Z21020307）

2　中医外治

2.1　初期

（1）金黄散　取适量药粉，用白醋、蜂蜜调膏摊于油纱布上，约5mm，范围应大于肿胀范围 2～3cm，外敷患处，外用敷料包扎，每日 2 次。功效：清热解毒，消肿止痛。适用于热毒瘀滞乳络，症见肌肤红、肿、热、痛。注意事项：脓肿形成破溃禁用。（同仁堂生产，国药准字 Z11020906）

（2）芙蓉膏　芙蓉叶 40g，山慈姑、大黄、黄芩各 150g，青黛、菊花、白及、寒水石各 100g，赤小豆、赤芍、制香附、黄柏、甘草各 50g 组成。上药共研极细末，以 2 份药散合 8 份凡士林调匀成膏。取适量外敷患乳，约 5mm，范围应大于肿胀范围 2～3cm，外敷患处，外用敷料包扎，每日 2 次。功效清热解毒、消肿止痛。适用于未破溃期乳腺炎。（安徽中医药大学第一附属医院院内制剂，皖药制字 Z20050068）

（3）四味黄连洗剂　黄连、黄柏、黄芩、大黄煎水制成 100ml 药液装瓶，棉签蘸取直接涂于患处，一日 3～5 次；或将药液倒入纱布上，浸湿纱布，外敷于红肿处，一日 3～5 次。功效：清热燥湿，消肿止痒。适用于未破溃期或已溃破期乳腺炎。（安徽中医药大学第一附属医院院内制剂，皖药制字 Z20090014）

（4）复方黄柏液　100 药液瓶装，棉签蘸取直接涂于患处，一日 3～5 次；或将药液倒入纱布上，浸湿纱布，外敷于红肿处，一日 3～5 次。功效：清热解毒，消肿祛腐。适用于郁滞期，乳房红肿硬结，尤其对表皮有破溃者或对膏剂过敏者。（山东汉方制药生产，国药准字 Z10950097）

（5）鲜蒲公英　菊科植物蒲公英，野外采摘或自种于盆钵中，将新鲜全草捣烂外敷于乳房红肿皮肤上，再用纱布覆盖，用胶布固定，每日换药 1 次。功效：清热解毒、疏郁通乳。适用于气滞热壅于乳络者，症见肌肤红、肿、热、痛。

（6）芒硝　芒硝 500g 装入纱袋，敷于患处或患乳，每天 3 次，不过敏者，不哺乳时即可外服。亦可加用冰片，促进芒硝吸收、提高芒硝疗效。功效：润燥软坚，清火消肿。适用于乳汁淤积尚无皮色红、皮温高时。

2.2　成脓期

（1）切开排脓　切口方向位置选择：放射状或循皮纹；乳晕部做乳晕旁弧形；乳房下方皱褶部弧形切口。切口大小：脓出通畅为度。切口深度：得脓即可。适用于所有脓肿，但切口大，愈合缓慢，且愈合后形成大块疤痕。

（2）火针洞式烙口　负压引流：利多卡因局部浸润麻醉，用引导针经皮穿刺将引流管放置于需引流处，去除引导针，将引流管固定于皮肤上，引流管接负压引流，弹力绷带加压包扎乳腺，适用于单个脓腔或局限于一个象限或区域的脓肿，不适用于传囊乳痈，优点是切口小、术后换药次数少、疤痕小。

（3）超声引导下反复穿刺冲洗　在超声引导下选择脓腔较低且距体表最近处为穿刺点，穿刺成功后，抽尽脓液，用生理盐水或抗生素交替冲洗脓腔，直到冲洗液清亮。适用于脓腔小于 3cm 的脓肿。具有无手术疤痕，不影响哺乳等优点。

2.3　溃后期

（1）溃后疮面脓腐未净　对于疮口较小者，药线蘸九一丹，每日更换，以提脓祛腐；疮口及疮腔较大者，红油膏纱布填塞，每日更换，亦可用新型银离子辅料填塞。每日换药时，应冲洗疮腔，去除表面易脱脓腐，可选涤垢祛腐液。涤垢祛腐液（安徽中医药大学第一附属医院，周玉朱），其药物组成：鸦胆子、漏芦、连翘、土茯苓、黄精各等分。具有清热解毒以祛腐，补虚以生肌，可用于疮腔冲洗。

（2）溃后脓净　溃后疮面脓腐将尽或已尽，见新鲜肉芽颗粒，用生肌散或康复新液掺于纱条上，以生肌收口。换药前，可应用中药熏蒸治疗，如选用涤垢祛腐液水煎 300ml，放入中药熏蒸机中，加热产生药雾，对准疮腔，距离以患者体感温度适宜即可，以生肌长肉。若疮腔较大，且发生溢乳者，垫棉加压绑缚法，以促皮肉粘连，早日肉平皮长。

3　中医针灸治疗

3.1　针刺治疗

（1）体针治疗　取列缺、足三里。局部皮肤用 75％乙醇消毒，用 28 号 1.5 寸毫针刺入，各穴均施以平补平泻手法，留针 40～60 分钟，每隔 10～15 分钟行针 1 次，1 天 1 次。功效为消肿止痛。适用于初期乳痈。

（2）火针洞式烙口排脓治疗　于脓肿波动明显处取穴。粗三棱针烧红或电动火针仪，在脓肿波动明显、距乳晕较远的低位垂直进针，进针方向直刺脓肿中部，针尖进入脓腔 0.5～1cm。拔出火针，脓腐即可自行排出。为促使排脓，可用手轻轻揉抓脓壁，或轻轻加压，使脓腐尽早排尽。功效为排脓消肿。适用于成脓患者。

3.2　艾灸治疗

取患侧乳根穴、期门穴、肩井穴、足三里穴及乳腺管硬结处（阿是穴，根据硬结大小可取数个点）。隔蒜灸 3 壮，中药外敷膏均匀涂敷于患处。功效：解毒，活血，通络。适用于除深部脓肿以外的急性乳腺炎引起的乳房结块、肿胀、疼痛。

4　中医推拿按摩治疗

（1）操作方法　患者取坐位，先在患乳部搽以少量润滑剂，以免揉抓时擦伤皮肤。操作者左手托起乳房，右手五指顺着乳络方向，首先轻拿提拉乳头及乳晕部，以扩张输乳管，疏通该部淤乳。继而采用五指指腹揉、推、挤、抓的手法，按摩患乳部硬结肿块，沿放射状从乳房向乳晕部揉抓。随后，右手拇指与食指夹持患侧乳晕及乳头部，不断轻拉揪提，即见乳腺管开口泌乳，并逐渐增多，甚至呈喷射状排出。每次按摩时间视乳汁淤积情况而定，一般以乳汁排空为度，但对乳汁少、乳管发育差者可达30～60分钟，间隔3～4小时；对于乳汁过多者，以排出宿乳即可，且不可超过30分钟，以防过度刺激而增加乳汁产生，加重积乳；按摩治疗期间应坚持哺乳，按摩前先哺乳，以减少按摩时间，减少乳管损伤概率。能哺乳者，每日按摩1～2次，不能哺乳者，乳积即可按摩排乳。疗程以局部肿块消散、乳汁排出通畅为主。揉抓力度不可过大，以不明显加重疼痛为度。排乳后可外敷金黄散或四黄膏；对乳头轻度皲裂者，哺乳前温水湿敷乳头，以去除表面结痂；哺乳后涂抹一薄层紫草油或乳头膏；对严重乳头皲裂者，应减少乳头刺激，手法轻柔。

（2）功效　理气散结，宣通乳络，调和气血，泄热消炎。

（3）适应证　瘀滞期，乳房局部结块，表面皮色不红并无波动感者，局部可有压痛，全身可有轻度畏寒低热不适。

（裴晓华、马　卉、俞　健、韩曼曼）

【专家点评】

急性乳腺炎初期治疗不宜过度用苦寒之品，或妄投清热解毒之剂；治疗用药上以疏通乳络、和营散结为基本治疗法，以内服中药煎剂配合湿热敷加按摩通乳治之，使乳络通、乳汁畅出、乳房气血调和，使本病易趋康复。中医认为“痈”的转归以早期消散为上。基于这个理念，把早期治疗列在乳痈治疗的关键点。在治疗过程中“通”是重中之重，无论内治还是外治，遵循以通为用，通则不痛。在乳痈的中医药治疗方面，大都以通法为主，无论是经方化裁还是自拟组方，都起到疏通乳络、疏肝清胃、清热通腑等作用。传统的针刺疗法、灸法、推拿以及中药外敷、穴位注射等，均在辨证论治基础上，直接刺激乳络以达到治疗目的，方便实用，还避免了胃肠给药的副作用。但这些中医外治法还没有完全开发，仍需进一步研究，以验证其在急性乳腺炎治疗方面的作用。

（裴晓华，教授、主任医师，博士生导师。北京中医药大学中医外科学系主任委员，中华中医药学会外科分会主任委员，世界中医药学会联合会疮证专业委员会会长，北京中医药学会外科专业委员会主任委员，国家中医药标准化专家委员会委员，国家中医药管理局“十二五”中医药重点学科“中医乳腺病学”学科带头人，中医临床诊疗指南制修订专家总指导组成员，国家药品评审专家，国家自然科学基金评委，北京市自然科学基金评委，首都卫生发展科研专项评委，北京市科委生物医药和医疗卫生领域评审专家。近5年，主持国家自然科研基金3项，主持“十一五”国家支撑计划项目1项，北京市自然科学基金2项，北京市哲学社会科学规划项目1项，获2013年度中华中医药学会科学技术二等奖，获

2014年度中华中医学会科学技术奖李时珍医药创新奖，发表学术论文50多篇，主编专著8部）

第二节　浆细胞性乳腺炎

浆细胞性乳腺炎是以乳腺导管扩张、浆细胞浸润为病变基础的慢性非细菌性的乳腺炎症性疾病。其临床特点为在非哺乳期或非妊娠期发病，多数伴有先天性乳头凹陷、乳头溢液或初起乳房肿块多位于乳晕部，可发生红肿疼痛，化脓溃破后脓中夹有脂质样物质，久不收口，易反复发作，形成瘘管，全身炎症反应较轻。高发年龄段在25～42岁，发病率约占乳腺良性疾病的4%～5%。本病相当于中医学的“粉刺性乳痈”，中医认为素有乳头凹陷畸形，复因情志不舒，肝气郁滞，营血不从，气滞血瘀，凝聚成块；郁久化热，蒸酿肉腐而为脓肿，溃后成瘘。亦可因气郁化火，迫血妄行而见乳头溢血。中医药内治与外治结合，分期辨证施治。

【诊断】

1　疾病诊断

浆细胞性乳腺炎多发生在非哺乳期或非妊娠期的女性，多见单侧乳房发病，亦有少数患者双侧乳房发病者，主要以先天性乳头凹陷、乳头溢液或突发的乳房肿块、局部红肿疼痛、发热为主要表现。化脓时肿块变软，按之有波动感，伴有鸡啄样或搏动性疼痛；溃破者脓液中夹杂粉渣样物，久不收口，或反复红肿溃破，形成瘘管，常与输乳孔相通，若反复发作，瘢痕形成，乳头凹陷更明显。检查时血常规可见白细胞总数及中性粒细胞比例升高。脓液细菌培养常无特异性细菌生长。乳腺X线导管造影、MRI增强、彩超等均有助于诊断。空芯针穿刺组织病理学支持非特异性炎症性病变，可见到急、慢性炎细胞浸润或浆细胞浸润，导管扩张，肉芽肿形成等。对本病的诊断与鉴别诊断具有很大帮助。肿块切除后行病理学检查是最可靠的诊断依据。

2　证候诊断

（1）肝经蕴热证　乳房红肿疼痛，或伴有溃破出脓；乳头溢液或乳头凹陷有粉刺样物溢出；或伴有发热、头痛。舌质红，苔黄腻，脉滑数。

（2）余毒未清证　脓肿自溃或切开后脓水淋漓，久不收口，形成乳漏，时发时敛，或局部结块僵硬，皮色暗红或不红。舌质淡红，苔薄黄，脉数。

【治疗】

1　中医内治

1.1　辨证施治

（1）肝经蕴热证

治法：疏肝清热，和营消肿。

方药：柴胡清肝汤加减。柴胡 9g，黄芩 9g，连翘 9g，夏枯草 15g，皂角刺 15g，当归 12g，生地 12g，山栀 9g，赤芍 9g，生甘草 6g 等。肿痛明显者，加蒲公英 30g、金银花 12g、白花蛇舌草 30g；并发结节性红斑者，加丹皮 9g、乌梅 9g、忍冬藤 15g；肿块质地偏硬者、红热不显者，加川芎 12g、桃仁 15g、鹿角片 6g；大便干结难解者，加枳实 9g；乳头内或脓液有较多脂质样物，加生山楂 15g、王不留行 9g；乳头有溢液呈血性者，加茜草炭 9g、生地榆 15g、仙鹤草 30g；乳头溢液呈水样者，加薏苡仁 15g、茯苓 9g、泽泻 9g；脓腐脱尽后加黄芪 12g、茯苓 9g、党参 12g。

煎服法：水煎服，每日一剂，分两次服。

（2）余毒未清证

治法：扶正托毒。

方药：托里消毒散加减。生黄芪 20～30g，党参 10g，白术 10g，白芍 10g，茯苓 10g，川芎 8g，当归 10g，银花 15g，皂角刺 10g，白花蛇舌草 20～30g，生山楂 15g，生甘草 6～9g 等。局部僵块明显者，加丹参 10g、桃仁 10g、鹿角片 10g；脓水稀薄、创面色淡者，加焙生黄芪 10g、熟地 10g、枸杞 10g；乳头孔或脓水中脂质分泌物多者，加乌梅 10g、炒谷芽 30～50g、炒麦芽 30～50g。

煎服法：水煎服，每日一剂，分两次服。

1.2　经方验方治疗

（1）浆乳内治方　柴胡 9g，当归 12g，赤芍 9g，青皮 9g，生山楂 15g，丹参 12g，蛇舌草 30g，虎杖 30g，蒲公英 30g，银花 9g，半枝莲 30g。水煎服，每日一剂，分两次服。功效：疏肝清热，活血软坚。适用于早中期乳晕部有肿块、红肿疼痛或脓成未熟者。（上海中医学院，顾伯华）

（2）消痈方　蒲公英 20g，金银花 20g，全瓜蒌 15g，丹参 15g，赤芍 15g，柴胡 10g，青皮 10g，黄芩 10g，山楂 10g，鹿角霜 10g，甘草 5g。水煎服，每日一剂，分两次服。功效：清热解毒，消痈止痛。适用于早中期乳晕部有肿块、红肿疼痛、有乳头溢液或脓成未熟者。（四川中医学院，孙红君）

（3）浆乳 1 号方　金银花 15g，蒲公英 20g，紫花地丁 10g，天葵子 10g，白花蛇舌草15g，半枝莲15g，当归10g，赤芍15g，连翘15g。水煎服，每日一剂，分两次服。功效：清热解毒，凉血消肿，清肝消痈。适用于急性期浆细胞性乳腺炎。(重庆市中医院，王鸿林)

(4)经验方　银花12g，蛇舌草30g，蒲公英15～30g，皂角刺、当归、赤芍、柴胡、郁金、黄芩各9g，生甘草3g。乳头内或脓液中有较多脂质样分泌物者，加生山楂、王不留行各12g；病程长久，脓水较稀薄者，加生黄芪30g。水煎服，每日一剂，分两次服。功效：疏肝清热，和营消肿，透脓外出。适用于手术前局部红肿期或术后祛腐阶段。(上海中医药大学附属龙华医院)

(5)经验方　生黄芪30g，蛇舌草、太子参各15g，白术、苏梗、陈皮、姜半夏、乌梅、当归各9g，生谷芽、生麦芽、生山楂各12g，丹参15～30g，生甘草3g。局部僵块未消者，加海藻30g、全瓜蒌18g；素有乳癖病史，局部僵块未消，无红肿者，加鹿角片(先煎)6～12g、仙灵脾9～12g。水煎服，每日一剂，分两次服。功效：健脾益气，活血祛脂，佐以清热。适用于腐去新生阶段。(上海中医药大学附属龙华医院)

2　中医外治

2.1　肿块期

(1)红肿热痛者，金黄膏或青黛膏等外敷。取适量药膏敷于患处，范围大于红肿外周约1～2cm，约1元硬币厚度，一日两次，每次约6～8小时。

(2)局部僵肿，无红肿热痛者，冲和膏等外敷。取适量药膏敷于患处，范围大于肿块外周1～2cm，约1元硬币厚度，一日两次，每次约6～8小时。

2.2　脓肿期、瘘管期

(1)切开排脓法　适用于单个脓肿皮薄未溃者，可在局部麻醉下，用手术刀作1～2cm小切口，以引脓泄毒。

(2)切开扩创法　适用于单纯性、复杂性瘘管或多发脓肿期。单纯性瘘管可用局部麻醉，复杂性瘘管或多发脓肿期应用全身麻醉。常规消毒后，切开瘘管和脓腔。在探针引导下酌情切开通向乳头孔的瘘管。

(3)拖线法　适用于病灶范围较大，或病灶与乳头孔相通，但乳头凹陷不严重者。可用4～5股4号丝线或纱条，每天换药时可来回拖拉，清洗后再撒布上九一丹等提脓祛腐药物拖回，使药物充分接触未切开的内腔疮面，即可发挥提脓祛腐、引流的作用。建议10～14天拆线，拆线后多配合垫棉绑缚法促使内部创面粘合。

(4)乳头矫形法　适用于乳头先天凹陷。循探针以楔形切开乳头瘘管，再适度修切乳头、乳晕切缘及乳头下索带；对于外形良好者，可直接采用丝线沿乳头乳晕切缘对位缝合，对凹陷明显者，还可在乳头下作内荷包缝合。

(5) 药捻引流 多应用于脓肿切排后或瘘管期，根据脓腔深度及瘘管长度，选择相适宜的药线，蘸上八二丹或九一丹等提脓祛腐药物引流排脓。

(6) 纱条引流 多应用于手术扩创以后，祛腐阶段采用红油膏纱条掺九一丹等提脓祛腐药物，腐去新生阶段改用红油膏纱条掺生肌散。

(7) 冲洗法 运用于创腔较深长者，可选用清热解毒、祛腐生新的药液清洗出腔道内的残留脓液。若脓液已尽，则可注入生肌收口油剂或水剂促进愈合。

(8) 对于复杂性或复发性病例，可以采取先行扩创引流术、再行清创缝合的分次手术方案。

2.3 收口期

(1) 生肌法 创面脓腐已净，采用生肌散、白玉膏等具有生肌敛创的粉剂、油剂、水剂促使愈合。

(2) 垫棉绑缚法 适用于深层瘘管、创腔较大者，见到创面脓腐已净，渗出液转纯清，脓液培养提示无细菌生长，可用垫棉垫压空腔处，再予以加压绑缚，使患处乳房压紧，促进腔壁粘合与愈合。

3 中医针灸治疗

(1) 温针治疗 取阿是穴（即乳房肿块、硬结处，视肿块大小决定针数，针间距约 1cm)、中脘、天枢、气海及双侧足三里穴。患者取仰卧位，暴露患乳，局部常规消毒，采用 0.4mm×40mm 毫针对准结块，快速进行散在多点直刺（即在肿块上面每隔 1cm 处垂直于乳房弧面直刺进针，针体与乳房弧面垂直并抵达肿块结节内部，不提插捻转，余穴进行常规针刺，然后在针柄上插入长 2～3cm 艾条施灸，每次灸 3 壮。开始时每日治疗 1 次，5 次为 1 个疗程。1 个疗程后改为每星期 2～3 次，无脓后改为每星期 1 次。功效活血消肿止痛。适用于未成脓患者。

(2) 火针 取阿是穴（即乳房肿块、硬结处）。取平卧、侧卧或半卧位；常规消毒铺巾，于进针皮肤及沿针道局部麻醉，以注射器回抽到脓液为度；打开电子火针治疗仪，手持火针柄快速进针，拔出火针脓液自行流出，乳腺脓肿经火针刺烙形成了光滑坚实的通道，可轻轻揉抓脓壁或轻轻加压使脓液尽早排尽。适应于多为脓肿期、瘘管期、肿块期等多期并存，应予以火针刺烙排脓。注意事项：予施行外治前，应行必要的彩超探查，对病灶范围、数目、深度有大致了解，选取尽可能辐射到周围脓腔的低垂位火针刺烙口，以取得最佳效果的引流。功效：排脓祛腐。适用于成脓患者。

（裴晓华、马　卉、俞　健、韩曼曼）

【专家点评】

浆细胞性乳腺炎临床上一般分为溢液期、肿块期、脓肿期和瘘管期四期，溢液期和肿块期一般以内治为主、外用中药敷贴为辅，脓肿期和瘘管期则当以手术、外治为主，中医药内治为辅。多种手术方法（如切开、乳头楔形切开、乳头矫形等），配合使用是清除本病变性灶和瘘管的关键，术后不同阶段选用相适应的外治法（如拖线、冲洗、敷贴、药捻、垫棉、祛腐和生肌外用药等），每天细心处理是对手术的有力保证。

中医治疗本病方法也已日益丰富，且复发率低、损伤范围小。目前对于粉刺性乳痈的中医治疗，主要运用中医内外治相结合，未溃偏重内治，已溃偏重外治，并适时结合现代医学方法。目前由于各医家对本病的认识不同，治疗方法亦多是停留在以经验为主，因此尚需要更多的临床总结和深入研究，使粉刺性乳痈的中医特色治疗更加系统化、规范化和个体化，以提高中医药治疗本病的临床疗效，更有效地发挥中医治疗特色。

（裴晓华，教授，主任医师，博士生导师。北京中医药大学中医外科学系主任委员；中华中医药学会外科分会主任委员；世界中医药学会联合会疽证专业委员会会长；北京中医药学会外科专业委员会主任委员；国家中医药标准化专家委员会委员；国家中医药管理局“十二五”中医药重点学科“中医乳腺病学”学科带头人；中医临床诊疗指南制修订专家总指导组成员；国家药品评审专家；国家自然科学基金评委；北京市自然科学基金评委；首都卫生发展科研专项评委；北京市科委生物医药和医疗卫生领域评审专家。近 5 年，主持国家自然科研基金 3 项；主持“十一五”国家支撑计划项目 1 项；北京市自然科学基金 2 项；北京市哲学社会科学规划项目 1 项；获 2013 年度中华中医药学会科学技术二等奖，获 2014 年度中华中医学会科学技术奖李时珍医药创新奖。发表学术论文 50 多篇，主编专著 8 部）

第三节　乳腺增生病

乳腺增生病是乳腺组织的既非炎症也非肿瘤的良性增生性疾病。其特点的是单侧或双侧乳房疼痛并出现肿块，乳痛和肿块与月经周期及情志变化密切相关。体检发现一侧或双侧乳房内可有大小不等、形态不一、质韧的单个或为多个的结节，可有触痛，边界不清，亦可表现为弥漫性增厚。少数病人可有乳头溢液，常为淡黄色、无色或乳白色浆液，血性溢液少见。本病好发于 25～45 岁的中青年妇女，其发病率约占乳房疾病的75%，是临床上最常见的乳房疾病。相当于中医学的“乳癖”。中医认为多因情志不遂，久郁伤肝，或受到精神刺激，急躁易怒，导致肝气郁结，气机阻滞于乳房，经脉阻塞不通，不通则痛，引起乳房疼痛；肝气郁久化热，热灼津液为痰，气滞，痰凝，血瘀，即可形成乳房肿块。或因肝肾不足，冲任失调，使气血瘀滞；或脾肾阳虚，痰湿内结，经脉阻塞而致乳房结块、疼痛、月经不调等。止痛和消块是治疗本病之要点，中医治疗多以疏肝理气、化痰散结、调理冲任为主。

【诊断】

1　疾病诊断

乳腺增生病患者临床表现为乳房有不同程度的胀痛、刺痛或隐痛，可放射至腋下、肩背部，可与月经、情绪变化有相关性；一侧或双侧乳房发生单个或多个大小不等、形态多样的肿块，肿块可分散于整个乳房，与四周组织界限不清，与皮肤或深部组织不粘连，推之可动，有触痛，可随情绪及月经周期的变化而消长，部分患者可有溢液或瘙痒。主要辅助检查有乳腺钼靶X线检查、超声检查、病理学检查。乳腺钼靶X线检查：显示病变呈现棉花团或毛玻璃状、边缘模糊不清的密度增高影，或见条索样结缔组织穿越其间。超声检查：增生乳腺组织多呈增多、增高、增强的状态，对腺体丰富且年龄小于35岁的病人，首选彩色超声检查。乳腺病理学检查：针对体检和影像学检查发现的乳腺肿块、局限性腺体增厚，彩色超声检查发现的可疑结节，X线检查发现的微钙化，均须进行病理组织学检查（空芯针穿刺活检、细针穿刺细胞学检查或手术活检）进行明确诊断。结合病人的临床表现、辅助检查，尤其是病理学检查，并排除相关疾病后才能做出乳腺增生病的诊断。

2　证候诊断

（1）肝郁气滞证　多见于青年妇女，乳房疼痛为主要表现，多为胀痛，偶有刺痛，肿块、疼痛与月经周期、情志变化密切相关，经前或情绪不佳时加重，经后减轻。常伴胸胁胀痛，烦躁易怒。舌质淡红或红，苔薄白或薄黄，脉弦。

（2）冲任失调证　多见于中老年妇女，肿块和疼痛程度与月经周期或情志变化关系不明显。常伴有月经失调，如月经周期紊乱，月经量少色淡，或闭经，行经天数短暂或淋漓不绝。腰膝酸软，神疲乏力，夜寐多梦，面色晦暗或黄褐斑。舌淡苔白，脉濡细或沉细；或舌红少苔，脉细数。

【治疗】

1 中医内治

1.1 *辨证施治*

(1) 肝郁气滞证

治法：疏肝理气，化痰散结。

方药：逍遥散加减。柴胡 9g，当归 9g，茯苓 12g，香附 9g，橘叶 9g，青皮 9g，陈皮 9g，川楝子 12g，延胡索 12g，郁金 9g，八月札 15g，海藻 9g，三棱 12g，夏枯草 12g，牡蛎 30g。如肿块质硬者，重用三棱 30g、莪术 30g，乳房胀痛较甚加制乳香 4.5g、没药 4.5g，乳头溢液者，加丹皮 9g、山栀 12g、旱莲草 12g。

煎服法：每日一剂，三月为一疗程，月经期停服。

(2) 冲任失调证

治法：调理冲任。

方药：二仙汤合四物汤加减。仙茅 12g，仙灵脾 12g，肉苁蓉 12g，菟丝子 12g，鹿角霜 9g，巴戟天 9g，潼沙苑 9g，制首乌 15g，柴胡 9g，香附 9g，莪术 15g，桃仁 15g，益母草 15g，泽兰 9g。如肿块质硬疼痛明显者，重用三棱 30g、莪术 30g、延胡索 10g 等；

煎服法：每日一剂，连续三月，经期停服。

1.2 *经方验方治疗*

(1) 乳癖汤　柴胡、郁金各 10g，当归、浙贝母、赤芍、丹参各 12g，白术 15g，牡蛎 20g，栝楼、夏枯草各 15g，甘草 6g。心烦失眠者加酸枣仁 20g、知母 9g；经少者加桃仁、红花各 10g；痛经加香附、延胡索各 12g；腰膝酸软者加仙茅、仙灵脾、菟丝子各 15g；肿块明显者去甘草加海藻、昆布各 15g。水煎服，每日一剂，早晚分服。经后四天开始服药，两周一个疗程。功效：疏肝理气活血。适用于明显的肝郁血瘀型。(湖南省中医院，李聪甫)

(2) 乳腺增生方　北柴胡 6g，白芍 10g，枳壳 10g，香附 10g，川芎 10g，当归 12g，丹参 15g，蒺藜 10g，益母草 15g，合欢花 10g，甘草 10g。无论何种证型，均可加用软坚消积药。应用软坚消积药时须分清寒热虚实，咸寒软坚药常用夏枯草 15g、猫爪草 10g、海藻 10g、昆布 10g；温化软坚药常选白附子 12g、白芥子 12g、炮附片 10g。水煎服，每日一剂，分两次服。功效：理气散瘀，活血止痛。适用于气滞血瘀型乳癖病。(广西中医学院，班秀文)

1.3　成药治疗

（1）消核颗粒　功效为疏肝解郁、散结止痛。适用于乳腺增生病。（安徽中医药大学第一附属医院，皖药制字 BZ20080022）

（2）乳康片　功效为疏肝解郁、理气止痛、活血破瘀、软坚散结、补气健脾。适用于乳腺增生病。（安康正大制药有限公司，国药准字 Z20003227）

（3）乳块消片　功效为理气通络、活血化瘀。适用于气滞血瘀型的乳腺增生病。（北京中医药大学药厂，国药准字 Z11020271）

（4）乳癖散结颗粒　功效为行气活血，软坚散结。适用于气滞血瘀所致乳腺增生病。（陕西白鹿制药，国药准字 Z20080206）

（5）红金消结胶囊　功效为疏肝理气、软坚散结、活血化瘀、消肿止痛。适用于气滞血瘀所致乳腺小叶增生。（云南佑生药业有限公司，国药准字 Z20026032）

（6）乳疾灵　功效为疏肝解郁、散结消肿。适用于肝郁气滞、痰凝互结引起的乳腺增生病。（河北国金药业有限公司，国药准字 Z13020002）

（6）平消胶囊　功效为活血化瘀、散结消肿、解毒止痛。适应于有乳房增生结节的乳腺增生病。（西安正大制药有限公司，国药准字 Z61021330）

（7）小金丸　功效为散结消肿、化瘀止痛。适用于痰气凝滞所致的乳腺增生病。（北京同仁堂股份有限公司，国药准字 Z11020677）

2　中医外治

2.1　贴敷疗法

（1）中药煎汤局部热敷治疗　香附 30g，路路通 30g，地龙 30g，白芥子 30g，玫瑰花 30g。功效：理气散结，活血化瘀。适用于气滞血瘀型，经前期乳房肿胀不适，疼痛和肿块都变明显，经后缓解或消失，胸胁刺痛，喜叹息，经行不畅或色紫黯有血块，舌淡苔薄白，脉沉细或涩。

（2）药物乳罩　由川乌、商陆、大黄、王不留行、樟脑等组成。选择与患者胸围合适的特殊乳罩，将药袋插入与病变部位相应的夹层内，务使佩戴乳罩时药袋能紧贴乳房患处。每次月经前 15 天开始用药，7～10 天换药袋 1 次，经期停用，1～3 个月经周期为 1 疗程。功效：行气止痛，化痰散结。适用于各型乳腺增生病。

2.2　理疗

（1）微波理疗　由五灵脂、三棱、莪术、三七等组成酊剂外用。用酊剂浸湿棉垫敷于乳房，借助微波照射，将中药离子透入增生部位，每日 1 次，每次 15 分钟，10 次为 1 疗程。功效为消癖散结。适用于治疗乳腺增生合并囊肿者。

(2) 神灯理疗　通过特定电磁波的谐振作用，改善微循环，促进囊肿吸收、结块消散。每次30分钟，每日1次，10天为一个疗程。功效：化痰散结，调理冲任。适用于痰瘀互结、冲任失调证患者。

(3) 三才配穴理疗　运用乳腺治疗仪，根据中医辨证，选用穴位组合，对乳腺进行局部治疗，10天为一个疗程，治疗3～5个疗程。功效：活血通络，散结止痛。适用于各型乳腺增生病。

3　中医针灸治疗

3.1　针刺治疗

(1) 体针治疗　取阿是穴（即乳房肿块、硬结处），嘱患者仰卧，暴露患乳，局部常规消毒，用28号1.5～2寸毫针对准肿块斜刺，不提插捻转，每间隔2～3cm斜刺1针，呈圆弧形状排列。视肿块大小，一般用4～8根针，针尖指向乳中央，进针0.8～1.2寸，每天1次，10次为1疗程。功效：扶正助阳，散结消肿。适用于阴寒凝滞型。

(2) 火针治疗　以乳头为中点，在乳周对称性选取4～8穴，后以结节为穴点逐个从外向内围刺。患者取仰卧位，穴位常规消毒后，用碘酊做标记，取中粗火针烧至需要进针的深度，待通红时快速刺入肿块，深度约0.5～1.2cm。围刺时无肿块区可浅刺，每次取4～8穴，交替进行，隔日1次，5次为1疗程，治疗期间忌洗浴。功效：温阳止痛，疏肝行气。适用于阴寒凝滞型，肝郁血瘀型。

3.2　艾灸治疗

先在乳房上寻找肿块并定位，再把葱白、大蒜、食盐混合捣成泥糊状，按肿块大小均匀敷于肿块上，厚度3～5mm，最后点燃艾条，采取雀啄灸，每天1次，每次20分钟。7天或10天为一个疗程，休息1天续行下一个疗程。功效：补肝肾，调充任。适用于阴寒凝滞型，冲任失调型。

3.3　耳穴贴敷法

王不留行子或磁珠。清洁耳部皮肤预贴部位，探寻耳部较强反应点，用胶布将王不留行子或磁珠贴于反应点。留穴按摩，每日3～4次，每次按摩1～2分钟。每7天更换一次，治疗14天为一个疗程。取穴区：内分泌、胸椎（乳房）、肝、皮质下、子宫（卵巢）等。功效：通络止痛，安神助眠。适用于肝郁血瘀型，痰凝气滞型。

4　中医其他治疗

(1) 塞鼻疗法　用公丁香为主的中药研末塞鼻，药物可随呼吸进入所属经脉，起到疏肝、健脾、温肾、调和冲任之功。适用于肝郁气滞，冲任失调型。

（2）推拿疗法　常用的穴位有内关、公孙、三阴交、阴陵泉、足三里、膻中、乳根、手三里、背俞穴、太溪、阿是穴等穴位，用揉法、点法、按法、提拿法、按揉法、振腹法等手法治疗。功效：疏肝解郁，补气健脾。适用于肝郁气滞，脾气虚弱型。

（裴晓华、马　卉、俞　健、韩曼曼）

【专家点评】

乳腺增生病属于中医乳癖范畴，纵观现代的中医药研究进展，疏肝解郁、行气止痛、化痰软坚散结是治疗本病的常用法则。临床治疗方法可根据患者实际情况加以调整，可单用汤药，也可单用一种或几种成药，亦可汤药与成药联合运用。在辨证的基础上，灵活选用适当的治疗方法可以更好地提高患者的依从性，让患者能够坚持有效的治疗，从而获得更好的疗效。

中医药在疏肝理气、调节情志方面有着西医无法取代的优势，并且治疗乳腺增生病效果确切、显著，毒副作用小，复发率低。但目前中医药领域在对乳腺增生发病机制的认识上缺乏客观性，需要以后的研究工作进一步明确中医药疗效机理。

（裴晓华，教授，主任医师，博士生导师。北京中医药大学中医外科学系主任委员；中华中医药学会外科分会主任委员；世界中医药学会联合会疽证专业委员会会长；北京中医药学会外科专业委员会主任委员；国家中医药标准化专家委员会委员；国家中医药管理局“十二五”中医药重点学科“中医乳腺病学”学科带头人；中医临床诊疗指南制修订专家总指导组成员；国家药品评审专家；国家自然科学基金评委；北京市自然科学基金评委；首都卫生发展科研专项评委；北京市科委生物医药和医疗卫生领域评审专家。近 5 年，主持国家自然科研基金 3 项；主持“十一五”国家支撑计划项目 1 项；北京市自然科学基金 2 项；北京市哲学社会科学规划项目 1 项；获 2013 年度中华中医药学会科学技术二等奖，获 2014 年度中华中医学会科学技术奖李时珍医药创新奖。发表学术论文 50 多篇，主编专著 8 部）

第四节　乳腺癌

乳腺癌是发生于乳腺导管或小叶上皮的恶性肿瘤，包括乳腺原位癌和浸润性癌，不包括乳房的间叶来源恶性肿瘤，恶性淋巴瘤与转移性肿瘤。乳腺癌是全球女性最常见的恶性肿瘤，多发生在 45 岁以上，占全部女性恶性肿瘤发病的

22.9%。初期多以患乳出现无痛、单发的小肿块，边界不清，质地坚硬，表面不光滑，不易推动，肿块逐渐增大，累及Cooper韧带而呈现酒窝征，阻碍乳房淋巴回流时出现橘皮征；晚期肿块累及皮肤并溃烂呈菜花状，伴恶臭味；同时其周围可见多个散在分布的质硬结节；个别患者早期可伴乳头血性或水样溢液。中医病名为“乳岩”。中医认为乳腺癌总由六淫侵袭，肝脾气郁，冲任不和，脏腑功能失调，以致气滞、血瘀、痰凝、邪毒结于乳络而成，毒热蕴结，致肿块破溃、浸淫秽臭。乳岩日久，气血耗伤，贫血消瘦，疼痛难忍，五脏俱衰。主要治疗原则是中西医结合综合治疗。中医药治疗对手术后患者有良好的调治作用，对放疗、化疗有减毒增效作用，可提高病人生命质量，有助于控制转移或复发，或延长生存期。

【诊断】

1　疾病诊断

典型的乳腺癌表现是乳房无痛性肿块，一般质硬、边界不清，活动度随着肿块侵犯范围增大而逐渐变小，晚期可出现皮肤改变，可伴随乳头溢液、同侧腋窝淋巴结肿大。乳腺钼靶射片表现为多形性的颗粒点状或线样分支状恶性钙化，或呈毛刺样的肿块，或肿块伴钙化，常伴血管影增多增粗，乳头回缩，乳房皮肤增厚或凹陷。乳腺超声可探及不规则的实性肿块，呈低回声或不均匀回声，后方衰减，边缘针刺状，有光晕，纵横比大于0.7，肿块周围血流丰富，可伴有不规则、不均质分布的钙化点。乳腺MRI检查表现为边缘不规则或星芒状肿块，呈环状强化或肿块内强化分隔，病灶强化的时间一信号曲线为廓清型。病理检查分为细胞病理学和组织病理学，一般以组织病理学为确诊依据。

2　证候诊断

（1）肝郁痰凝证　乳房部肿块皮色不变，质硬而边界不清。情志抑郁，或性情急躁，胸闷胁胀，或伴经前乳房作胀，或少腹作胀。舌淡、舌苔薄，脉弦。

（2）冲任失调证　乳房结块坚硬，或术后病人伴对侧乳房多枚片块质软。月经紊乱，素有经前期乳房胀痛。或婚后未育，或有多次流产史。舌质淡，苔薄，脉弦细。

（3）正虚毒炽证　乳房肿块扩大，溃后愈坚，渗流血水，不痛或剧痛。精神萎靡，面色晦暗或苍白，纳食量少，心悸失眠。舌质紫或有瘀斑，苔黄，脉弱无力。

（4）气血两亏证　晚期或手术，或放疗，或化疗后，形体消瘦，面色萎黄或㿠白，头晕目眩，神倦乏力，少气懒言，自汗，口唇、眼睑、爪甲色淡白，耳鸣，月经量少色淡、延期或闭经，舌质淡，苔薄白，脉沉细或细弱无力。

（5）脾胃虚弱证　手术或放疗、化疗后，神疲肢软，食欲不振，脘痞腹胀，恶心欲呕或呕吐，嗳气频作，面色淡白或萎黄，肢肿倦怠。大便溏薄或排泄无力，舌淡胖大或有齿痕，苔薄白，脉细弱。

（6）气阴两虚证　多见于手术、放疗或化疗后，神疲懒言，口燥咽干，声低气短，自汗或潮热盗汗，虚烦失眠。舌红少津，少苔，脉细或细数。

（7）邪毒旁窜证　多见于晚期或复发转移者，胸壁局部或对侧乳房硬结，质硬不移，甚至破溃呈翻花样；或骨骼持续疼痛，如针扎锥刺，行动不便；或胸痛，咳嗽，痰中带血或咯血；或鼓胀，面目俱黄，胁痛腹胀，纳少呕恶，溲赤便结；或头痛，呕吐，神昏目糊，抽搐，甚者昏迷。舌紫或有瘀斑，苔黄，脉弱无力。

【治疗】

1　中医内治

1.1　*辨证施治*

（1）肝郁痰凝证

治法：疏肝解郁，化痰散结。

方药：神效瓜蒌散合开郁散加减。常用瓜蒌12g，当归12g，没药12g，乳香12g，柴胡12g，当归10g，白芍12g，白芥子12g，白术12g，全蝎9g，郁金12g，茯苓12g，香附12g，天葵子10g，炙甘草6g等。经前乳痛者加八月札12g、石见穿10g等。

煎服法：水煎服，每日一剂，分两次服。

（2）冲任失调证

治法：调摄冲任，理气散结。

方药：二仙汤合开郁散加减。常用仙茅9g，仙灵脾9g，黄柏6g，知母9g，柴胡9g，当归9g，白芍9g，白芥子9g，白术9g，全蝎9g，郁金9g，茯苓9g，香附9g，天葵子9g，炙甘草6g等。乳房结块坚硬者加山慈姑8g、制南星5g、鹿角片9g。

煎服法：水煎服，每日一剂，分两次服。

（3）正虚毒炽证

治法：调补气血，清热解毒。

方药：八珍汤加减。常用人参15g，白术15g，茯苓15g，甘草15g，当归

15g，白芍 9g，熟地黄 15g，川芎 9g，半枝莲 9g，白花蛇舌草 15g，石见穿 12g，露蜂房 9g 等。

煎服法：水煎服，每日一剂，分两次服。

（4）气血两亏证

治法：补益气血，养心安神。

方药：香贝养荣汤加减。常用香附 12g，贝母 12g，人参 12g，茯苓 12g，陈皮 12g，熟地 12g，川芎 12g，当归 12g，白芍 12g、白术（土炒）12g，桔梗 12g，甘草 9g，大枣 12g 等。切口色暗者加生黄芪 15g、党参 15g。

煎服法：水煎服，每日一剂，分两次服。

（5）脾胃虚弱型

治法：健脾和胃。

方药：参苓白术散加减。常用白扁豆 12g，人参 15g，白术 12g，茯苓 12g，炙甘草 6g，山药 12g，莲子肉 10g，桔梗 10g，薏苡仁 12g，砂仁 12g 等。食欲不振者加炒麦芽 12g、鸡内金 12g、炒山楂 12g；恶心呕吐者加姜半夏 6g、姜竹茹 9g、陈皮 12g；口腔黏膜糜烂、牙龈出血者加麦冬 12g、知母 12g、一枝黄花 12g。

煎服法：水煎服，每日一剂，分两次服。

（6）气阴两虚型

治法：益气健脾，养阴清热

方药：四君子汤合知柏地黄汤加减。常用党参 12g，白术 12g，茯苓 12g，甘草 6g，知母 10g，黄柏 10g，生地 10g，淮山药 12g，山萸肉 12g，泽泻 10g，茯苓 12g，丹皮 10g 等。口干欲饮者加天花粉 12g、天冬 12g；纳谷不馨者加炒麦芽 30g、鸡内金 15g、炒山楂 30g。

煎服法：水煎服，每日一剂，分两次服。

（7）邪毒旁窜型

治法：扶正祛邪，化浊解毒

方药：随证选用调元肾气丸加减；六味地黄汤合百合固金汤加减；茵陈蒿汤合归芍六君汤加减；羚羊钩藤饮加减。常用党参 15g，当归 15g，熟地 15g，淮山药 15g，山萸肉 15g，泽泻 12g，茯苓 15g，丹皮 12g，黄柏 10g，知母 10g 等。常加半枝莲 12g、蛇舌草 15g、蛇六谷 6g、龙葵 12g、干蟾皮 9g 等。

煎服法：水煎服，每日一剂，分两次服。

1.2　经方验方治疗

（1）扶正消瘤汤　西洋参 10g，灵芝 15g，生黄芪 30g，猪苓 30g，仙鹤草 15g，百合 30g，薏苡仁 30g，半枝莲 10g，法半夏 10g，陈皮 10g，白花蛇舌草

15g，三棱 15g，山慈姑 10g，莪术 15g，生甘草 10g。水煎服，每日一剂，分两次服。功效：改善乳腺癌患者的细胞免疫功能。适用于乳腺癌体虚脉弱患者。（浙江省绍兴市中医院，常青）

（2）乳腺癌术后调理方　生黄芪 30g，党参 15g，白术 12g，茯苓 12g，生地黄 15g，天冬 12g，沙参 15g，枸杞子 12g，淫羊藿 30g，仙茅 9g，肉苁蓉 12g，鹿角片 10g，山茱萸 9g，山慈姑 15g，海藻 30g，三棱 15g，莪术 30g，露蜂房 12g，石见穿 30g，桃仁 15g，丹参 30g，制香附 9g。水煎服，每日一剂，分两次服。功效：提高免疫力。适用于配合乳腺癌患者术后放化疗。（上海龙华医院，陆德铭）

（3）癌复康胶囊　黄芪 30g，太子参 30g，白术 12g，山茱萸 12g，女贞子 12g，枸杞子 12g，肉苁蓉 12g，茯苓 15g，薏苡仁 30g，沙参 15g，莪术 30g，半枝莲 30g，何首乌（制）15g，白花蛇舌草 30g 等。研末装入胶囊 15g。水煎服，每日一剂，分两次服。功效：健脾益气，补肾生髓，抗癌解毒。适用于乳腺癌术后，乳腺癌复发或转移，晚期乳腺癌。（广州中医药大学第二附属医院，林毅）

（4）蜂穿不留汤　露蜂房 9g，穿山甲 9g，石见穿 16g，王不留行 16g，莪术 16g，黄芪 16g，当归 16g，三七粉（分 2 次吞服）3g。若见癌块直径超过 3cm，加水红花子 16g、桃仁 9g、蛇六谷（先煎 1.5 小时）30g，已溃加太子参、土茯苓各 30g，偏阳虚加人参养荣丸 1 丸，阴虚加天冬、生地黄、天花粉各 15g，偏寒加桂枝、细辛各 3g，偏热加夏枯草 15g、蒲公英 30g。水煎服，每日一剂，分两次服。功效：破血逐瘀，扶正祛邪，解毒活络，软坚散结。主治各期乳腺癌。（上海广慈中医院，陆孝夫）

（5）连翘金贝煎　连翘 15g，金钱草 30g，土贝母 30g，蒲公英 30g，夏枯草 30g，红藤 30g，天花粉 20g，七叶一枝花 30g，野菊花 30g，丹参 30g，地丁 20g，干蟾皮 15g，苦参 10g，丹皮 10g。水煎服，每日一剂，分三次服。功效：活血化瘀，散结消肿。主治：乳腺癌坚硬灼痛，皮色青紫发暗，心烦易怒，头痛失眠，面红目赤等。（北京医科大学肿瘤防治研究所，李岩）

2　中医外治

2.1　适应证

乳房肿块未溃者（因身体其他因素不能耐受手术者或已有远处转移而不适宜手术者），乳房肿块溃破者，乳房湿疹样癌，手术后切口感染或皮瓣坏死，手术后患肢水肿，化疗后静脉炎，皮肤放射性溃疡。

2.2　外治方法

(1) 乳腺癌外治　肿块未溃者，可用太乙膏掺阿魏粉或黑退消贴敷；湿疹样癌宜搽青黛膏扑三石散；将溃者，用红灵丹油膏外敷。肿块溃后，局部疮口每日清洁换药，换药以红油膏或生肌玉红膏纱布掺海浮散或九黄丹外敷；若出血为主，以棉花蘸桃花散紧塞疮口并加压缠缚。

(2) 手术并发症外治　手术后切口感染或皮瓣坏死：局部疮口每日清洁换药，换药时外敷九一丹、红油膏以祛腐，必要时蚕食修剪局部少量坏死、腐脱组织，创面腐肉脱尽后改用生肌散、白玉膏以生肌收口。术后患肢水肿，芒硝装入纱袋，外敷肢，每日 2 次。

(3) 化疗并发症外治　化疗药物引起静脉炎，芙蓉膏或金黄膏，取适量外敷患处，每日换药 1 次。功效：清热解毒，消肿止痛。

(4) 放疗并发症外治　放疗引起皮肤放射性溃疡，四味黄连洗剂，湿敷，每日 4～5 次。

3　中医针灸治疗

3.1　针刺治疗

(1) 取穴脾俞（双）、胃俞（双）、足三里（双）。进针得气后，行平补平泻法，间隔 5 分钟行针一次，每次行针 2 分钟，留针 30 分，每天一次，7 天为 1 个疗程。头晕乏力配穴中脘、关元、气海、膈俞（双），失眠多梦加刺神门（双）、三阴交（双），腹胀便秘加大肠俞（双），腹泻加上巨虚（双），公孙（双）。功效为扶正祛邪。适用于化疗期间脾胃虚弱、气血亏虚之征象，如呕吐、腹胀。

(2) 围绕皮肤最肿胀处，局部取穴，如肩髃、肩贞、肩髎、曲池、合谷、外关，排刺，每隔 1～1.5 寸取一穴，嘱患者选取仰卧位，选用 30 号 1.5 寸毫针，穴位处皮肤常规消毒后刺入，诸穴均施用提插捻转等手法得气后留针 30 分钟，每隔 10 分钟行针一次，起针后可见淡黄色液体流出。功效：活血化瘀通络，散结消肿。适用于乳癌术后患肢水肿。

3.2　艾灸治疗

(1) 取穴足三里，把艾条放入艾灸盒，置于患者足三里穴，每次艾灸 1 小时，化疗期间每天一次，7 天为一个疗程。功效：降低乳腺癌术后及化疗后反应。适用于化疗期间并发恶心、呕吐。

(2) 将灸疗袋置于 80℃ 恒温干燥箱内加热至饱和量，操作时将加热后恒定温度为 52℃ 的灸疗袋固定覆盖于以患侧肩关节为中心，上至肩井穴，下至臂臑穴，前至中府穴，后至天宗、肩贞穴区域行灸疗，每日 1 次，每次 30 分钟，连续 7 天。治疗过程中观察患者反应，使用皮温计测量治疗前 5 分钟、治疗中、治疗后5分钟，局部的皮温变化，避免皮肤烫伤。功效：化瘀通络，利水消肿。适用于乳腺癌术后肩关节活动障碍。

（裴晓华、马 卉、俞 健、韩曼曼）

【专家点评】

乳腺癌已经进入慢病管理模式，西医治疗是以手术为主的综合性治疗，包括手术、新辅助化疗，术后辅助化疗、放疗、内分泌治疗、分子靶向治疗；根据患者分子分型和术后复发转移风险，选择个体化治疗。中医中药是治疗乳腺癌的一种重要方法，应当贯穿于乳腺癌患者治疗的自始至终，根据不同的阶段，常分为四期，即为手术期、围化疗期、围放疗期及巩固期；根据不同阶段的中医病机变化，进行辨证论治。常常可根据患者邪正虚实的具体情况以祛邪为主、扶正为主或两者兼顾的治法进行辨治。中医药治疗对手术前患者有改善精神身体状态、提高手术耐受性，对手术后患者有促进康复的作用；对放疗、化疗有减毒增效作用，可改善病人的生活质量；对巩固期患者，改善内分泌、靶向治疗的副作用，同时有助于控制远处转移或局部复发，以延长生存期或无病生存期。外治适用于有手术禁忌，或已有远处转移而不适宜手术者。应当在临床实践中大力推广应用。

（裴晓华，教授，主任医师，博士生导师。北京中医药大学中医外科学系主任委员；中华中医药学会外科分会主任委员；世界中医药学会联合会疽证专业委员会会长；北京中医药学会外科专业委员会主任委员；国家中医药标准化专家委员会委员；国家中医药管理局“十二五”中医药重点学科“中医乳腺病学”学科带头人；中医临床诊疗指南制修订专家总指导组成员；国家药品评审专家；国家自然科学基金评委；北京市自然科学基金评委；首都卫生发展科研专项评委；北京市科委生物医药和医疗卫生领域评审专家。近5年，主持国家自然科研基金3项；主持“十一五”国家支撑计划项目1项；北京市自然科学基金2项；北京市哲学社会科学规划项目1项；获2013年度中华中医药学会科学技术二等奖，获2014年度中华中医学会科学技术奖李时珍医药创新奖。发表学术论文50多篇，主编专著8部）

第五章　肝脏疾病

第一节　肝脓肿

肝脓肿是指细菌或者肠道阿米巴感染的一种肝脏化脓性疾病，常见的肝脓肿有细菌性和阿米巴性两种，本节论述的主要是细菌性肝脓肿。细菌性肝脓肿主要是全身细菌性感染，尤其是腹腔内感染时，细菌侵入肝而引发。细菌性肝脓肿以右叶多发，约占70%～83%，左叶者约10%～16%。临床上以寒战、高热、肝区疼痛、肝大和压痛为主要表现。相当于中医“肝痈”“胁痛”的范畴。中医认为本病致病因素多由热毒瘀滞、肝络壅阻、酿脓成痈所致。治疗方法主张早期疏风清热，中期清热解毒，后期理气活血。

【诊断】

1　疾病诊断

寒战和高热多为最早、最常见的症状，炎症引起肝脏肿大，后期常为锐利剧痛，疼痛可向肩部放射，可伴有乏力、食欲不振、恶心和呕吐等消化道症状；体征上相应部位的肋间皮肤呈红肿、饱满、触压痛及凹陷性水肿，触诊肝区压痛和肝大，并有明显的触痛和腹肌紧张，右下胸部和肝区有叩击痛，彩超帮助了解脓腔的部位、大小及距体表的深度，以便确定脓肿的最佳穿刺点和进针方向与深度，或为手术引流提供入路选择。CT检查显示脓肿在肝脏中的确切部位，增强扫描的典型表现是脓肿壁的环状增强（靶征），出现“靶”征强力提示脓肿已形成。

2　证候诊断

（1）肝胆郁热证　多见于肝脓肿早期，常见症状，胸闷口苦，右胁微肿隐痛，吸气时疼痛加剧，舌红苔薄白或微黄，脉弦数等。

（2）火毒壅盛证　多见于肝脓肿中期化脓阶段，症状可见高热，口干，便秘，小便色赤，右胁肿痛，皮肤呈现红紫，舌红苔黄，脉滑数或洪数。

（3）正虚毒恋证　多见于肝脓肿后期，症状常见午后潮热，自汗盗汗，脸色苍白，食欲下降，右胁疼痛，舌淡苔薄，脉数无力。

【治疗】

1　中医内治

1.1　辨证施治

（1）肝胆郁热证

治法：清泻肝胆之火，解郁通腑。

方药：大柴胡汤加减。柴胡 15g，黄芩 20g，半夏 15g，生姜 10g，枳实 15g，白芍 15g，大枣 10g。胁痛重者，可加郁金 15g、枳壳 15g、木香 10g；黄疸重者，可加金钱草 15g、厚朴 10g、茵陈 10g、栀子 10g；壮热者，可加金银花 10g、蒲公英 10g、虎杖 10g；呃逆恶心者，加半夏 10g、炒莱菔子 15g。

煎服法：水煎服，每日一剂，日服三次。

（2）火毒壅盛证

治法：清热解毒。

方药：黄连解毒汤和大柴胡汤加减。黄连 9g，黄芩 6g，黄柏 6g，栀子 9g，柴胡 15g，黄芩 9g，芍药 9g，半夏洗 9g，生姜 15g，枳实 9g，大枣 4 枚，大黄 6g。热毒炽盛者加银花 9g、连翘 10g、败酱草 10g、半枝莲 10g，以清热解毒。

煎服法：水煎服，每日一剂，日服三次。

（3）正虚毒恋证

治法：补气血、补脾肾。

方药：加味四妙散和六味地黄汤加减。威灵仙（酒浸）15g，羊角灰 9g，白芥子 3g，苍耳 4.5g，熟地 15g，山茱萸肉 12g，山药 12g，丹皮 10g，泽泻 10g，茯苓 10g。胁痛较甚者，加醋柴胡 8g、广郁金 10g；阴虚夹血热较甚者，加女贞子 15g、墨旱莲 10g、丹皮 10g；肾虚腰膝酸软者，加怀牛膝 10g、杜仲 10g、桑寄生 8g；夹有热毒者，加虎杖 5g、蒲公英 15g。

煎服法：水煎服，每日一剂，日服三次。

1.2　经方验方治疗

（1）仙方活命饮　银花 30g，野菊花 30g，蒲公英 30g，紫花地丁 30g，连翘 30g，当归 10g，赤芍 10g，乳香 10g，没药 10g，白芷 10g，浙贝母 10g，皂角刺 10g。水煎服，每日一剂，分两次服。功效：清热解毒，消肿散结。适用于肝脓

肿形成初、中期。（厦门大学附属第一医院中医科，祁志娟）

（2）肝脓肿1号　黄连3g，金银花15g，蒲公英30g，红藤30g，败酱草30g，生薏苡仁30g，冬瓜仁10g，桃仁10g，石膏30g，知母15g，栀子10g，郁金10g，大贝母10g。水煎服，每日一剂，分两次服。功效：清热解毒，化瘀消肿。适用于肝脓肿形成初、中期。（南京中医医药大学第二附属医院，徐晋）

（3）肝脓肿2号　麦冬10g，南北沙参各10g，玉竹10g，黄芪20g，太子参15g，知母10g，山茱萸肉10g，生地黄10g，黄精10g，枸杞子10g，蒺藜10g，菟丝子10g，沙苑子10g。水煎服，每日一剂，分两次服。功效：补益肝肾。适用于肝脓肿后期。（南京中医医药大学第二附属医院，徐晋）

（4）化肝消毒汤　白芍60g，当归30g，银花45g，黑山栀12g，甘草9g，丹皮12g。水煎服，每日一剂，分两次服。功效：清肝泻火，活血祛瘀。适用于肝脓肿后期。（南京中医药大学，邹云翔）

2　中医外治

（1）止痛消炎膏　黄芩、黄连、黄柏、大黄、薄荷、白芷、冰片，共研细末。用温水调成糊状，单层纱布包好，敷于患处，覆盖塑料薄膜后胶布固定。功效：清热解毒，化瘀散结。适应于肝脓肿的各个时期。（甘肃省中医院院内制剂）

（2）青敷膏　大黄、姜黄、黄柏各240g，白及180g，白芷、赤芍、天花粉、青黛、甘草各120g共研细末。用蜂蜜调成糊状，单层纱布包好，敷于患处，覆盖塑料薄膜后用胶布固定。功效：泄热解毒，消肿排脓。适用于肝脓肿的各个时期。（南京中医药大学第一附属医院院内制剂，苏药制字Z04000387）

（3）如意金黄散加减　大黄50g，天花粉100g，冰片20g，黄柏50g，生南星20g，乳香20g，没药20g，姜黄50g，皮硝50g，芙蓉叶50g，雄黄30g。将上药共研末，调成糊状，敷贴于肝区肿块上或疼痛处，隔日换药；如皮肤出现丘疹或疱疹则停药，等皮肤恢复正常后可再敷。功效：清热解毒，消肿止痛。适用于肝脓肿各期。

（4）芙蓉膏　将芙蓉膏膏剂，单层纱布包好，敷于患处，厚度为5mm，覆盖塑料薄膜后用胶布固定。功效：清热解毒，散瘀消肿。适用于肝脓肿的各个时期。（安徽中医药大学第一附属，皖药制字Z20050068）

3　中医针灸治疗

（1）热毒壅盛型　取穴大椎、曲池、合谷、行间、阳陵泉。取督脉、阳明、厥阴经穴为主，针刺泻法。本方中大椎未督脉穴，也是手足三阳经与督脉之交会穴，曲池为手阳明经合穴，合谷为手阳明经原穴，行间为足厥阴经穴，故本方能清泄热毒，同时采用十宣穴三棱针点刺泻血，更能增强清热解毒功效。在本期，必须采用综合措施，不宜单用针刺治疗。

（2）肝肾阴虚型　取穴肝俞、肾俞、期门、京门、足三里。本方中期门为肝之募穴，京门为肾之募穴，采用俞募配穴，以补益肝肾，同时配合足阳明之合穴，以调补肝脾，强身壮体。

4　术后中医药治疗

（1）气阴两伤证　证候表现为发热渐退，精神食欲好转，右胁肋部疼痛虽减轻但未全止，面色不华，形体消瘦，气短息微，自汗盗汗，五心烦热，舌质红，苔少而剥，脉细数。生脉散和一贯煎加减。党参 12g，北沙参 12g，黄芪 15g，生地黄 12g，大麦冬 12g，甘杞子 12g，炒当归 10g，川楝子 10g，赤白芍各 10g，淮山药 12g。水煎服，每日一剂，分两次服。功效：益气养阴，补益肝脾。

（2）正虚邪恋证　证候表现右胁隐痛，纳差，恶心，全身乏力，面色无华，形体消瘦，自汗，便溏，舌质淡，苔薄白，脉沉细。犀角地黄汤加减。水牛角片 15g（先煎），生地黄 12g，丹皮 10g，赤芍 12g，虎杖 30g，柴胡 4g，女贞子 12g，云苓 12g，黄芪 15g，白花蛇舌草 30g，甘杞子 12g，川朴 6g。水煎服，每日一剂，分两次服。功效：疏肝健脾，培补气血。

（徐　晋、于青松、周富海）

【专家点评】

中医药多种治疗方法在治疗肝脓肿疾病过程中确实有实用疗效，并在该疾病各个阶段均能发挥作用，中医机理也十分明确。对于肝脓肿常选择能够清肝泄热、解毒排脓还能保肝利胆的中药，但中医治疗的现代作用机理有待进一步研究。目前临床治疗肝脓肿多采用西医治疗为主，如配合中医中药口服治疗，以及针灸等各类外治可取得更满意的临床疗效。单纯西医治疗与中西医结合治疗临床疗效比较，有待进一步深入研究，而中医单一治疗疗效有待确定，从目前初步临床研究提示中西医联合治疗效果更佳，对中医药的外治方法，如针灸，热敷，离子透析等有待进一步研究。

（徐　晋，南京中医药大学第二附属医院外科主任，主任中医师，教授，研究生导师。中华医学会外科疮疡专业委员会副主任委员，中国中西医结合营养学会外科学组副主任委员，中华中医药学会外科专业委员会常务委员，世界中医联合会疽症专业委员会常务理事，江苏省中医药学会外科专业委员会常委）

第二节 肝 癌

肝癌是指肿瘤起源于肝脏的上皮组织或者是其他部位恶性肿瘤转移至肝脏，前者为原发性肝癌、后者为继发性肝癌。在我国，肝癌的发病原因与肝硬化、病毒性肝炎和水土因素有关，每年新增病例11万例，占据世界病例40％左右，本病年死亡率占肿瘤死亡率的第二位，高发于东南沿海地区，男性多见。早期肝癌症状无特异性，中晚期肝癌常见的临床表现有肝区疼痛、腹胀、纳差、乏力、消瘦，进行性肝大或上腹部包块等；部分患者有低热、黄疸、腹泻、上消化道出血；肝癌破裂后出现急腹症表现等。相当于中医的“鼓胀”“黄疸”“肝积”“症瘕”等范畴。中医认为本病是由于脏腑气血虚亏、脾虚湿聚、痰凝血瘀、六淫邪毒入侵、邪凝毒结、七情内伤、情志抑郁等，使气、血、湿、热、瘀、毒互结而成肝癌。其病位在肝，但与胆、脾胃、肾密切相关。其病性多见本虚标实，虚实夹杂，治则上辨病与辨证相结合，缓缓图之。

【诊断】

1 疾病诊断

肝癌首发症状有半数以上是肝区疼痛，肝癌结节发生坏死、破裂，会出现腹膜刺激征，晚期则出现贫血、黄疸、腹水、下肢浮肿、皮下出血及恶病质等，全身和消化道症状主要表现为乏力、消瘦、食欲减退、腹胀等。肝癌主要体征是肝脏呈进行性肿大，触诊肿块质地坚硬，边缘不规则，表面凹凸不平，晚期可见黄疸，叩诊腹部移动性浊音及阳性腹水征，后期肝癌结节破裂出血会有明显腹膜刺激征。AFP诊断肝细胞癌有相对的专一性，超声检查可显示1.0cm以上的肿瘤的大小、形态、所在部位以及肝静脉或门静脉内有无癌栓，CT或者CTA可检出直径1.0cm以下的微小肝癌灶，MRI显示肝静脉、门静脉、下腔静脉和胆道有无癌栓，最终以肝穿病理活检确诊。

2 证候诊断

（1）肝气郁结证　右胁部胀痛，右胁下肿块，胸闷不舒，善太息，纳呆食少，时有腹泻，月经不调，舌苔薄腻，脉弦。

（2）气滞血瘀证　右胁疼痛较剧，如锥如刺，入夜更甚，甚至痛引肩背，右胁下结块较大，质硬拒按，或同时见左胁下肿块，面色萎黄而黯，倦怠乏力，脘腹胀满，甚至腹胀大，皮色苍黄，脉络暴露，食欲不振，大便溏结不调，月经不调，舌质紫暗有瘀点瘀斑，脉弦涩。

(3) 湿热聚毒证 右胁疼痛，甚至痛引肩背，右胁部结块，身黄目黄，口干口苦，心烦易怒，食少厌油，腹胀满，便干溲赤，舌质红，苔黄腻，脉弦滑或滑数。

(4) 肝阴亏虚证 胁肋疼痛，胁下结块，质硬拒按，五心烦热，潮热盗汗，头昏目眩，纳差食少，腹胀大，甚则呕血、便血、皮下出血，舌红少苔，脉细而数。

【治疗】

1 中医内治

1.1 辨证施治

(1) 肝气郁结证

治法：疏肝健脾，活血化瘀。

方药：柴胡疏肝散加减。醋陈皮 12g，柴胡 12g，川芎 9g，香附 9g，麸炒枳壳 9g，芍药 9g，炙甘草 3g。若气滞及血，胁痛重者，酌加郁金 10g、川楝子 10g、延胡索 10g、青皮 10g，以增强理气活血止痛之功；若兼见心烦急躁，口干口苦，尿黄便干，舌红苔黄，脉弦数等气郁化火之象，酌加栀子 9g、黄芩 10g、龙胆草 10g 等清肝之火。

煎服法：水煎服，每日一剂，分两次服（食前服）。

(2) 气滞血瘀证

治法：行气活血，化瘀消积。

方药：复元活血汤加减。柴胡 9g，瓜蒌根 9g，当归 9g，红花 6g，甘草 6g，穿山甲 6g，大黄酒浸 12g，桃仁 9g。可酌加三棱 9g，莪术 9g，延胡索 10g，郁金 10g，水蛭 5g，蟅虫 5g 等，以增强活血定痛、化瘀消积之力。若伴胁痛，肠鸣，腹泻者，为肝气横逆，脾失健运之证，酌加白术 10g、茯苓 8g、泽泻 10g、薏苡仁 10g 等，以健脾止泻。

煎服法：加黄酒 30ml，水煎服，每日一剂，分两次服。

(3) 湿热聚毒证

治法：清热利胆，泻火解毒。

方药：茵陈蒿汤加减。茵陈 18g，栀子 12g，大黄 6g，黄芩 10g，蒲公英 10g。疼痛明显者，加柴胡 9g，香附 9g，延胡索 10g，以疏肝理气，活血止痛；若伴有恶心呕吐，是为肝胃不和，胃失和降，酌加半夏 10g、陈皮 10g、藿香

10g、生姜10g等，以和胃降逆止呕。

煎服法：水煎服，每日一剂，分两次服。

(4) 肝阴亏虚证

治法：养血柔肝，凉血解毒。

方药：一贯煎加减。沙参9g，麦冬9g，当归9g，生地18g，枸杞子9g，川楝子4.5g。常加白花蛇舌草10g、黄芩10g、蒲公英10g，以清热泻火解毒；疼痛明显者，加柴胡5g、香附10g、延胡索10g，以疏肝理气，活血止痛。

煎服法：水煎服，每日一剂，分两次服。

1.2　*经方验方治疗*

(1) 大黄䗪虫丸　大黄75g（蒸），黄芩60g，甘草90g，桃仁200g，杏仁200g，芍药120g，干地黄300g，干漆30g，虻虫200g，水蛭100枚，蛴螬200g，䗪虫100g；上十二味，研末，炼蜜和丸，如小豆大。用酒送下5丸，一日三次。功效：活血化瘀，缓中补虚。适用于各期肝癌。(《金匮要略·血痹虚劳病脉证并治》)

(2) 鳖甲煎丸　鳖甲胶15g，阿胶10g，蜂房（炒）15g，鼠妇虫15g，土鳖虫（炒）15g，蜣螂15g，硝石（精制）15g，柴胡15g，黄芩15g，半夏（制）15g，党参20g，干姜15g，厚朴（姜制）15g，桂枝15g，白芍（炒）20g，射干15g，桃仁15g，牡丹皮12g，大黄12g，凌霄花10g，葶苈子10g，石韦10g，瞿麦10g。口服、一次3g（约半瓶盖），一日2～3次。功效：活血化瘀，软坚散结。适用于肝癌手术后期。(《金匮要略·疟病脉证并治》)

(3) 肝癌1号　黄芪60g，党参15g，白术30g，茯苓30g。水煎服，每日一剂；功效：健脾理气，化瘀散结，清热解毒，扶正固本。适用于肝癌的各期治疗。(重庆医科大学附属第二医院，龚建平)

(4) 健脾活血汤　黄芪15g，党参15g，白术9g，云苓9g，柴胡9g，穿山甲9g，桃仁9g，丹参9g，苏木9g，蚤休12g，牡蛎30g，鼠妇12g。水煎服，每日一剂，分两次服用；功效：健脾理气，破血抗癌功效。适用于原发性肝癌。(《中国中医秘方大全》，潘敏求)

(5) 理气消症汤　八月札15g，金铃子9g，丹参12g，漏芦15g，白花蛇舌草30g，红藤15g，生牡蛎30g，半枝莲30g，水煎服，每日一剂，分两次服用。功效：理气化瘀，清热解毒功效。适用于原发性肝癌。(《中国中医秘方大全》，刘嘉湘)

(6) 消癌散　白术20g，当归30g，山慈姑30g，昆布12g、海藻12g，半枝莲30g，白花蛇舌草25g，三棱10g，太子参30g。水煎服，每日一剂，分两次服用。功效：益气活血，软坚散结，清热解毒。适用于各型肝癌。(《千家妙方·

下》，王连舫）

1.3　成药治疗

（1）复方木鸡颗粒　功效为清热解毒，散肿瘤，具有抑制甲胎蛋白升高的作用。主治肝炎、肝硬化、肝癌。（丹东药业有限公司，国药准字 Z21020413）

（2）肝复乐胶囊　功效为健脾理气，化瘀软坚，清热解毒。主治以肝瘀脾虚为主证的原发性肝癌。（湖南大拇指生物药业有限公司，国药准字 Z20050817）

（3）养正消积胶囊　功效为健脾益肾、化瘀解毒。辅助治疗脾肾两虚、瘀毒内阻型原发性肝癌。（石家庄以岭药业公司，国药准字 Z20040095）

2　中医外治

2.1　肝区外敷

如意金黄散加减：大黄 50g，天花粉 100g，冰片 20g，黄柏 50g，生南星 20g，乳香 20g，没药 20g，姜黄 50g，皮硝 50g，芙蓉叶 50g，雄黄 30g。将上药共研末，调成糊状，敷贴于肝区肿块上或疼痛处，隔日换药，如皮肤出现丘疹或疱疹则停药，等皮肤恢复正常后可再敷。功效：清热解毒，消肿止痛。适用于肝癌疼痛。

2.2　敷脐法

佛手散：麝香 1g，冰片 3g，生川乌 6g，白芷 10g，蟾蜍 0.5g，生马钱子 3g，威灵仙 10g。将以上药研末，每次取 0.5g 佛手散填脐，上置生姜片，艾灸姜片 15 分钟后取下姜片，用麝香风湿膏固封脐部，每天 1 次。功效：清热解毒，抗癌止痛。适用于晚期肝癌疼痛。（河南省南阳医学高等专科学校，翁恒）

2.3　中药涂擦肝区止痛

砂冰莪术酊：朱砂 15g，乳香 15g，没药 15g，当归 15g，丹参 15g，桃仁 15g，红花 15g，地龙 15g，木香 15g，延胡索 15g，冰片 30g，莪术 30g，治疗时将酊剂搽于肝区疼痛部位，重复 3～5 次，外搽 5～10 分钟。功效：活血化瘀，行气止痛。适用于晚期肝癌疼痛。（第三军医大学西南医院，陈庆仁）

2.4　瘤体注射法

在彩超监视下，让针尖直达瘤体中心，注入去甲斑蝥素（北京制药厂生产）20mg，在彩超显示器上可见药液呈渐增白色光团弥散于肿瘤间，注完后插入针芯，嘱患者屏气迅速拔针，每周治疗 1 次。适应于小肝癌结节。

2.5　耳穴治疗

应用王不留行耳穴贴压，联合心理护理。适应于肝癌介入术后、化疗术后不良反应。

2.6 穴位注射

穴位注射是将液体药物注入人体一定腧穴内，从而发挥药物和腧穴双重治疗作用的外治疗法。通过双侧足三里穴位注射山莨菪碱。适应于肝癌晚期顽固性呃逆。

3 中医围手术期治疗

3.1 手术后中医辨证施治

（1）肝阴亏虚证 证候表现：头晕耳鸣，两目干涩，视力减退，面部烘热或颧红，口燥咽干，五心烦热，潮热盗汗，或胁肋隐隐灼痛，或手足蠕动等。一贯煎加减。生地黄12g，枸杞15g，沙参15g，麦冬15g，川楝子10g。水煎服，每日一剂，分两次服。功效：养血柔肝，凉血解毒。

（2）气滞血瘀证 证候表现腹部积块，固定不移，胀痛不适明显，纳呆，进食差，排便不畅，舌苔薄，脉弦。柴胡疏肝散合失笑散加减。柴胡20g，青皮15g，川楝子12g，五灵脂15g，丹参15g，延胡索15g，蒲黄15g。水煎服，每日一剂，分两次服。功效：理气消积，活血散瘀。

（3）气血两虚证 证候表现：全身乏力，多汗，气短，唇白，纳少，夜寐差，舌质淡，苔薄，脉细弱。八珍汤加减。黄芪20g，党参20g，炒白术20g，茯苓15g，熟地15g，当归15g，白芍15g，山药20g，神曲20g，炒山楂15g，陈皮15g，砂仁15g，薏苡仁15g，甘草15g。水煎服，每日一剂，分两次服。功效：调补气血，健脾和胃。

3.2 减轻化疗毒副反应方面

（1）胃肠功能紊乱 证候表现：腹胀、腹痛或腹泻，食欲减退，恶心欲吐，面色少华，皮肤干燥，舌淡红，苔剥，脉细滑。香砂六君子汤加减。党参20g，白术20g，法半夏10g，陈皮20g，茯苓15g，甘草12g，砂仁12g，木香15g，大枣10g，鸡内金20g，代赭石10g，神曲（炒）20g，谷麦芽20g。水煎服，每日一剂，分两次服。功效：健脾益气，和胃降逆。

（2）药物性肝损害 证候表现：巩膜皮肤黄染，口苦，神疲乏力，右胁胀痛，大便秘结，小便黄赤，舌质暗红，舌苔薄黄或腻，脉弦滑。茵陈蒿汤加减。茵陈20g，山栀子15g，生大黄（后下）15g，丹皮10g，黄柏10g，赤白芍20g，郁金20g，五味子15g，垂盆草15g，车前草15g，薏苡仁15g，莱菔子15g。水煎服，每日一剂，分两次服。功效：清利肝胆湿热。

（徐 晋、于青松、周富海）

【专家点评】

肝脏是人体体内最大的代谢工厂，可以对机体摄入的各类营养物质进行合成、分解、储存；对毒物、废物进行降解和排泄，生成蛋白以及合成各种酶类等。然而，国内大多数肝癌患者都有乙肝肝硬化背景，肝功能不良，加之手术及放化疗等治疗手段进一步损伤肝脏。肝功能一旦出现不可逆损伤，患者很快就会出现食欲减退、全身乏力、黄疸、腹水等症状。而中医药在辨证施治的基础上使用，可以最大限度地保护肝脏，促进肝细胞的修复。手术是治疗早期肝癌的重要手段，对有手术机会的肝癌病人，一定要进行手术切除，有可能取得根治的效果。手术后，中医药调理除了能促进手术伤口的愈合、机体的康复、免疫功能的提高，更能预防术后的转移复发。术后患者肿瘤已去大半，但元气损伤，脏腑气血虚弱，此时中医药调理，当从培元固本入手，结合解毒抗癌、行气活血的中药。中药口服及外敷治疗，配合针刺治疗效果更佳。活血化瘀药对于肝癌各个阶段，特别是肝癌后期有出血倾向或出血患者是否运用活血化瘀药等方面，仍需进一步深入研究。

（徐　晋，南京中医药大学第二附属医院外科主任，主任中医师，教授，研究生导师。中华医学会外科疮疡专业委员会副主任委员，中国中西医结合营养学会外科学组副主任委员，中华中医药学会外科专业委员会常务委员，世界中医联合会疽症专业委员会常务理事，江苏省中医药学会外科专业委员会常委）

第六章　胆道疾病

第一节　急性胆囊炎

急性胆囊炎是胆囊管梗阻和细菌感染引起的炎症，包括结石性胆囊炎和非结石性胆囊炎。本病的发病率在外科急腹症中占第二位，可发生于任何年龄、任何季节，但以30～50岁多见，女性多于男性，约占2∶1。引起的病因是各种原因引起的胆囊管的梗阻和细菌的感染。临床表现常以右上腹痛，向右肩背部放射，伴随恶心、呕吐及发热症状，并以典型的Murphy阳性为特征。本病相当于中医"胁痛""腹痛"范畴。中医认为急性胆囊炎的病因较为复杂，人体肝胆气机紊乱是本病的内因，而饮食不当、情志不遂、虫石阻滞等因素是本病的外因，外因通过内因相互作用，常是气郁、血瘀、湿热和热结四个病理环节相互兼夹、相互转化。中医治疗主张辨证论治，结合针灸、外治，积累了丰富的临床经验。

【诊断】

1　疾病诊断

急性胆囊炎的主要症状是夜间、饱餐、进食油腻后发作，表现为上腹部疼痛，呈持续性，可向右肩及右腰背部放射，可伴有恶心、呕吐、厌食便秘等消化道症状。可有轻、中度发热，若发展至急性化脓性胆囊炎或合并有胆道感染时，则出现寒战高热，甚至全是感染症状。右上腹胆囊区域压痛，大多数病人在右上腹部有压痛、肌肉紧张，Murphy征阳性，常可以触到肿大而有触痛的胆囊。绝大多数病人白细胞总数及中性粒细胞升高，超声检查可见胆囊增大、囊壁增厚，明显水肿，可见"双边征"，囊内结石显示强回声，后有声影；CT、MRI可协助诊断。

2　证候诊断

（1）肝胆蕴热证　胁腹隐痛，胸闷不适，肩背窜痛，口苦咽干，腹胀纳呆，大便干结，舌红苔腻，脉平或弦。

（2）肝胆湿热证　发热恶寒，口苦咽干，胁腹疼痛难忍，皮肤黄染，不思饮食，便秘尿赤，舌红苔黄，脉弦数滑。

（3）肝胆脓毒证　胁腹剧痛，痛引肩背，腹拘强直，压痛拒按，高热寒战，上腹饱满，口干舌燥，不能进食，小便黄，大便干，甚者谵语，肤黄有瘀斑，四肢厥冷，舌绛有瘀斑，苔黄，脉微欲绝。

【治疗】

1　中医内治

1.1　中药口服

1.1.1　辨证施治

（1）肝胆蕴热证

治法：疏肝清热，通气利胆。

方药：金铃子散合大柴胡汤加减。柴胡 6g，白芍 9g，枳壳 15g，大黄 9g（后下），黄芩 9g，半夏 9g，郁金 9g，金钱草 30g，香附 9g，川楝子 9g，延胡索 9g，甘草 6g。右上腹胀痛加木香 9g、郁金 9g、虎杖 9g、延胡索 9g，口干苦、小便黄加茵陈 18g、黄柏 9g、天花粉 10g；黄疸加茵陈 18g、虎杖 9g；热盛加金银花 10g、蒲公英 10g；大便燥结不通加芒硝 10g。

煎服法：水煎服，每日一剂，分两次服。

（2）肝胆湿热证

治法：清胆利湿，通气通腑。

方药：茵陈蒿汤大柴胡汤加减。茵陈 18g，栀子 12g，柴胡 24g，芍药 9g，枳实 9g，生大黄 6g；右上腹胀痛加木香 9g、郁金 9g、虎杖 9g、延胡索 9g，口干苦、小便黄加茵陈 18g、黄柏 9g、天花粉 10g，黄疸加茵陈 18g、虎杖 9g；热盛加金银花 10g、蒲公英 10g；大便燥结不通加芒硝 10g。

煎服法：水煎服，每日一剂，分两次服。

（3）肝胆脓毒证

治法：泻火解毒，通腑救逆。

方药：黄连解毒汤合茵陈蒿汤加减。黄连 9g，黄柏 6g，黄芩 6g，茵陈 18g，栀子 12g。黄疸加茵陈 18g、虎杖 9g；热盛加金银花 10g、蒲公英 10g；大便燥结不通加芒硝 10g。

煎服法：水煎服，每日一剂，分两次服。

1.1.2　经方验方治疗

（1）柴胡三黄汤　柴胡 15g，黄芩 12g，大黄 9g，黄连 9g，枳实 9g，半夏

10g，白芍 18g，蒲公英 20g，金银花 15g，川楝子 10g，延胡索 10g，鸡内金 9g，青皮 9g，生甘草 6g。如伴有黄疸者，加茵陈 30g、栀子 10g；伴有胆结石者，加金钱草 30g、海金沙 20g。水煎服，每日一剂，分两次服。功效：清热解毒，疏肝理气，化石止痛。适用于急性胆囊炎。（山东省滨州医院，李金水）

（2）利胆通腑汤　当归 15g，川芎 15g，白术 15g，泽泻 15g，茯苓 15g，柴胡 15g，栀子 15g，黄芩 15g，香附 20g，郁金 20g，白芍 50g，大黄 10g，甘草 12g。湿热重加茵陈蒿 30g、车前子 20g，热毒重加蒲公英 30g、板蓝根 30g、丹皮 15g。水煎服，每日一剂，分两次服。功效：清热利湿，理气止痛。适用于急性胆囊炎。（山东省烟台市中医医院，闫雪洁）

（3）利胆疏肝汤　郁金 10g，金钱草 18g，金铃子 12g，枳壳 12g，木香 10g，生大黄 4.5g，柴胡 6g，白芍 6g，甘草 3g。水煎服，每日一剂，分两次服。功效：清热利湿，疏肝利胆。适用于胆囊炎急性发作。（福建省南安市梅山医院，陈志毅）

1.1.3　成药治疗

（1）消炎利胆片　功效为清热、祛湿、利胆。适用于肝胆湿热引起的口苦，胁痛和急性胆囊炎，胆管炎。（广东罗浮山国药股份有限公司，国药准字 Z44022442）

（2）十二味疏肝利胆冲剂　功效为疏肝利胆、清热利湿、通腑泻下、活血化瘀。适用于急性胆囊炎。（安徽省中医院院内制剂，皖药制 Z20080011）

（3）双黄连合剂　功效为疏肝利胆、清热利湿。适用于急性胆囊炎肝胆湿热型。（河南泰龙药业股份有限公司，国药准字 Z20013014）

（4）清开灵颗粒　功效为清热解毒。适用于急性胆囊炎肝胆脓毒型。（哈尔滨一州股份有限公司，国药准字 Z10930010）

1.2　中药灌肠

通腑合剂：大黄（后下）20g，芒硝（冲下）20g，枳实 20g，厚朴 20g。先清洁灌肠，再将上述方剂水煎至 200ml，保留灌肠，必要时次日再灌肠一次，并内服大柴胡汤；血象高、病情重者加用抗生素。功效为通腑泄热。适用于急性胆囊炎。

2　中医外治

2.1　胆囊区外敷

（1）双柏散　由大黄、侧柏叶、黄柏、泽兰、薄荷 5 味药物组成，每包 100g。每次 100g 用水和蜜混匀，外敷胆囊区，每次 7 小时，每天 2 次。以 7 天为 1 个疗程。功效：活血化瘀，清热解毒，消肿止痛。适用于非手术治疗的急性胆囊炎。（广州中医药大学第一附属医院院内制剂，王百林）

（2）消炎化瘀膏　用黄柏 15g、桃仁 10g、延胡索 10g、冰片 6g 加工成细末，用50g凡士林调成膏剂。上述膏剂外敷胆囊区，每天更换1次，7天为一个疗程。功效：利肝胆湿热，理气化瘀通络。适用于非手术治疗的急性胆囊炎。（无棣县中医院，孙以民）

2.2　脐部外敷

疏肝利胆散　穿山甲80g，莪术、皂角刺各60g，川楝子、川芎、木香、冰片各30g。将以上药加工成细末，每次用0.8g，填入患者的神阙穴内，覆盖1.5cm×1.5cm的薄棉团，然后外贴5cm×5cm胶布，勿使药粉漏出。3天换药1次，10次为一个疗程。功效：清热利湿，疏肝活血。适用于胆系感染。（西安冶金建筑学院医院，邓英莉）

3　中医针灸治疗

3.1　体针治疗

取穴胆俞、胆囊、阳陵泉、期门、足三里。肝郁气滞者加太冲，疏肝理气，瘀血阻络者加膈俞，化瘀止痛；肝胆湿热者加行间，疏泄肝胆；肝阴不足者加肝俞、肾俞，补益肝肾。采用捻转强刺激手法，每隔3～5分钟行针1次，每次留针时间为20～30分钟也可采用电刺激。功效：疏肝理气，止痛。适用于急慢性胆囊炎、胆石症引起的胆绞痛。

3.2　耳针治疗

取穴神门、胃、肝、胆、胰、皮质下、三焦、交感、大小肠、耳迷根等穴。常规消毒耳郭，将消毒好的34号皮内针刺入上述穴位敏感点，然后用胶布固定，春、秋、冬季留针48小时。夏季可埋王不留行籽，每次5～7穴，两耳交替。12次为一个疗程。并配合内服中药。功效：疏肝理气，止痛。适用于胆囊炎或胆石症引起的胆绞痛。

3.3　穴位治疗

（1）穴位按压　取胰胆穴、肝穴、神门、交感、十二指肠、内分泌、三焦、胃穴、脾穴、皮质下。一般用王不留行籽常规消毒后，用胶布将王不留行籽固定于耳穴上，每日按5～7遍，每次每穴按压15～20次。每次贴压单侧耳穴，每次贴3天，两侧交替使用。换贴10次为一个疗程，一般治疗3～5个疗程。功效：疏肝理气，止痛。适用于胆囊炎或胆石症引起的胆绞痛。

（2）穴位注射　选穴足三里，以山莨菪碱穴位注射，解痉止痛。

4　中医推拿和按摩治疗

4.1　中医按摩

患者取俯卧或坐位，医者位于患者左侧、以右手拇指呈45度角度来回按摩患者第七、第八胸椎棘突3～5分钟，力量以患者能耐受为度。一般在按摩1分钟左右疼痛即可缓解；若疼痛未消失，或适当延长按摩时间。功效：疏肝理气，止痛。适用于急性胆囊炎疼痛者。

4.2　中医推拿部位

取穴巨阙、上脘、中脘、建里、下脘、右梁门、右章门、膈俞、肝俞、脾俞、胃俞、胆囊穴、足三里。以拇指揉以上穴位，并让患者侧卧，右腿在上屈曲，医者以右肘尺骨鹰嘴处按于右环跳穴做运法，使局部发热为佳。功效：疏肝理气，止痛。适用于急性胆囊炎疼痛者。

（梁久银、袁以洋、余树山、张万宗）

【专家点评】

急性胆囊炎是临床常见的急腹症，引起该病的主要原因是胆囊结石（95%），部分为非结石性胆囊炎（5%）。对于结石性急性胆囊炎，除了拒绝手术或不能接受手术外，治疗的主要策略还是胆囊切除；对于非结石性急性胆囊炎，中医中药为主的非手术治疗应为首选。

中医中药治疗主张内外结合，针药并用。在内治法中，辨证施治仍是主旋律，肝胆湿热是公认的主要证候，阳明腑实、气滞血瘀往往伴随发生。因此，清利肝胆湿热、通里攻下、疏肝理气、活血化瘀是其基本治疗方法。围绕这些证候研制的诸多中成药也有较好的疗效。在外治法中，灌肠可以借鉴上述内治的辨证方法和组方用药原则，也可以大黄、芒硝联合应用。外敷可以把药物敷在局部右上腹，也可以外敷脐部；可以选用经方金黄散、玉露散，也可以根据经验选用芒硝等常用中草药。

在治疗过程中，如果出现腹痛症状不能缓解甚至出现加重，有可能发展或已经发展为化脓、坏疽性胆囊炎，或合并有急性胰腺炎者，需要中转手术治疗。

引起急性胆囊炎的主要原因是胆囊管的梗阻和细菌的感染，对急性胆囊炎的治疗，中医主张多种方法联合应用，包括中药口服、中药灌肠、中药敷脐、针灸等，临床实践中，可以针对不同的患者采用不同的方法联合应用。中医治疗该病疗效肯定，优于单纯西医治疗。中医药治疗急性胆囊炎最大的问题是仍有一定的复发率，配合手术在术后应用中药能防治并发症的发生。

（于庆生，教授，主任医师，博士生导师。安徽中医药大学第一附属医院普外科主任，安徽中医药大学外科教研室主任，安徽省中医药科学院中医外科研究所所长。国家临床重点专科负责人和带头人，国家中医药管理局重点学科和安徽省重点学科负责人和带头人）

第二节　慢性胆囊炎

慢性胆囊炎是由急性或亚急性胆囊炎反复发作，或长期存在的胆囊结石所致胆囊功能异常，引起胆囊慢性炎症性改变。慢性胆囊炎的临床主要表现为“胃病”症状，即右上腹的隐痛或胀痛、饱胀，时有恶心、嗳气等消化不良症状。本病相当于中医“胁痛”“胆胀”“黄疸”范畴。中医认为该病常因饮食不当、感受外邪、情志不遂、劳累过度、虫石阻滞等因素诱发，导致胆失通降，则“不通则痛”，抑或久病体虚，劳欲过度，精血亏虚，肝阴不足，胆络失养，则“不荣则痛”。中医治疗主张内外兼治，针药并用，并积累了丰富的临床经验。

【诊断】

1　疾病诊断

慢性胆囊炎主要症状是腹痛、嗳气、饱胀、腹胀、恶心等消化不良症状。主要体征：大多数患者可无任何阳性体征，或仅有右上腹轻度压痛，Murphy 征或呈阳性。没有特异性。慢性胆囊炎的检查方法有彩超、CT、MRCP。超声检查可显示出胆囊壁增厚（≥3mm）、毛糙、纤维化以及胆囊中的结石。CT 能良好地显示胆囊壁增厚以及可能的结石，并能评估胆囊的营养不良性钙化，且有助于排除其他需要鉴别的疾病。磁共振胰胆管造影（MRCP）可发现超声和 CT 不易检出的胆囊和胆总管小结石。

2　证候诊断

（1）肝胆气滞证　右胁胀痛或隐痛，疼痛因情志变化而加重或减轻。厌油腻；恶心呕吐；脘腹满闷，嗳气频作；舌质淡红，舌苔薄白或腻；脉弦。

（2）肝胆湿热证　胁肋疼痛，或胀痛或钝痛。口苦咽干；身目发黄；身重困倦；脘腹胀满；小便短黄；大便不爽或秘结；舌质红，苔黄或厚腻；脉弦滑数。

（3）胆热脾寒证　胁肋疼痛，或胀痛或紧痛；恶寒发热。口干口苦、恶心欲呕；腹部胀满、大便溏泄；肢体疼痛，遇寒加重；舌质淡红，苔薄白腻；脉弦滑。

（4）气滞血瘀证　右胁疼痛，胀痛或刺痛；口苦咽干；胸闷，善太息；右胁疼痛夜间加重；大便不爽或秘结；舌质紫暗，苔厚腻；脉弦或弦涩。

（5）肝郁脾虚证　右胁胀痛，情志不舒；腹胀便溏，倦怠乏力；腹痛欲泻；

善太息；纳食减少；舌质淡胖，苔白；脉弦或弦细。

（6）肝阴不足证　右胁部隐痛不适；两目干涩；头晕目眩；心烦易怒；肢体困倦；纳食减少；失眠多梦；舌质红，苔少；脉弦细。

【治疗】

1　中医内治

1.1　辨证施治

（1）肝胆气滞证

治法：疏肝利胆，理气解郁。

方药：柴胡疏肝散加减。陈皮 6g，柴胡 6g，川芎 6g，香附 6g，枳壳（麸炒）6g，芍药 9g，甘草（炙）6g。胁痛重者，酌加元胡 9g、青皮 9g 等；热甚者加丹皮、栀子、黄芩各 6g 减川芎；嗳气频作者加代赭石 5g；泛酸者加乌贼骨 9g、瓦楞子 6g；肠鸣腹泻者加白术 15g、茯苓 10g、薏苡仁 6g 等；恶心呕吐者加半夏 9g、藿香 6g、砂仁 6g；便秘者加大黄 9g；纳呆者加焦山楂 6g、神曲 9g、麦芽 9g。

煎服法：水煎服，每日一剂，分两次服。

（2）肝胆湿热证

治法：清热利湿，利胆通腑。

方药：龙胆泻肝汤加减。龙胆草 6g，黄芩 9g，栀子 9g，泽泻 12g，柴胡 6g，车前子 9g，大黄 9g（后下），甘草 6g。酌加元胡 9g、青皮 9g 等，以增强理气止痛作用；热甚者加丹皮、栀子、黄芩各 6g 减川芎；便秘者加大黄 9g。

煎服法：水煎服，每日一剂，分两次服。

（3）胆热脾寒证

治法：疏利肝胆，温寒通阳。

方药：柴胡桂枝干姜汤加减。柴胡 24g，桂枝 9g，干姜 6g，黄芩 9g，栝楼根 12g，生牡蛎 6g。肠鸣腹泻者加白术 9g、薏苡仁 6g 等，以健脾止泻；恶心呕吐者加半夏 10g、藿香 9g、砂仁 6g；便秘加大黄 9g；纳呆者加焦山楂 6g、神曲 9g、麦芽 9g。

煎服法：水煎服，每日一剂，分两次服。

（4）气滞血瘀证

治法：理气活血，利胆止痛。

方药：血府逐瘀汤加减。当归 9g，生地 9g，桃仁 12g，红花 9g，枳壳 6g，柴胡 3g，川芎 4.5g，赤芍 6g，牛膝 9g，桔梗 4.5g，甘草 6g。酌加元胡 9g、青皮 9g 等，以增强理气止痛作用；热甚者加丹皮、栀子、黄芩各 6g 减川芎。

煎服法：水煎服，每日一剂，分两次服。

（5）肝郁脾虚证

治法：疏肝健脾，柔肝利胆。

方药：逍遥散加减。当归 9g，白芍 9g，柴胡 9g，茯苓 9g，白术 9g，甘草 4.5g。嗳气频作者加代赭石 5g；泛酸者加乌贼骨 5g、瓦楞子 5g；肠鸣腹泻者加白术 9g、薏苡仁 9g 等，以健脾止泻。

煎服法：水煎服，每日一剂，分两次服。

（6）肝阴不足证

治法：养阴柔肝，清热利胆。

方药：一贯煎加减。生地 18g，沙参 9g，麦冬 9g，当归 9g，枸杞子 9g，川楝子 6g。气虚明显者酌加太子参或黄芪 30g；阴虚明显者去柴胡、木香，加生地黄 20g、玉竹 12g、沙参 15g；合并胆石者，加石韦 20g、鸡内金 15g、海金沙 15g、大黄 9g。

煎服法：水煎服，每日一剂，分两次服。

1.2　*经方验方治疗*

（1）柴胡桂枝干姜汤　柴胡 10g，桂枝 10g，干姜 6g，黄芩 10g，瓜蒌根 10g，生牡蛎 30g（先煎），炙甘草 6g。腹痛较甚者加川楝子 10g、延胡索 10g；若脾虚甚加白 12g；泄泻日久，完谷不化，五更泄泻兼见腰膝酸软冷痛者，加肉豆蔻 10g、淫羊藿 10g；舌苔黄腻，湿热甚者，加茵陈 18g、藿香 10g。每日一剂，水煎早晚空腹温服。功效：温脾化湿，利胆和中。适用于胆热脾寒型慢性胆囊炎。（福州市中医医院，朱子奇）

（2）疏肝健脾汤　黄芪 15g，党参 15g，白术 15g，木香 15g，柴胡 10g，枳壳 15g，香附 10g，白芍 8g，郁金 15g，甘草 10g。有黄疸者加茵陈 30g，胆绞痛较剧者加延胡索 15g、川楝子 15g，合并胆石症者加海金沙 15g、鸡内金 12g，便秘者加大黄 15g（后下）。每日一剂，早、晚餐后 30 分钟温服。功效：健脾疏肝，柔肝止痛。适用于慢性胆囊炎肝郁脾虚者。（长春中医药大学附属医院普外科，曹洪林）

（3）胆囊炎方　柴胡 6g，茵陈 20g，黄芩 10g，木香 10g，枳实 6g，紫花地丁 20g，白芍 15g，生大黄 8g，广郁金 10g，制半夏 10g，全瓜蒌 15g，草河车 12g。每日一剂水煎服。功效：疏肝理气，清热利湿，通腑利胆。适用于慢性胆囊炎气滞湿热偏甚者。（无锡市第 3 人民医院，汪朋梅）

1.3　*成药治疗*

（1）胆宁片　功效为疏肝利胆，清热通下。适用于肝郁气滞，湿热未清所致右上腹隐隐作痛、食入作胀、胃纳不香、嗳气、便秘，主治慢性胆囊炎。（长春

海外制药有限公司，国药准字 Z22026154）

（2）胆石利通片　功效为理气解郁，化瘀散结，利胆排石。适用于胆石症气滞型。（山东步长制药股份有限公司，国药准字 Z10970036）

（3）清肝利胆口服液　功效为清肝利胆。适用于纳呆、胁痛、疲倦乏力、尿黄、苔腻、脉弦、肝郁气滞、肝胆湿热未清等症为主的慢性胆囊炎。（广州市香雪制药股份有限公司，国药准字 Z44020015）

（4）鸡骨草胶囊　功效为疏肝利胆，清热解毒。适用于急慢性胆囊炎属肝胆湿热症者。（广西玉林制药集团有限责任公司，国药准字 Z45021655）

（5）金胆片　功效为利胆消炎。适用于急慢性胆囊炎、胆石症以及胆道感染。（江苏七天然制药有限公司，国药准字 Z32020723）

（6）胆舒胶囊　功效为疏肝解郁，利胆溶石。适用于慢性结石性胆囊炎、慢性胆囊炎及胆结石。（重庆华森制药有限公司，国药准字 Z20080091）

（7）益胆片　功效为行气散结，清热通淋功能。适用于胆石症、慢性胆囊炎见湿热蕴结之证。（合肥华润神鹿药业有限公司，国药准字 Z34020284）

（8）十二味疏肝利胆冲剂　功效为疏肝利胆、清热利湿、通腑泻下、活血化瘀。适用于慢性胆囊炎，肝内外胆管结石。（安徽省中医院院内制剂，皖药制 Z20080011）

2　中医外治

（1）胆囊区外敷痛消散　炮山甲、血竭、乳香、没药、制香附、制大黄、赤芍、当归、郁金、蒲公英、野菊花、益母草、水蛭等各 30g。将上药共研细末，加医用凡士林调匀成药膏。用酒精消毒胆囊区皮肤，再将此药膏外敷，用敷料覆盖后加胶布固定。每天 1 次，连敷 6 日后，休息 1 日，再继续敷治。功效：活血化瘀，清热利湿，理气通络。适用于慢性胆囊炎右上腹疼痛、上腹部饱胀不适。（郧阳医学院附属人民医院，施斌）

（2）穴位外敷理气利胆膏　王不留行、延胡索、柴胡、莱菔子各 400g，黄芩、大黄、金钱草各 200g，木香、陈皮、半夏各 300g，共研细末，用适量姜汁和醋调制成丸，分别贴敷于中脘、阳陵泉、肝俞、胆俞。功效：疏肝利胆，理气止痛。适用于慢性胆囊炎急性发作。（聊城市中医院，阴建军）

3　中医针灸治疗

3.1　针刺治疗

3.1.1　体针治疗

（1）取穴日月、胆俞为主穴，以阳陵泉为副穴，肝内胆管结石加太冲为配穴。胆俞、日月、阳陵泉三穴均取右侧，胆俞斜刺 0.8 寸，用提插泻法。运针一分钟。功效：疏肝理气，适应于慢性结石性胆囊炎。

（2）取穴双侧足三里、太冲穴。采用深刺、强刺手法，得气后留针 20～40 分钟；每隔 10 分钟行针 1 次。功效：疏肝理气，止痛。适用于胆囊炎胆绞痛者。

（3）取穴双侧胆囊穴、太冲、阳陵泉、阴陵泉、期门；虚证：阴虚加太溪，阳虚加关元，气虚加气海、足三里，气虚血瘀加血海；实证：湿热加曲池、支沟，脾胃气滞加内关、足三里。主穴用泻法，虚证用补法，实证用泻法。留针 30 分钟，日一次，10 天为一个疗程。功效为疏肝理气。适用于慢性胆囊炎。

3.1.2　电针治疗

取穴膈俞、胆俞、日月、不容、胆囊穴。选用半导体电针机，对上述穴位用毫针针刺后进行电针刺激，每天两次，10 天为一个疗程。功效为疏肝理气。适用于慢性胆囊炎。

3.1.3　耳针治疗

取穴肝、胆、心、神门、内分泌；常配合针刺，针刺选穴：阳陵泉、太冲，胃脘疼痛不适者加中脘、足三里、内关，湿热蕴结加曲池、阴陵泉，伴有结石者加足临泣、胆俞。常规消毒耳郭，将消毒好的 34 号皮内针刺入上述敏感点，用胶布固定。留针 48 小时，两耳交替，12 次为一个疗程。功效为疏肝理气。适用于慢性胆囊炎疼痛者。

3.2　穴位治疗

（1）穴位按压　耳穴按压穴位选择：主穴取胰、胆、脾、交感、神门、小肠，配穴取胃、十二指肠、三焦、肾。常规消毒耳郭，将王不留籽用胶布固定于穴位上，每穴 1 粒，每次用一侧耳穴，隔日 1 次，两耳交替，15 日为一个疗程。休息 5～7 天，再进行第二个疗程。嘱患者每天按压耳穴 5～10 次。以有热、胀、痛感为佳。功效为疏肝理气。适用于慢性结石性胆囊炎。

（2）穴位注射　取穴足三里。甲氧氯普胺针 10mg，足三里穴位封闭，隔日 1 次，共 7 次。功效为疏肝理气。适用于慢性胆囊炎肝郁气滞，上腹不适呕吐者，常联合大柴胡汤加减（柴胡、郁金、猫爪草、生姜各 15g，黄芩、白芍、半夏、甘草各 9g，炙枳实 4 枚，大黄 6g，金钱草 30g，川芎 20g，大枣 5 枚）每日 1 剂，15 天 1 个疗程，连服 2～3 个疗程。

（3）穴位埋线　取穴主穴取胆俞，湿热型加期门、阳陵泉、足三里；气虚型加梁门、肾俞、足三里；气滞型加中脘、章门、期门；热毒型加日月、太冲、大肠俞等穴。每次埋 3～4 个穴位。病程较短，症状减轻者一次即可。重者隔 1 天进行第二次，隔天进行第三次埋植。功效：疏肝理气，清热利湿。适用于慢性胆囊炎。

3.3 艾灸治疗

取穴日月、章门、期门，肝俞、胆俞，胆囊穴、足三里、三阴交、关元、神阙，阿是穴。日月、章门、期门、阿是穴回旋灸，每穴灸 20 分钟；肝俞、胆俞隔姜灸，每次每穴施灸 5 壮；胆囊穴、足三里、三阴交、关元、神阙温和灸，每穴灸 20 分钟；以上 3 组穴位艾灸治疗隔日 1 次，10 次为 1 个疗程，治疗时需时刻观察患者情况，并可采用温灸架灸法治疗。功效：疏肝理气。适用于慢性非结石性胆囊炎。

（梁久银、袁以洋、余树山、张万宗）

【专家点评】

慢性胆囊炎可以由急性胆囊炎演变而来，也可以是结石刺激引起的“胃病”系列症状。除了没有条件或不能耐受手术外，通常都需要手术治疗。一是反复发作或结石刺激，可以引起胆囊增生和癌变；二是反复发作的慢性增生性炎症，往往非手术效果不好。

中医中药可以把从肝治胆和从胆治胆结合起来。从肝治胆通常从疏肝理气、养肝柔肝入手；从胆治胆通常清热利胆入手。柴胡疏肝散、一贯煎、小柴胡汤是其常用方剂。对于反复发作的患者，也可以采用针药结合。

（于庆生，教授，主任医师，博士生导师。安徽中医药大学第一附属医院普外科主任，安徽中医药大学外科教研室主任，安徽省中医药科学院中医外科研究所所长。国家临床重点专科负责人和带头人，国家中医药管理局重点学科和安徽省重点学科负责人和带头人）

第三节　急性胆管炎

急性胆管炎是指由细菌感染引起的胆道系统的急性炎症，大多在胆道梗阻的基础上发生，主要引起的病因是肝内外胆管结石、胆道寄生虫、胆道狭窄和胆道恶性肿瘤。本病起病急，变化快和病死率高，死亡率达 4.5%～43%，为胆道良性疾病死亡的首要病因。主要临床表现特征为 Charcot 三联征：腹痛、寒战高热、黄疸；进一步可以发展为 Reynolds 五联征，即再出现休克、中枢神经系统抑制表现。相当于中医的“黄疸”“结胸”“脘胁痛”“厥脱”。中医学认为该病病位以肝胆为主，涉及脾胃。病机以气郁、血瘀、湿热三者互为因果，相互转化。郁久不通，郁极化热，热邪内陷而成“瘀”证，严重者可致厥证、脱证。中医治疗原则主张“急则治其标，缓则治其本”。即急性发作期现采用中西医结合方法控制胆管炎症；缓解后彻底清除导致的关键病因——胆管结石。急性发作期中医的主要治疗方法有清胆利湿、通气通腑和泻火解毒、通腑救逆。

【诊断】

1 疾病诊断

临床主要症状为腹痛、寒战高热、黄疸（Charcot 三联征）。腹痛常在发热前数小时发生，表现为右上腹持续性腹痛伴阵发性加剧，并向右肩背部放射，常伴恶心、呕吐；寒战高热，体温常高达 39℃以上，呈弛张热型，少数危重者体温可低于正常；黄疸主要表现为皮肤巩膜黄染，尿色变深，粪色变浅，皮肤瘙痒等。随着病情发展，可以发展为 Reynolds 五联征，即休克、中枢神经系统抑制表现。腹部体征可见剑突下及右上腹有压痛，可有腹膜刺激征，肝常肿大并有压痛和叩击痛。实验室检查可见白细胞计数升高，中性比升高；肝功能会有不同程度的受损，凝血酶原时间延长。影像学检查彩超可见胆道结石并胆道扩张。CT 检查可见胆管内结石影，结合薄层 CT 三维重建，可以较准确定位结石及扩张的胆管。磁共振检查尤其是 MRCP 检查胆道内可见圆形充盈性缺损，周围包绕高信号胆汁，呈倒杯口征的结石，合并梗阻以上的胆道轻至中度扩张。

2 证候诊断

（1）湿热证（肝胆湿热） 发热恶寒，口苦咽干，胁腹疼痛难忍，皮肤黄染，不思饮食。便秘尿赤；舌红苔黄，脉弦数滑。

（2）热毒证（肝胆脓毒） 胁肋剧痛，痛引肩背，压痛拒按，高热寒战，上腹饱满，口干舌燥，不能进食，大便干燥，小便黄赤，甚者谵语，肤黄有瘀斑，四肢厥冷，舌绛有瘀斑，苔黄开裂，脉微欲绝。

【治疗】

1 中医内治

1.1 中药口服

1.1.1 辨证施治

（1）湿热证（肝胆湿热）

治法：清胆利湿，通气通腑。

方药：茵陈蒿汤合大柴胡汤加减。茵陈蒿 18g，生大黄（后下）、栀子各 9g，柴胡 6g，白芍 9g，枳壳 15g，黄芩 9g，半夏 9g，金钱草 30g，香附 9g，川楝子 9g，甘草 6g。上腹胀痛明显者加木香 9g、郁金 9g、延胡索 9g；口干苦、小便黄加黄柏 9g，天花粉 10g；热盛加金银花 10g、蒲公英 10g。

煎服法：水煎服，每日一剂，分两次服。

（2）热毒证（肝胆脓毒）

治法：泻火解毒，通腑救逆。

方药：黄连解毒汤合茵陈蒿汤加减。黄连 9g，黄柏 6g，黄柏 6g，茵陈 18g，栀子 12g。黄疸者加茵陈 18g、虎杖 9g；热盛者加金银花 10g、蒲公英 10g；大便燥结不通者加芒硝 10g、大黄 9g。

煎服法：水煎服，每日一剂，分两次服。

1.1.2　经方验方治疗

（1）胆道排石汤　金钱草 31g，茵陈、郁金各 15g，枳壳、木香、大黄各 9g，甘草 6g。若有呕吐，加法半夏 10g；热重者加黄连 10g、蒲公英 15g；痰多者加藿香、佩兰各 15g。每日一剂，水煎服或保留灌肠。一般连用 3～5 剂。功效为消炎利胆。适用于急性胆管炎和急性梗阻性化脓性胆管炎。（武汉市中西医结合医院，肖新波）

（2）通腑行气解毒汤　金钱草 40g，生大黄 15g（后下），茵陈 20g，柴胡 8g，黄芩 10g，栀子 10g，郁金 10g，枳实 10g，青皮 10g，木香 8g，沉香 3g（后下），甘草 5g，随症加减。胆石症者加生内金 15g、海金砂 20g（包）；高热、谵妄加羚羊角粉 5g（冲服）；呕吐频繁加制半夏 10g、竹茹 10g、蔻仁 5g（后下）、生姜 4 片。水煎取汁，每次胃管注入 100ml，初时每 2 小时服 1 次，症情好转后渐延时为每 4 小时或 8 小时口服 1 次。功效：清热利湿，通里攻下，利胆排石。适用于急性梗阻性化脓性胆管炎。（江苏省姜堰市中医院，李书清）

（3）清热利胆汤加减　柴胡 10g，黄芩 10g，山栀 10g，茵陈 10g，金钱草 15g，广木香 10g，枳实 10g，厚朴 10g，延胡索 10g，当归 10g，川芎 15g，丹参 15g，大黄（另包后下）15g，甘草 10g。热重者加黄连、蒲公英 10g；呕吐重者加法半夏、竹茹 10g；湿重者加藿香、佩兰 12g。一般患者煎汤服，一日 1 剂；腹胀、恶心、呕吐明显口服困难者，煎汤 300ml，保留灌肠。功效：清热利胆，行气活血，通里攻下。适用于老年重症胆管炎。（贵阳中医学院第一附属医院，郭邦阳）

（4）清胆合剂溶液　蒲公英 60g，野菊花 20g，白花蛇舌草 50g，大黄 10g，金钱草 60g，威灵仙 20g，木香 20g，红花 10g。煎服法：以上药物制成每瓶 500ml 溶液，每次 80～100ml，空腹服为宜，每日 2～3 次，5 天为一个疗程，用三个疗程。功效：清热解毒，通腑排石。适用于胆囊切除术后胆管炎。（盐城市第一人民医院协定方，普外科）

1.1.3　成药治疗

（1）十二味疏肝利胆冲剂　功效为疏肝利胆、清热利湿、通腑泻下、活血化

瘀。适用于慢性胆囊炎，肝内外胆管结石。（安徽省中医院院内制剂，皖药制Z20080011）

（2）消炎利胆片　功效为清热、祛湿、利胆。适用于肝胆湿热引起的口苦、胁痛和急性胆囊炎、胆管炎。（国药准字 Z44022442）

（3）安宫牛黄丸　功效为开窍、降温、安神、镇惊。适用于急性胆管炎伴有神昏者。（国药准字 Z33020160）

1.2　中药灌肠

（1）常规灌肠　一般上述方剂如胆道排石汤、通腑行气解毒汤、清热利胆汤加减，皆可煎汤保留灌肠。可通腑攻下，清热解毒，促进肠腔毒性物质排出，减轻细菌和内毒素的吸收。

（2）低压灌肠：双黄通腑汤　生大黄 30g（后下），黄芩 30g，龙胆草 30g，栀子 30g，贯众 30g，虎杖 50g，莱菔子 30g，芒硝 30g。将以上药煎水成 200ml 低压灌肠，保留 30～60 分钟，每天 2 次。功效：泻热通便，清热利湿。适用于重症胆管炎休克者。（湖北中医药高等专科学校，肖凡）

2　中医外治

2.1　中药外敷

（1）金黄散外敷　由天花粉、姜黄、大黄、黄柏、白芷、天南星、陈皮、苍术、甘草等药制成。用法：调酒外敷右上腹，每日 1～2 次。敷贴范围超过压痛范围 5cm 以上，直至疼痛消失。功效：清热解毒，消肿止痛。适用于老年急性重症胆管炎。注意事项：外敷药皮肤过敏者忌用。

（2）皮硝外敷　250g 皮硝捣细末，装入缝制的布袋内，睡前敷于右上腹胆囊区，次晨取下，以皮硝烊化为效。每晚一次，病情严重者，每天 2 次，连续使用至症状缓解，或不烊化则停用。功效为清热利胆。适用于各种类型胆石症合并胆道系统急慢性炎症。

2.2　中医中药介入治疗

中药冲洗胆道药物：茵陈蒿注射液 10ml、甲硝唑 5ml、生理盐水 15ml，介入方法：ENBD 手术后，每天早晚 2 次通过鼻胆管用生理盐水反复冲洗胆道，然后将中药茵陈蒿注射液、甲硝唑、生理盐水灌入胆道，夹闭鼻胆管保留 2 小时。功效：清热利湿退黄。适用于 ENBD 术后胆道感染者。

3　中医针灸治疗

（1）取穴足三里、阳陵泉、三阴交、内关等。每日 1～2 次，每次留针 15～20 分钟。功效：解痉镇痛，利胆排石。适用于急性梗阻性胆管炎。

（2）取穴中脘、足三里、胆俞、阳陵泉等。高热加曲池，黄疸加至阳，呕吐者加内关。重刺激，留针 30 分钟，每日 1～2 次。功效：消炎止痛，利胆祛湿。适用于老年急性重症胆管炎。

4　中医联合手术治疗

对于急性梗阻性胆管炎，非手术治疗不能缓解，或加重，或合并急性胰腺炎，往往需要手术的干预。此时，中医外科也主张“急则治标”，先进行手术治疗，术后中医中药辅助。其实施方案有：（1）传统手术结合中医中药治疗；（2）腹腔镜手术结合中医中药治疗；（3）胰十二指肠镜手术结合中医中药治疗。

4.1　传统手术联合中医治疗

4.1.1　手术方法

胆囊切除＋胆总管切开取石＋T 管引流术、胆管切开取石＋T 管引流术。

4.1.2　术后中医中药治疗

（1）中药口服或胃管注入

① 气阴两虚、热入营血、肝胆疏泄失职　证候表现为潮热盗汗，五心烦热，舌红少津，脉弱。方药：茵陈 30g，黄芪 30g，柴胡 15g，沙参 15g，麦冬 15g，人参 10g，白头翁 10g，败酱草 30g，黄芩 15g，生大黄 15g，郁金 15g。煎服法：每次 150ml，一天 2 次，胃管注入，待恢复肛门排气、拔除胃管后，改口服上述中药汤剂。功效：凉血解毒，疏肝利胆，益气养阴。

② 肝胆湿热，热壅肠腑　证候表现为口苦泛恶，大便溏垢，小便短赤，或有黄疸，舌红、苔黄腻、脉弦滑数。方药：中药清胆汤（由大柴胡汤合茵陈蒿汤加减组成），以柴胡 15g，黄芩 15g，郁金 15g，山栀 10g，枳实 10g，陈皮 10g，大黄 10g，川朴 15g，川楝子 10g，金钱草 15g，茵陈 30g，芒硝 15g 等加减，其中大黄、芒硝以大便多少而调整。煎服法：术后 36 小时开始自胃管注入，不管肠道通气与否，每 6～8 小时 1 次，每次 100～200ml（至肝功能恢复正常后停用）。大便通畅后方可拔出胃管，改为口服中药。功效：清热利胆，化湿通下。

（2）中药灌肠

党参、枳实各 10g，厚朴、木香各 15g，莱菔子 12g，桃仁、红花各 10g。水煎剂 100ml。保留灌肠，每日 1～2 次，尽量保留 2 小时以上至排气为止。功效为行气活血，适用于术后胃肠道功能未恢复，腑实气滞血瘀。

（3）针刺

穴位针刺：取双侧足三里、三阴交，留针 15～20 分钟，5 分钟行针 1 次，每日 1～2 次。功效为理气通腑。适用于术后胃肠功能减弱症。

4.2　腹腔镜手术联合中医治疗

4.2.1　手术方法

腹腔镜下进行胆囊切除＋胆管切开取石＋T 管引流术。

4.2.2　术后中医中药治疗

中药口服或胃管注入：

十二味疏肝利胆冲剂由柴胡、郁金、枳实、厚朴、生大黄、黄芩、赤芍、金钱草、车前草、栀子、丹参、甘草组成，由安徽中医药大学第一附属医院制剂中心制成每包含生药 35g 的颗粒冲剂，口服，每次 1 袋（6g/袋），温开水 100ml 溶解，一日 3 次，疗程为 2 周。功效：疏肝利胆，清热利湿，通腑泻下，活血化瘀。适应于慢性胆囊炎，肝内外胆管结石。（安徽省中医院院内制剂，皖药制 Z20080011）

4.3　ERCP 下 EST 手术联合中医治疗

4.3.1　手术方法

内镜下进行十二指肠乳头切开取石术（ERCP＋EST＋ENBD）引流术。

4.3.2　术后中医中药治疗

中药口服或胃管注入：

（1）口服利胆合剂：方由茵陈、蒲公英、败酱草、白头翁、玄参、黄芩、大黄、甘草等各 15g 组成，每日 1 剂，水煎剂，分 2 次用（间隔 6 小时）。功效：清热利湿，解毒退黄。适用于术后肝胆湿热伴黄疸症状。

（2）茵陈蒿 30g，白芍 12g，制大黄、黄芩、厚朴、枳壳、郁金、鸡内金、泽泻各 10g，金钱草、车前草、茯苓、虎杖各 15g，柴胡 6g。毒炽热盛则加五味消毒饮，湿重于热加五苓散，胁痛甚加川楝子、延胡索，皮肤瘙痒加白鲜皮、苦参。功效：清热除湿，排石退黄。适用于胆道微创术后结石残留伴胆道感染者。

（梁久银、袁以洋、余树山、张万宗）

【专家点评】

急性胆管炎是临床常见的危急重症，引起该病的主要原因是胆管结石。对于急性胆管炎，首先应制定其治疗原则和策略。对于有急性梗阻性化脓性发展趋势或合并胰腺炎者，应该根据病人的即时情况选择胆管切开取石引流或胰十二指肠镜鼻胆管引流；对于普通的胆道感染，在监护下可以选择中西医结合非手术治疗。

中医中药治疗主张内外结合，针药并用。在内治法中，肝胆湿热、阳明腑实、气滞血瘀是其主要证候，因此，清利肝胆湿热、通里攻下、理气活血是其基本治疗方法。在外治法中，灌肠可以借鉴上述内治的辨证方法和组方用药原则，也可以大黄、芒硝联合应用。外敷可以把药物敷在局部右上腹，也可以外敷脐部；可以选用经方金黄散、玉露散，也可以根据经验选用芒硝等常用中草药。

中药也可以和传统或腹腔镜胆管切开取石、胰十二指肠镜鼻胆管引流联合应用，目的在于更快地消除胆管炎症，促进残余结石排出；同时也有利于恢复肝功能，防治术后结石再生。

（于庆生，教授，主任医师，博士生导师。安徽中医药大学第一附属医院普外科主任，安徽中医药大学外科教研室主任，安徽省中医药科学院中医外科研究所所长。国家临床重点专科负责人和带头人，国家中医药管理局重点学科和安徽省重点学科负责人和带头人）

第四节　胆囊结石

胆囊结石主要为胆固醇结石或以胆固醇为主的混合性结石和黑色胆色素结石。我国胆结石患病率为 0.9%～10.1%，平均 5.6%，本病主要见于成年人，发病率在 40 岁后随年龄增长而增高，女性多于男性。其临床表现在胆囊结石非活动期，多数没有症状，称之为无症状胆囊结石或静止性胆囊结石，往往在健康体检中发现；部分症状轻微，表现为上腹或右上腹闷胀不适、嗳气、厌油腻食物等消化道症状，容易误诊为胃病。在急性发作期，症状典型，表现为胆绞痛，往往是在饱餐、进食油腻食物后或睡眠中体位改变时发作。本病在中医中属于“胆胀”“胁痛”的范畴。中医认为因情志不遂，或因饮食不慎，或因虫积，或因起居不慎外邪侵入少阳，致肝脏失疏，胆腑失通，气机郁滞，湿热内蕴，胆汁郁积而成结石。治疗方法可因处在静止期或发作期而不同，静止期多主张疏肝柔肝，急性期多主张清肝利胆。

【诊断】

1　疾病诊断

胆囊结石处于静止期和活动期，临床表现显然不同。静止期胆囊结石多无症状，往往在健康体检中发现；部分症状轻微，表现为上腹或右上腹闷胀不适、嗳气、厌油腻食物等消化道症状，容易误诊为胃病。在急性发作期，表现为典型的胆绞痛，往往是在饱餐、进食油腻食物后或睡眠中体位改变时发作，疼痛位于右上腹或上腹部，呈阵发性，或者持续疼痛阵发性加剧，可向右肩部和背部放射。体检时右上腹部有不同程度的压痛，严重的病例可有反跳痛和腹肌紧张，Murphy 征阳性，有时可扪到肿大的胆囊。实验室检查急性发作期血象升高，其他无特异性发现。目前诊断主要依靠影像学检查，常用的有超声、CT、磁共振。超声是该病的首选诊断措施，诊断率可达到 100%，超声下见胆囊内有强回声团，随体位而移动，其后有声影。CT、MRI 也可显示胆囊结石，协助诊断。

2　证候诊断

（1）肝郁气滞证　多见于发病初期的胆绞痛或单纯性急性胆囊炎，疼痛以胀痛为主，疼痛每因情志变化而增减，反复发作；胸闷食少，时有嗳气；右上腹局限性压痛，腹壁尚软；体温正常或伴有低热；口苦，食欲减退，或有恶心呕吐，厌油腻；多无巩膜或皮肤黄染；舌质红或暗，舌苔薄黄。

（2）气滞血瘀证　多见于慢性胆囊炎或胆结石，疼痛以刺痛或绞痛为主，常呈右上腹持续性绞痛或闷痛，阵发性加剧。痛处固定，拒按，入夜疼痛更甚，胁下或有包快，可出现不同程度的巩膜，皮肤黄染，舌质紫暗，或有瘀点瘀斑，脉沉涩。

（3）肝胆湿热证　多见于化脓性坏疽性胆囊炎。表现为右上腹剧痛，向背部放散，腹肌紧张，有明显压痛和反跳痛，可触及肿大的胆囊；高热寒战或出现黄疸，口苦，恶心呕吐，不思饮食；大便秘结，小便短少，尿色如茶；舌质红或绛，舌苔黄燥或起芒刺；脉滑数或沉细。

（4）肝胆脓毒证　右胁剧痛不已，腹胀而满，拒按，或可触及肿大的胆囊；寒战高热，或寒热往来；口苦咽干，身目黄染，甚或神昏谵语，四肢厥冷；舌红绛，苔黄燥，脉滑数。

（5）肝阴亏虚证　多见于慢性胆囊炎缓解期。主要表现胁痛隐隐，悠悠不休，遇劳加重，口干口苦，五心烦热，两目干涩，视物昏花，头晕气短，少寐多梦，舌红少苔，脉弦细而数。

【治疗】

1　中医内治

1.1　中药口服

1.1.1　辨证施治

（1）肝郁气滞证

治法：疏肝利胆，理气开郁。

方药：大柴胡汤合金铃子散加减。柴胡 6g，白芍 9g，枳壳 15g，大黄 9g（后下），黄芩 9g，半夏 9g，郁金 9g，金钱草 30g，香附 9g，川楝子 9g，延胡索 9g，甘草 6g。右上腹胀痛者加木香 9g、郁金 9g、虎杖 9g、延胡索 9g；口干苦、小便黄者加茵陈 18g、黄柏 9g、天花粉 10g，黄疸者加茵陈 18g、虎杖 9g；热盛者加金银花 10g、蒲公英 10g；大便燥结者不通加芒硝 10g。

煎服法：水煎服，每日一剂，分两次服。

（2）肝胆湿热证

治法：疏肝利胆，清热化湿。

方药：大柴胡汤和大承气汤加减。柴胡 25g，黄芩 15g，白芍 15g，炒枳实 15g，大黄 10g（后下），芒硝 10g（冲服），茵陈 30g，栀子 15g，生甘草 10g。呕吐者加竹茹 10g；痛甚者加元胡 10g、川楝子 10g；肝郁气滞者加柴胡 6g、枳壳 9g；瘀血偏重者加丹参 9g、红花 9g；湿热偏盛者加龙胆草 10g、苦参 10g、威灵仙 10g。

煎服法：水煎服，每日一剂，分两次服。

（3）肝胆脓毒证

治法：清热解毒，通泻攻下。

方药：大承气汤加龙胆泻肝汤加减。大黄 15g（后下），厚朴 10g，枳实 15g，芒硝 10g（冲服），栀子 10g，龙胆草 10g，木香 5g，生地 10g，柴胡 20g，黄芩 15g，连翘 30g，蒲公英 30g，板蓝根 30g。高热神昏者可加服安宫牛黄丸，精神萎靡不振、脉弱无力者可加用参附汤。

煎服法：水煎服，每日一剂，分两次服。

（4）肝阴亏虚证

治法：养阴疏肝。

方药：一贯煎加减。沙参 15g，麦冬 15g，当归 15g，生地黄 30g，枸杞子 15g，川楝子 10g，郁金 15g，丹皮 10g。面黄、目黄、尿黄加茵陈 15g、虎杖 9g、栀子 9g，大便干、口干加大黄 6g、玄参 9g，痛甚加玄胡 9g、川楝子 9g。

煎服法：水煎服，每日一剂，分两次服。

1.1.2　经方验方治疗

（1）胆道排石汤　金钱草、茵陈、郁金各 30g，木香、枳壳各 10g，生大黄 6～10g（后下）。水煎服，每日一剂，分两次服。功效：清热利湿，行气止痛。适用于各型胆囊结石。（天津南开医院，石承先）

（2）排石汤 5 号　金钱草 30g，木香、枳壳、黄芩、川楝子各 10g，大黄 6g（后下）。水煎服，每日一剂，分两次服。功效为疏肝利胆。适用于胆囊结石缓解期。（遵义医学院急腹症科，贺瑞麟）

（3）排石汤 6 号　虎杖 30g，或三颗针、木香各 15g，枳壳 10g，金钱草 30g 或茵陈、栀子各 12g，元胡、大黄各 15g。水煎服，每日一剂，分两次服。功效为疏肝理气止痛。适用于胆石症发作期。（遵义医学院急腹症科，贺瑞麟）

（4）溶排石汤　金钱草 20g，海金沙 15g，鸡内金 15g，柴胡 10g，茵陈 10g，川厚朴 10g，枳壳 10g，芒硝 10g，香附 10g，穿山甲 10g，白芍 20g，甘草 6g。水煎服，每日一剂，分两次服。功效：清泻利湿，利胆排石。适用于肝胆湿热型胆囊结石。（河北省中医药研究院，张建涛）

（5）化石利胆汤　柴胡、穿山甲、甘草各 6～10g，茵陈、金钱草各 15～30g，黄芩、栀子、郁金、姜黄各 8～12g。胆囊结石加乌梅、枳壳，肝内胆管结石加青皮、陈皮、五味子、白豆蔻，胆总管结石加虎杖、双花、乳香、威灵仙，便秘加大黄、芒硝，纳差腹胀加半夏、厚朴、莱菔子。水煎 2～3 次，取汁混合分 3 次口服，每日 1 剂，服 7 天，停 2 天。功效：疏肝、利胆、和胃，清热、利湿、退黄。适用于胆固醇样结石，有较好的溶石排石作用。（平度市中医医院，杨守光）

（6）清胆汤加化石散　柴胡 12g，黄芩 12g，木香 10g，半夏 12g，延胡索 15g，白芍 12g，枳实 15g，郁金 20g，金钱草 50g。每日 1 剂，水煎分 2 次口服。化石散为火硝（硝酸钾）、滑石粉、郁金、白矾、甘草、鸡内金不同剂量共研为粉混匀，装入胶囊，每日 3 次，每次 5 粒，饭后白水送服。7 天为 1 个疗程。功效：疏肝理气、消石排石。适用于小型胆囊结石（结石直径小于 0.5cm 以内）。（河北省承德市中医院，李宗国）

（7）胆囊溶石汤　白芍 9g，金钱草 60～90g，郁金 15g，海金沙 27g，鸡内金 15g，白术 12g，茯苓 15g，薏苡仁 15g，五味子 12g，丹参 9g，麦冬 9g，生地黄 30g，陈皮 12g，北沙参 9g，绿萼梅 15g，山药 15g，枸杞子 15g，球兰 15g。水煎服，每日 1 剂，分两次服。功效：活血滋阴，疏肝健脾，软石化石。适用于胆固醇样胆囊结石。（福州市中医院，阮能健）

1.1.3　成药治疗

（1）十二味疏肝利胆冲剂　功效为疏肝利胆、清热利湿、通腑泻下、活血化瘀。适用于慢性胆囊炎，肝内外胆管结石。（安徽省中医院院内制剂，皖药制 Z20080011）

（2）养肝利胆颗粒　功效为解痉、保肝利胆、溶石排石。适用于阴不足之证的胆道感染和胆石症。（四川美大康药业股份有限公司，批号 020301）

（3）利胆排石片　功效为行气活血、疏肝解郁、清热解毒、消炎利胆、溶石排石。适用于胆囊结石、慢性胆囊炎。（青岛国风药业股份有限公司，批号 070702）

1.2　中药灌肠

（1）大承气汤　大黄（后下）20g，芒硝（冲下）20g，枳实20g，厚朴20g。先清洁灌肠，再将上述方剂水煎至200ml，保留灌肠，必要时次日再灌肠一次，并内服大柴胡汤，血象高、病情重者加用抗生素。功效为通腑泄热。适用于胆囊结石合并急性胆囊炎。

（2）热痛宁灌肠液　大黄50g，枳实30g，黄芪30g，元胡20g。将以上药用水煎250ml，倒入无菌输液瓶内，药液温度为35～37℃，插管深度14～18cm，保留20分钟，每日灌肠1～2次，如WBC（15～22）×100/L或重度腹痛或重度黄疸者每日2次，直至腹痛消失，体温正常。功效：疏肝利胆，通腑泄热，理气止痛。适用于胆囊结石合并感染。（云南省玉溪市中医院，曾国强）

（3）肝胆利胆复方　柴胡20g，白芍20g，金钱草50g，枳实20g，枳壳15g，郁金10g，大黄10g，延胡索10g。将以上药加水煎，取汁250ml灌肠给药。功效：疏肝利胆，理气止痛。适用于胆囊结石合并胆绞痛。（杭州市中医院，孙毅）

2　中医外治

2.1　单味中药外敷

皮硝外敷：取250g皮硝捣细末，装入缝制的布袋内，睡前敷于右上腹胆囊区，次晨取下，以皮硝烊化为效。每晚一次，病情严重，每天2次，连续使用至症状缓解，或不烊化则停用。功效：消肿、抗炎、止痛。适用于各种类型胆囊结石合并胆囊急慢性炎症。

2.2　复方外敷

（1）跌打丸　三七64g，当归32g，白芍48g，赤芍64g，桃仁32g，红花48g，血竭48g，北刘寄奴32g，骨碎补32g，续断320g，苏木48g，牡丹皮32g。一般为2丸捣碎，用白酒适量调成糊状备用，再嘱患者偏向右侧俯卧或坐位，取第10胸椎棘突旁开1.5寸（胆俞穴）、第9胸椎棘突旁开1.5寸（肝俞穴），以及阿是穴（背部压痛最明显之部位），然后医者用拇指或食指的指腹紧贴在所取的穴位上，徐徐向下用力施压，持续约30秒。然后放松，交替按压其他穴位，致使局部有温热和酸麻胀的感觉。接着将调好的中药敷在穴位上，覆以胶布用力按压几下。功效：行气通腑，利胆，止痛，排石。适用于胆囊结石合并胆绞痛。（广西梧州制药有限公司，国药准字Z45020316）

（2）四黄水蜜　黄连125g，黄芩125g，黄柏125g，大黄粉末125g。上药各等分，用前加温开水、蜂蜜调配而成，平铺于玻璃纸上适量外敷右上腹部，每天换药1次，敷药时间为4～6小时，至腹痛缓解为止。功效：清热解毒，消肿止痛。适用于胆石症、急性胆道感染。（广东省中医院，刘贤芬）

3　中医针灸治疗

3.1　针刺治疗

（1）体针治疗　取穴太冲、胆囊穴、三阴交、肝俞、胆俞为主穴，气郁加行间，湿热加足三里、阴陵泉，发热加大椎、曲池、合谷，胆绞痛加期门、章门，胸满加膈俞、内关。胆俞穴针尖向脊柱方向斜刺0.5～0.8寸，其他穴常规刺法，深度为1.0～1.5寸。功效：疏肝理气，清热利湿。适用于郁气滞、肝胆湿热的胆囊结石。

（2）电针治疗　取穴日月（右）、肝俞（右）、胆俞（右）、期门（右）、阳陵泉（右）、丘墟（右）、太冲（右）、胆囊穴（右）、足三里（右）等穴位。常规消毒，针刺得气后，接脉冲式电计仪，用疏密波刺激40分钟，电流强度由弱至强，逐渐调节，以患者能耐受的最大强度为度，每天1次，10次为一个疗程。功效：疏肝理气，清热利湿。适用于郁气滞胆囊结石。

（3）耳针治疗　取穴肝、胆、脾、肾、十二指肠、大肠、三焦、内分泌、皮质下、耳迷根、肝阳。常规消毒所选用耳穴，将皮内针埋入上述各穴，然后用医用胶布贴封整个耳郭，留针48小时，左右耳交替，15天为一个疗程。治疗两个月后进行疗效观察。嘱患者注意保护所施治耳郭的清洁，以防感染。合并感染者进行抗感染处理。功效为疏肝利胆。适用于各种类型胆石症。

3.2　穴位治疗

（1）取穴耳胆穴。王不留行贴在一侧耳胆穴处，患者每天用手轻轻按压约10次，每次约10分钟。7～10天为一疗程，无效则休息1周，再治疗1个疗程。功效为疏肝理气。适用于各种类型胆石症。

（2）取穴以肝、胰、胆、十二指肠、交感、神门、脾胃、耳背肝、耳迷根、大肠、内分泌为主。常规消毒耳郭，将带有王不留行籽的胶布贴于各反应区中最敏感点，适度按压，使耳郭有发热感。嘱患者自行按压，每天5～6次，每次按压至耳郭有热、胀、酸痛感。隔天更换1次，5次为一个疗程，双耳交替进行。功效为疏肝理气。适用于各种类型胆石症。

3.3　艾灸治疗

（1）取穴（腧穴热敏化艾灸）：取穴足三里、公孙、天枢、脾俞、太冲、大肠俞。探查时发生腧穴热敏化现象为热敏化腧穴，以上六穴采用双侧同时悬灸。功效为疏肝理气。适用于各种类型胆石症。

（2）用艾条悬灸神阙穴30分钟，每天1次，5次为一个疗程，休息2天后再进行第二个疗程。以皮肤温热发红为度。治疗5～6个疗程。治疗期间，停服一切排石药物。功效为疏肝理气。适用于各种类型胆石症。

4 中医推拿和按摩治疗

(1) 推按运经仪治疗 治疗胆囊结石，患者取左侧卧位45度角，臀部垫高15cm～20cm，取穴肝俞、胆俞、脾俞、肩井、日月、期门、章门、胆囊底、足三里、阳陵泉、胆囊穴。每次选4～6个穴位，酌情配合极板疗法、程序疗法、手柄推按疗法交替应用输出强度以患者耐受为度。每天1次，每次40分钟，10次为一个疗程，上述综合疗法。三个疗程后做疗效评定。功效：疏肝理气，清热利湿。适用于肝郁气滞型与肝胆湿热类型胆囊结石。（北京宏波自动化控制设备厂生产的HD－89－VA型）

(2) 八卦拍打 该法应用中医八卦理论，结合西医解剖部位，将人体躯干前后部位各分成八个拍打区，每个拍打区重拍9下，轻拍36下，以患者能够承受且感舒服为度，每天1次，每次拍打20～30分钟，每5次为一个疗程，一般需要拍打1～2个疗程。功效：疏肝理气，清热利湿。适用于各种胆结石。

5 中医围手术期治疗

对于胆囊结石或者合并急性胆囊炎患者，临床上多采用中西医结合治疗。

5.1 中医术前治疗

大承气汤：生大黄（后下）12g，芒硝（冲服）8g，厚朴10g，枳实10g。水煎服，1剂，术前12小时口服，且服药后禁食禁饮。功效通腑泄下、清热解毒。术前使用可减轻术后生理紊乱，减轻全身炎症反应，促进肠蠕动，防止或减轻术后肠粘连、腹胀痛等。

5.2 中医术后治疗

胆囊切除手术术后的中医中药治疗主要集中在胆囊术后综合征、术后腹泻、术后胃肠功能紊乱等常见并发症的治疗上，以减轻临床症状，降低二次手术率，减轻患者痛苦，提高总体疗效。

5.2.1 胆囊术后综合征

现代医学研究认为：胆囊切除手术后综合征不是严格意义上的综合征，而是指胆囊切除术后仍有各种炎症、体征，如右上腹痛、腹胀、黄疸等，常由功能性因素或器质性因素引起。功能性因素多由胆汁潴留、排泄和压力关系的改变，引起胃肠胆道功能紊乱而出现食欲不振、嗳气、腹胀疼痛及入高脂餐后不适的表现；器质性因素如结石残留或复发，Oddi's括约肌病变，胆管损伤性狭窄和胆囊管残留过长。后者多需手术治疗，前者经中医辨证治疗效果较好。

(1) 肝郁气滞证

柴胡疏肝散加减：柴胡、陈皮各10g，白芍、枳壳、佛手各15g，香附、郁金、延胡索各 12g，甘草 5g。伴胆管炎症加黄芩 12g、金钱草 30g、虎杖 15g。功效：舒肝利胆，理气止痛，利湿退黄。

（2）肝气乘脾证

患者术后排便次数增多为主要症状，伴有腹胀、腹痛、嗳气、纳差等症状。柴胡桂枝干姜汤加减：柴胡、黄芩、乌梅、防风各 10g，干姜、炙甘草各 5g，桂枝 8g，煅牡蛎（先下）30g，制苍术 15g。腹胀明显者加香橼皮 10g、莱菔子 30g；嗳气明显者加枳壳、制半夏各 10g、沉香 3g。功效：舒肝健脾，理气止痛。

（3）气滞血瘀证

膈下逐瘀汤加减：当归、赤芍、川芎、桃仁、牡丹皮、五灵脂各 10g，红花 6g，香附、乌药、延胡索、枳壳各 10g，甘草 6g。肠鸣腹泻加白术 15g、茯苓 15g、薏苡仁 30g；便秘加制大黄 25g、青皮 10g、莱菔子 20g。功效：活血化瘀。适用于胆囊术后综合征气血瘀滞。

（4）肝胆不和证

疏肝利胆汤加减：炒柴胡 9g，赤白芍各 15g，枳实 10g，青皮 10g，延胡索 6g，虎杖 10g，生大黄（后下）6g。腹胀显著伴恶心呕吐者加半夏 10g、炒谷麦芽各 10g、陈皮 10g；黄疸发热者加郁金 10g、黄芩 10g、茵陈 15g，肝内胆管结石者加金钱草 25g、海金沙（包）15g。每日 1 剂，水煎服，每日服 2 次，15 天为一个疗程。功效：舒肝利胆，理气止痛，利湿退黄。适用于胆囊术后综合征。

5.2.2　胆囊术后腹泻

胆囊切除手术所致顽固性腹泻的原因可能与胆囊功能的突然缺失，肠道菌群发生变化，Oddi's 括约肌病功能紊乱，胆管内压力升高、胆盐吸收受到影响相关，中医治疗效果较为理想。现代临床研究对本病的病因、病机认识多为肝郁气机不畅，胆失疏泄，肝胃不合，脾不运化，湿热内蕴，气血瘀滞等，但尚不能统一，辨证分型也存在差异，现仅从治疗原则上简要概述。

5.2.2.1　辩证施治

（1）参苓白术散　人参 10g，白术 10g，茯苓 10g，桔梗 10g，陈皮 10g，扁豆 10g，莲子肉 10g，山药 10g，薏苡仁 10g，甘草 6g，砂仁 5g。水煎服，每日一剂，分两次服。功效：益气健脾，化湿止泻。适用于胆囊切除术后脾气亏虚，脾不运化所致食少便溏、肢倦乏力者。

（2）痛泻药方　白术 10g，白芍 10g，防风 10g，陈皮 10g，半夏 10g，茯苓 10g，苍术 10g，厚朴 10g，柴 6g，甘草 6g。水煎服，每日一剂，分两次服。功效：抑肝健脾，祛湿止泻。适用于胆囊切除术后脾虚肝实所致肠鸣腹痛、大便泄泻、泄前腹痛、泻后痛缓、舌苔薄白、脉两关不调、左弦而右缓者。

（3）理中汤合痛泻要方　干姜 9g，党参 20g，陈皮 6g，麻黄 6g，茯苓 10g，白术 20g，白芍 20g，炙甘草 9g，黄芪 15g，柴胡 10g。水煎服，每日一剂，分两次服。功效：温中健脾，祛湿止泻。适用于胆囊切除术后脾阳气虚，脾失运化而致自利不渴、寒多而呕、腹痛粪溏、脉沉无力者。

（4）半夏泻心汤　半夏 12g，黄芩 12g，干姜 10g，炒党参 15g，清甘草 6g，黄连 6g，大枣 6 枚。水煎服，每日一剂，分两次服。功效：辛开苦降，寒热平调。适用于胆囊切除术后寒热错杂所致心下痞满、呕吐、肠鸣下利、苔黄腻而微黄者。

5.2.2.2　针刺疗法

穴位选择：足三里（双）、太冲（双）、气海、天枢（双）。针刺方法：常规消毒后以单手指切进针法进针，局部产生酸胀感得气后，留针 30 分钟，每日 1 次，每周治疗 5 次。功效：补中益气，健脾止泻。适用于胆囊术后难以治愈的长期腹泻。

5.2.2.3　艾灸治疗

穴位选择：足三里、神阙、下巨虚及阴陵泉。艾条点燃后在距穴位皮肤 3～5cm 处施灸，以患者感觉温热不烫为宜。每穴灸 20～30 分钟，先灸双侧足三里，依次灸神阙、下巨虚及阴陵泉，以皮肤潮红，有传导感为度。功效为健脾止泻。适用于胆囊切除术后脾虚型腹泻。

5.2.3　术后胃肠功能紊乱

胆囊炎、胆结石等胆囊病变及胆囊切除后患者经常有上腹部饱胀不适、嗳气、隐痛、恶心等胃肠运动功能紊乱症状的出现，临床上以术后早期中药胃管注入、灌肠治疗，效果理想。

（1）中药胃管注入　大承气汤：大黄（后下）9～12g，芒硝 6～9g，厚朴 15～30g，枳实 9～12g，根据患者年龄、体质调整剂量。将上药加水 500ml，煎汁 2 次，混合煎成 200～400ml 药液，于手术后通过胃管注入，每日两次，每日一剂。功效：腑泄下、清热解毒，促进胃肠功能恢复，尽早恢复进食，增强机体抵抗力，防止肠粘连等并发症。

（2）中药灌肠　通腑泄热灌肠合剂：大黄（后下）、龙胆草、栀子各 30g，忍冬藤、虎杖、地胆头各 60g，莱菔子、芒硝（冲）各 20g。煎煮药液，过滤去渣消毒后，用 40℃水浴冷却浓缩，制成通腑泄热灌肠合剂，分别放入 500ml 无菌生理盐水瓶，密闭后密封备用。患者术后 12 小时给予通腑泄热灌肠合剂 250mL 灌肠 1 次。功效：早期促进术后胃肠功能恢复，减轻术后腹部胀痛。

5.2.4　预防结石复发

（1）防石胶囊　金钱草 20g，姜黄 10g，威灵仙 15g，麦芽 30g，党参 20g，白术 20g，鸡内金 15g，莪术 10g，山楂 15g 等。将金钱草粉碎成细粉，余药水煎、过滤、浓缩后酒提，与金钱草细粉混匀制成软材，制粒、烘干、填装胶囊即得。患者手术后第4天开始服用，每天1次，每次5g，晚饭后服，疗程为半年。功效：利胆疏肝，健脾益气，消积化瘀。适用于预防术后胆结石复发。（深圳市中医院院内制剂，批号2006057）

（2）疏肝利胆汤　柴胡、虎杖、威灵仙、栀子、鸡内金、生大黄、郁金、枳壳、甘草各10g，山楂20g，金钱草、茵陈蒿各30g。水煎取汁，每日1剂，连服7～10天。功效：疏肝理气，调畅气机。适用于预防术后胆结石复发。（辽宁中医药大学普外科，姜凯）

（梁久银、张　琦、余树山、张万宗）

【专家点评】

胆囊结石在我国有着较高的发病率，结石嵌顿引起急性胆囊炎症表现，慢性刺激引起“消化不良”慢性胃病表现，也可以处于静止期没有任何表现。原则上，中医中药溶石排石尚不理想，其治疗的金标准仍是腹腔镜胆囊切除，胆道镜下保胆取石仍处在探索之中。中医中药的地位和治疗目的主要在：（1）对于没有条件或暂时不愿接受手术的结石性急性胆囊炎，应用中医中药控制症状。（2）对于静止性或有“消化不良”症状的慢性胆囊炎，改善慢性症状，同时防止囊壁增生和癌变。（3）对于保胆取石病人，手术后服用中药以防止结石再生和复发。（4）配合熊去氧胆酸，尝试或探索溶石排石。

胆囊结石的中医辨证思路主要从以下几个方面入手：（1）从肝治胆。具体治法包括疏肝、养肝、清肝。（2）从胆入手。具体治法主要是利胆。（3）从脾和胃肠入手。具体治法包括健脾和胃利湿，通里攻下。这些思路和见解，也符合现代分子生物研究，并可能成为未来的研究方向，因为胆固醇的肠道和胆道转运方式、涉及分子均已清楚。

在具体治疗过程中，急性发作期主要采用疏肝理气、清肝利胆方式；慢性炎症期主要采用疏肝理气、活血化瘀、养肝柔肝方式；为防止结石再生，保胆取石后中医中药的应用尚在不断探索中，健脾利湿，通里攻下，养肝柔肝，都可能在未来结出硕果。

也应该注意，在非手术治疗过程中，如果出现胆囊化脓甚至坏疽、穿孔，或合并有急性胰腺炎者，因及时中转手术治疗。

（于庆生，教授，主任医师，博士生导师。安徽中医药大学第一附属医院普外科主任，安徽中医药大学外科教研室主任，安徽省中医药科学院中医外科研究所所长。国家临床重点专科负责人和带头人，国家中医药管理局重点学科和安徽省重点学科负责人和带头人）

第五节 胆管结石

一、肝内胆管结石

肝内胆管结石是指左、右肝管汇合部以上的胆管结石。结石主要成分是含有细菌的棕色胆色素结石；主要病因是胆道感染、胆道寄生虫、胆汁瘀滞、胆道解剖变异、营养不良等有关。本病在我国发病率较高，约占胆石症病例的15%～30%。临床表现可多年无症状或仅有上腹和胸背部胀痛不适。绝大多数病人以急性胆管炎就诊，主要表现为寒战高热和腹痛，严重者出现急性梗阻性化脓性胆管炎、全身脓毒症或感染性休克。相当于中医“胁痛”“黄疸”等范畴。中医认为饮食不节、情志不畅等引起疏泄不利、肝气郁结、胆汁凝结、蕴结不散、日久沉积凝结为胆道结石。中医认为肝胆相表里，在解剖结构、生理功能方面互相影响，主张从肝治胆，清肝、疏肝、养肝是其核心治疗方法。

【诊断】

1 疾病诊断

肝内胆管结石可多年无症状或仅有上腹和胸背部胀痛不适，有时误诊为其他疾病；绝大多数病人以急性胆管炎就诊，主要表现为寒战、高热和腹痛，严重者出现急性梗阻性化脓性胆管炎的Charcot三联征甚至是Reynolds五联征的表现。体格检查可触及肿大或不对称的肝，肝区有压痛和叩击痛。实验室检查：血常规出现血象升高，生化中肝功能受到损害。影像学检查是诊断该病的主要辅助检查方法，常用的有超声、CT、磁共振。超声是诊断该病的首选检查方法，超声可显示肝内胆管结石及部位，CT可见肝内胆管结石主要是含胆红素钙的色素性结石，可以系统地观察各个层面，可以了解结石在肝内胆管分布的情况。PCT、MRCP可清晰显示胆管系统的树状形态结构，可观察胆管内结石负影、胆管狭窄及近端胆管扩张情况等。逆行胰胆管造影（ERCP)、胆道子母镜、胆道镜检查对肝内胆管结石有明确的诊断及治疗价值。

2 证候诊断

(1) 肝郁气滞证　两胁胀痛，牵引右肩背不适，口苦咽干，心烦，或低热腹胀。舌苔薄黄，脉弦等，或无任何症状。

（2）肝胆湿热证　右上腹绞痛，拒按，或牵引肩背，口苦纳呆，尿赤或伴黄疸，大便黏腻，甚或高热寒战，面目身黄。苔黄腻，脉濡数或弦数。

（3）胆腑郁滞证　症见胁肋胀痛，咽干口苦，纳呆腹胀，大便干结，发热不甚。舌红苔黄，脉弦。

（4）肝郁脾虚证　症见右上腹胀痛，神疲乏力，侵寒肢冷，纳呆，便溏。舌淡胖，苔薄白，脉沉细。

【治疗】

1　中医内治

1.1　中药口服

1.1.1　辨证施治

（1）肝郁气滞证

治法：疏肝解郁，利胆排石。

方药：柴胡疏肝散加减。柴胡、香附各 12g，郁金 15g，枳壳、赤白芍各 12g，厚朴 15g，延胡索 12g，金钱草 30g，鸡内金 15g。低热者加牡丹皮、栀子各 12g。

煎服法：水煎服，每日一剂，分两次服。

（2）肝胆湿热证

治法：清热化湿，利胆排石。

方药：茵陈蒿汤和龙胆泻肝汤加减。龙胆草、全瓜蒌、牡丹皮各 12g，茵陈 30g，金钱草 45g，黄芩、郁金、海金沙各 12g，虎杖 15g，白花蛇舌草 18g，蒲公英 15g，败酱草 12g。呕吐加姜半夏 9g，便秘加芒硝 9g，痛甚加三七 9g，纳呆加焦三仙各 12g。

煎服法：水煎服，每日一剂，分两次服。

（3）胆腑郁滞证

治法：通腑通降，利胆排石。

方药：清胆汤加减。大黄、枳实、川楝子、柴胡各 12g，茵陈 30g，金钱草 15g，黄芩、郁金各 12g，蒲公英、紫花地丁各 15g 等。发热者可加石膏 30g；恶心呕吐者，加半夏、竹茹各 10g。

煎服法：水煎服，每日一剂，分两次服。

（4）肝郁脾虚证

治法：疏肝健脾，利胆排石。

方药：柴胡疏肝散和四君子汤加减。柴胡 10g，芍药、枳壳、炙甘草、陈皮、川芎、香附各6g，金钱草10g、海金沙10g，白术、茯苓各9g。伴有口干苦、苔黄、脉弦数、气郁化火者，加丹皮、栀子各10g；伴有头晕、失眠、胁下刺痛固定不移，面青、舌紫有血瘀者，加元胡、丹参、莪术各8g。

煎服法：水煎服，每日一剂，分两次服。

1.1.2　经方验方治疗

(1) 胆道排石汤　金钱草、茵陈、郁金各30g，木香、枳壳各10g，生大黄6～10g（后下）。水煎服，每日一剂，分两次服。功效：清热利湿，行气止痛。适用于各型胆石症。（天津南开医院外科）

(2) 排石汤5号　金钱草30g，木香、枳壳、黄芩、川楝子各10g，大黄6g（后下）。水煎服，每日一剂，分两次服。功效：行气止痛，利胆排石。适用于胆石症缓解期。（遵义医学院外科）

(3) 排石汤6号　虎杖30g，或三颗针、木香各15g，枳壳10g，金钱草30g或茵陈、栀子各12g，元胡、大黄各15g。水煎服，每日一剂，分两次服。功效：利湿退黄，行气，通淋。适用于胆石症发作期。（遵义医学院外科）

(4) 管石通方　党参15g，白术12g，茯苓15g，炙甘草6g，柴胡10g，黄芩15g，白芍30g，香附10g，郁金10g，金钱草30g，鸡内金20g，三棱10g，桃仁15g，枳壳10g，秦艽10g。水煎服，每日一剂，分两次服。功效：健脾益气、疏肝理气、活血化瘀、溶石排石。适用于肝郁脾虚型胆石症。（张家口市中医院，王朝晖）

(5) 加味失笑散　大黄、川楝子、五灵脂、蒲黄、木香、枳壳各10g，金钱草30g，鸡内金15g，鸡苦胆1个，陈醋适量。右肋胀痛重者加延胡索、柴胡各10g；口苦、便秘者加芒硝12g，黄芩、龙胆草、栀子各10g；恶心呕吐者加清半夏、竹茹各10g；舌苔厚腻者加苍术、茯苓、石菖蒲各8g；腹胀者加莱菔子、厚朴各10g。水煎服，每日一剂，分两次服。功效：活血化瘀，利胆祛湿。适用于肝瘀胆滞型胆石症。（西安市中心医院，宋小地）

(6) 清肝活血排石汤　金钱草、绵茵陈、鸡内金各30g，大黄6g，穿山甲、当归各10g，柴胡、郁金各12g，生地、麦冬各10g，茯苓12g，甘草3g。呕吐重者加姜半夏9g，便秘加芒硝6g，右上肢疼痛较甚加三七9g，低热者加丹皮、栀子各10g。水煎服，每日一剂，分两次服。功效：清热利胆，滋阴活血。适用于肝瘀胆滞型和肝胆湿热型胆石症。（福建省厦门市同安区中医院，方志扬）

(7) 柔肝化石汤　当归15g，生地黄15g，制玉竹15g，丹参15g，炒白芍药15g，甘草15g，青石蚕15g，石头兰15g，枸杞子12g，石见穿15g，莪术8g。水煎服，每日一剂，分两次服。功效：养阴，柔肝，排石。适用于肝内结石病程长、结石难消胆石症，运用攻窜软坚之品日久无效时，耗津劫液，反使肝阳上亢

化火、化风，或横逆脾胃而致变证丛生的情况。（浙江省杭州市滨江区西兴卫生院，沈绍英）

（8）疏肝消石汤　川金钱草、白花蛇舌草各30g，柴胡、枳壳各7g，鸡内金、丹参、王不留行、车前子、虎杖各15g，郁金、威灵仙各20g，莪术、三棱、桃仁各10g，赤芍12g。水煎服，每日一剂，分两次服。功效：疏肝利胆，消石排石。适用于各种类型的胆石症。（浙江省乐清市中医院，郑万钦）

（9）新排石汤　柴胡15g，黄芩10g，金钱草10g，大黄6g，虎杖6g，鳖甲10g，半夏6g，白芍10g，枳壳10g，郁金10g，赤芍10g等。肝胆气滞者，加香附、木香各9g；肝胆湿热者，加茵陈蒿、龙胆草各10g；瘀血阻滞者，加牡丹皮12g等。水煎服，每日一剂，分两次服。功效：疏肝利胆，溶石排石。适用于肝瘀胆滞型和肝胆湿热型胆石症。（沈阳中医结石病医院，王天罡）

（10）乌贝胆石消汤　金钱草30g，海金沙15g，郁金10g，生大黄3g（后下），乌贼骨10g，浙贝母10g，鸡内金15g，川楝子10g，茵陈10g，柴胡10g，枳壳6g，朴硝6g，生甘草5g。有绞痛者加延胡索15g、白芍10g，以缓解疼痛。水煎服，每日一剂，分两次服。功效：清湿利胆，溶石排石。适用于肝胆湿热胆石症。（河北省沧州中西医结合医院，张春迎）

1.1.3　成药治疗

（1）十二味疏肝利胆冲剂　功效：疏肝利胆、清热利湿、通腑泻下、活血化瘀。适用于慢性胆囊炎，肝内外胆管结石。（安徽省中医院院内制剂，皖药制Z20080011）

（2）养肝利胆颗粒　功效为抗炎、镇痛、解痉，保肝利胆，溶石排石。主治属于肝阴不足之证的胆道感染和肝内外胆管结石。（上海中医药大学附属龙华医院院内制剂）

（3）涤砂排石丸　功效为清热利湿、消石排石。主治各种类型的肝内胆管结石。（四川省中医药研究院附属医院验方）

（4）溶石胶囊　功效为清热、行气、排石。主治各种类型的肝内胆管结石。（济南军区青岛疗养院院内制剂）

1.2　中药灌肠

（1）中药复方　大黄（后下）、桃仁、枳实各12g，茵陈、金钱草、蒲公英、郁金各30g，生山栀、黄连、丹参、赤芍各15g。水煎100～200ml，倒入无菌输液瓶内，插入一次性输液器，连接导尿管，自肛门插入20～30cm，温度维持在为35℃～37℃，速度为每分钟40～60滴，滴入后让患者保留药液30～60分钟，每12小时1次。功效：清热通腑，疏肝利胆。适用于治疗胆石症引起的主要症状，如发热、恶心、腹痛、黄疸等，均有明显疗效。（武威肿瘤医院肝胆外科，

杨晓东）

（2）热痛宁灌肠液　大黄50g，枳实30g，黄芪30g，元胡20g。水煎250ml倒入无菌输液瓶内，药液温度35℃～37℃，插管深度14～18cm，保留20分钟，每日灌肠1～2次，如WBC（15～22）$\times10^9$/L或重度腹痛或重度黄疸者每日2次，直至腹痛消失，体温正常。功效：疏肝利胆，通腑泄热，理气止痛。适用于对胆石症合并感染者，有明显疗效。（云南省玉溪市中医院，曾国强）

2　中医外治

2.1　单位中药胆囊区外敷

皮硝外敷方法：250g皮硝捣细末，装入缝制的布袋内，睡前敷于右上腹胆囊区，次晨取下，以皮硝烊化为效。每晚一次，病情严重者每日两次，连续使用至症状缓解，或不烊化则停用。功效清热利胆。适用于各种类型胆石症合并胆道系统急慢性炎症。

2.2　中药复方胆囊区外敷

中药排石膏药：南星、附子、香附各10g，当归、肉桂、丁香、乳香、没药、大黄各20g，灵脂、木香、陈皮、地龙各30g，防风、荆芥各40g，广丹1000g，香油1000g，外敷方法：外敷排石膏药不分年龄大小，以用2贴为最好，即肝区前、后各1贴，洗澡或隔两到三天取下对折几次，使未发挥药物作用的部分调节到外面，再敷肝胆痛区，一周更换1次新药。功效：消炎止痛，利胆排石，通利攻下。适用于各种类型的肝内外胆管结石。（新乡医学院第三附属医院，李华斌）

2.3　穴位外敷

排石散Ⅱ号：大黄2份，芒硝1.5份，虎杖、郁金、川芎、枳壳各1份，共粉碎，过40目筛，用白布制成85cm×6cm药袋，每袋装药60g。外敷方法：用醋浸透后置有盖容器中隔水蒸煮15分钟，取出后稍晾，选中脘、日月（右）、神阙3个穴位，按每24小时轮流外敷，用敷巾固定。每次敷药需对药包浸醋蒸煮，内服外敷排石散2天后，从第3天开始，每天早晨服药敷药半小时后进餐。6天为1疗程，每疗程之间间隔2天。功效：疏肝理气，清热化湿，通利胆汁，消石溶石。适用于肝内外胆管结石。（江苏省东台市第二人民医院，汪仁皋）

3　中医针灸治疗

3.1　针刺治疗

（1）体针治疗　取日月、期门两个穴位与支沟、阳陵泉4个穴位配对。方法：日月、期门平刺，应根据患者胖瘦、胸壁厚薄进针，勿针刺过深伤及内脏。

应沿着肋上缘方向进针，避免靠近肋下缘，以免刺及骨膜及肋间神经而引起局部疼痛；支沟、阳陵泉穴直刺，根据胖瘦进行捻转提插，达到针感。功效为疏肝利胆。适用于各种类型肝胆结石。

（2）体针治疗　主穴取双侧胆囊穴、丘墟、阳陵泉、肝俞、胆俞，右侧日月、期门。肝气郁结者加太冲，肝胆湿热者加曲泉、行间，瘀血内阻者加血海、膈俞，肝阴不足者加三阴交、太溪，恶心腹胀者加内关、足三里、中脘。常规消毒后，采用0.30×40毫针快速进针，先刺主穴，均用提插捻转泻法，然后辅以电针仪强刺激。留针30分钟。每日1次，7天为1个疗程，治疗8个疗程。功效：疏肝利胆，行气止痛。适用于各种类型肝胆结石。

（3）电针治疗　取期门（右）、日月（右）、阳陵泉、支沟。方法：连续电针60分钟，采用脉冲式电针仪，电压恒定，频率3Hz，连续波输出调节指针为2，每15分钟加输出量0.5。电针募腧穴可引起肝脏主动性分泌排放胆汁，改善胆道循环，促进胆道壁炎症及水肿消退，增加胆汁排泄；肝脏外的期门和日月穴进行电针治疗，可促使结石溶解、松动、下移，从而排出体外。功效：疏肝行气，利胆排石。适用于各种类型肝胆结石。

（4）电针治疗　取中脘、梁门、日月、期门。方法：穴位常规消毒后，将毫针刺入穴内，用捻转强刺激行针，得气后将针柄接通电针治疗仪，强度以患者耐受为度，留针1小时。治疗每日1次，10次为一个疗程，治疗两个疗程无效者停止治疗。功效：疏肝理气，利胆排石。适用于各种类型肝胆结石。

（5）耳针治疗　耳穴肝、胆、脾、肾、十二指肠、大肠、三焦、内分泌、皮质下、耳迷根、肝阳。方法：常规消毒所选用耳穴，将皮内针埋入上述各穴，然后用医用胶布贴封整个耳郭，留针48小时，左右耳交替，15天为一个疗程。治疗2个月后进行疗效观察。嘱患者注意保护所施治耳郭的清洁，以防感染。合并感染者进行抗感染处理。功效：疏肝利胆，行气通腑。适用于各种类型肝胆结石。

3.2　穴位治疗

（1）耳穴按压

① 取耳胆穴　方法：王不留行贴在一侧耳胆穴处，患者每天用手轻轻按压大约10次，每次约10分钟。7～10天为一疗程，无效则休息1周，再治疗一个疗程。功效：利胆排石。适用于各种类型肝胆结石。

② 取耳穴　肝、脾、胆、胰、十二指肠、大肠、小肠、神门、三焦、内分泌、肾上腺、排石三角区等穴位。方法：先用75％酒精消毒一只耳部，然后用4mm×4mm的胶布上放一粒王不留行籽，将其放在相应的穴位上，粘贴好，轻轻按压。使患者感到耳郭发热、胀痛为宜，并嘱患者每日三餐后逐个按压，每次

5～6 分钟。2～3 日一换，两耳交替敷贴，每 12 次为一个疗程，一般治疗四五个疗程。功效：疏肝利胆，通腑排石。适用于泥沙性肝内胆管结石。

③ 取耳穴　胰胆、胆囊、胆总管、十二指肠、肝等穴。方法：用 10mm×10mm 胶布，以王不留行籽为贴压物，两耳交替，5 天更换一次。耳部用 75％酒精常规消毒后进行耳穴贴压，每穴按压 3 分钟，经穴位处疼痛难忍、耳郭发热、疼痛而不能触摸为度。每次饭前按压一次，按压时垂直用力，不要揉搓，以防搓破皮肤造成感染。按压 5 天为 1 次，10 次为一个疗程。功效为利胆排石。适用于各种类型胆石症。

④ 取耳穴　胰胆、肝、大肠、神门。伴有感染加耳尖，疼痛发作加交感，血胆固醇增高加内分泌。方法：在耳穴上放置磁珠丸，每穴 1 粒，同时在耳背对应部位再各放一粒，均用胶布固定。埋丸期间在耳穴上用指压刺激，每日 3～4 次，每穴约 1 分钟，使耳郭产生热感、胀痛等反应。隔日埋丸 1 次，两耳轮换，10 次为一个疗程。配合猪蹄食疗。嘱患者第 3 次治疗后淘筛大便，观察排石情况。经两个疗程后彩超复查。功效为利胆排石。适用于各种类型肝胆结石。

（2）穴位注射

① 太冲穴位注射　双足太冲穴位各注射甲氧氯普胺注射液 5mg，每天 1 次，3～10 天为一个疗程。功效：利胆退黄，止痛，能够有效减轻和缓解患者腹痛症状。

② 胆俞穴位注射　用阿托品 0.5mg 加异丙嗪 25mg 注射胆俞穴位，每天 2 次。功效为解痉止痛。使用后能有效地减轻和缓解患者腹痛症状。

③ 肝胆俞穴位注射　当归注射液 4ml，维生素 K3 注射液 2ml，按无菌操作的要求，注入背部肝胆俞穴位，双侧 4 个穴位或右侧 2 个穴位，每个穴位注射 1.5～3.0ml，隔日 1 次，5 次为一个疗程，酌情施用一两个疗程。功效：疏肝利胆，止痛。使用后能有效地减轻和缓解患者腹痛症状。

（3）艾灸治疗

① 取穴（腧穴热敏化艾灸）　足三里、公孙、天枢、脾俞、太冲、大肠俞。方法：探查时发生腧穴热敏化现象为热敏化腧穴，以上六穴采用双侧同时悬灸。功效为行气止痛。适用于各种类型胆石症。

② 取穴　神阙穴用艾条悬灸神阙穴 30 分钟，每天 1 次，5 次为一个疗程，休息 2 天后再进入第二个疗程。以皮肤温热发红为度。治疗五六个疗程。治疗期间，停服一切排石药物。功效为温中止痛。适用于各种类型胆石症。

4　中医推拿和按摩治疗

推按运经仪治疗（北京宏波自动化控制设备厂生产的 HD－89－VA 型）方

法：右肝内胆管结石左侧卧位，左肝内胆管结石右侧卧位，辨证选穴：肝俞、胆俞、脾俞、肩井、日月、期门、章门、胆囊底、足三里、阳陵泉、胆囊穴。每次选4个～6个穴位，酌情配合极板疗法、程序疗法、手柄推按疗法，交替应用输出强度，以患者耐受为度。每天1次，每次40分钟，10次为一个疗程。上述综合疗法。三个疗程后做疗效评定。功效：疏肝解郁，清热利湿，行气止痛。适用于肝郁气滞型与肝胆湿热类型肝内胆管结石。

5　中医术后治疗

5.1　传统手术联合中医治疗

5.1.1　手术方法

胆囊切除＋术中胆道镜取石＋T管引流术、肝叶切除＋胆管引流术、肝叶切除术。

5.1.2　术后中医中药治疗

（1）中药口服

① 利胆排石汤　鸡内金、金钱草、茵陈、郁金、乌梅、虎杖各30g，威灵仙20g，白芍、赤芍各15g，枳壳、姜黄、制大黄、木香（后下）各10g。临床肝胆湿热者，加用白花蛇舌草、蒲公英各30g；有肝气郁结症状者，加香附、柴胡各10g；疼痛难忍者，加川楝子、延胡索各10g；有肝郁脾虚症状者，加焦三仙各10g、白术15g；便秘者，方中制大黄则换成生大黄，剂量视患者病情而定。药用冷水泡30分钟，文火煎服，取300ml，1天1剂，分2次口服。1周为一个疗程，连续治疗三个疗程。功效：利胆排石，通腑退黄。

② 中药煎剂　金钱草15g，茵陈15g，鸡内金10g，枳壳12g，柴胡15g，黄芩15g，赤芍10g，大黄5g，甘草6g。水煎200ml，每口1剂，分早晚2次服用，1个月为一个疗程，连续服用两个疗程。功效：利胆退黄，清热行气。

③ 胆道排石合剂　金钱草30g，威灵仙30g，茵陈30g，广木香24g，姜黄15g，郁金15g，枳壳15g，柴胡15g，青皮9g。加温开水顿服，每次20ml，一天3次，连续用药8周。功效：行气解郁，排石退黄。

④ 清胆汤加减　柴胡、郁金、川楝子、延胡索、黄连、黄栀子、蒲公英、白芍、瓜蒌、鸡内金、金钱草、海金沙、石韦各10g，大黄10g（后下）。煎服法：术后第3天开始服用，每次1剂，每日2次，7天为一个疗程，共两个疗程。功效：清热利胆，排石通便。适用于排除术后残余结石。

5.2　ERCP下EST手术联合中医治疗

5.2.1　手术方法

ERCP＋EST＋ENBD＋肝内胆管支架植入术、ERCP＋EST＋ENBD。

5.2.2 术后中医中药治疗

中药口服治疗方法：

(1) 气滞为主、湿热为轻者 予以舒胆消石颗粒Ⅰ号方（大黄、虎杖、青皮、陈皮、柴胡、香附、山楂、白茅根、郁金、金钱草、鸡内金）；湿热为主者，予以舒胆消石颗粒Ⅱ号方（茵陈、龙胆草、牡丹皮、黄芩、虎杖、蒲公英、焦三仙、郁金、海金沙、金钱草等），每次9g，每日2次，饭后服用，10天为一个疗程，六个疗程后评价疗效。功效：疏肝行气，利胆退黄。

(2) 肝郁气滞 柴胡15g，郁金15g，金钱草30g，枳壳12g，白芍12g，木香10g，鸡内金20g，生大黄（后下）10g，川楝子12g，制半夏12g，黄芩10g，生甘草6g。大便干结者可增加生大黄用量，黄疸甚者加茵陈，畏冷发热重者增加黄芩用量。15天为一个疗程，共治疗两个疗程。功效：疏肝行气排石。

二、肝外胆管结石

肝外胆管结石是指左、右肝管汇合部以下的胆管结石，包括肝总管结石、合流部结石、胆总管结石与壶腹部结石等。分为原发性结石和继发性结石：原发性结石成分多为棕色胆色素类结石，其诱因有胆道感染、胆道梗阻、胆道异物等；继发性结石主要是胆囊结石排进胆管并停留在胆管内，故多为胆固醇类结石和黑色素结石，少数结石来自肝内胆管结石。本病约占胆石症的20.1%，在同期进行胆囊切除的患者中，大约有3%～10%患者合并有胆总管结石。平时多无症状或仅有上腹不适，当结石造成胆管梗阻发生急性胆管炎时，可以引发Charcot三联征甚至是Reynolds五联征。胆总管结石还可以进一步导致急性和慢性胆管炎、全身感染、肝损害、胆源性胰腺炎等。本病相当于中医“肝郁”“胁痛”“黄疸”等范畴。中医认为，其病因病机为饮食不节、情志失调、外感湿邪等多种因素导致肝胆气郁、胆腑失于疏泄、胆汁壅滞、化生湿热、熏蒸胆汁、凝集成石。中医认为，肝外胆管结石治疗总的原则是：急则治其标，缓则治其本。即急性发作期以控制感染为主；静止期以利胆排石为主，也有人主张联合手术治疗，以利结石彻底清除。主要治法有疏肝解郁、利胆排石、清热化湿、清热解毒等。

【诊断】

1 疾病诊断

静止期肝外胆管结石临床表现无症状或仅有上腹不适。当结石梗阻发作后，主要症状为腹痛、寒战高热和黄疸，称夏科（Charcot）三联症；主要体征是剑突下压和右上腹深压痛，合并胆管炎时，可有不同程度的腹膜炎征象，主要在右上腹，严重时，也可以出现弥漫性腹膜刺激征，并有肝区叩击痛。寒战高热占2/3，发生于腹痛之后，与胆道感染、毒素或细菌入血有关。腹痛、寒战高热后1～2日出现黄疸。当发展为急性梗阻性化脓性胆管炎时，症状在（Charcot）三联症基础上出现神志改变或休克；查体示剑突下和右上腹压痛、肝区叩痛，有时可触及肿大的胆囊。实验室检查可见血清胆红素升高，尿中胆红素升高，尿胆原降低或消失，粪中尿胆原降低，肝功能受损等。彩超检查是肝内胆管结石诊断的首选方法。MRCP 可清晰显示胆管系统的形态结构。X 线胆道造影是用于肝内胆管结石诊断的经典方法，一般均能作出正确的诊断。逆行胰胆管造影（ERCP）、胆道子母镜、胆道镜检查对肝内胆管结石有明确的诊断及治疗价值。

2　证候诊断

（1）肝气郁结证　以胁肋部胀闷不畅、痛引肩背、口苦咽干为特点。一般无发热，舌微红苔薄白，脉弦。

（2）肝胆湿热证　右胁下疼痛如绞、起病急、寒热往来、恶心呕吐、痛处拒按为特点。伴有巩膜黄染，尿少色黄，舌红苔黄，脉弦滑数。

（3）热毒壅积证　以右胁或上腹疼痛，持续加剧，往来寒热或持续高热。特点：上腹拒按，呕吐口苦，舌红苔黄燥或有芒刺，脉微或沉细无力。

（4）肝郁脾虚证　症见右上腹胀痛，神疲乏力，侵寒肢冷，纳呆，便溏，舌淡胖，苔薄白，脉沉细。

【治疗】

1　中医内治

1.1　中药口服

1.1.1　辨证施治

（1）肝气郁结证

治法：疏肝解郁，利胆排石。

方剂：柴胡舒肝疏加减。柴胡、香附各 12g，郁金 15g，枳壳、赤白芍各 12g，厚朴 15g，延胡索 12g，金钱草 30g，鸡内金 15g。低热者加牡丹皮、栀子各 12g。

煎服法：水煎服，每日一剂，分两次服。

（2）肝胆湿热证

治法：清热化湿，利胆排石。

方剂：茵陈蒿汤和龙胆泻肝汤加减。龙胆草、全瓜蒌、牡丹皮各 12g，茵陈

30g，金钱草 45g，黄芩、郁金、海金沙各 12g，虎杖 15g，白花蛇舌草 18g，蒲公英 15g，败酱草 12g。呕吐加姜半夏 9g，便秘加芒硝 9g，痛甚加三七 9g，纳呆加焦三仙各 12g。

煎服法：水煎服，每日一剂，分两次服。

（3）热毒壅积证

治法：清热解毒，凉营通脉。

方剂：茵陈蒿汤合黄连解毒汤加减。黄芩 9g，黄连 6g，黄柏 9g，茵陈 9g，栀子 9g，大黄 6g，穿山甲 15g，金钱草 30g，海金沙 12g，郁金 9g，蒲公英 30g，金银花 9g，甘草 6g。神昏谵语者，倍用大黄；高热不退加安宫牛黄丸。

煎服法：水煎服，每日一剂，分两次服。

（4）肝郁脾虚证

治法：疏肝健脾，利胆排石。

方剂：柴胡疏肝散和四君子汤加减。柴胡 10g，芍药、枳壳、炙甘草、陈皮、川芎、香附各 6g，金钱草 10g，海金沙 10g，白术、茯苓各 9g。伴有口干苦、苔黄、脉弦数、气郁化火者，加丹皮、栀子各 10g；伴有头晕、失眠、胁下刺痛固定不移、面青、舌紫有血癖者，加元胡、丹参、莪术各 9g。

煎服法：水煎服，每日一剂，分两次服。

1.1.2 经方验方治疗

（1）胆道排石汤　金钱草、茵陈、郁金各 30g，木香、枳壳各 10g，生大黄 6～10g（后下）。水煎服，每日一剂，分两次服。功效：清热利湿，行气止痛。适用于各型胆石症。（天津南开医院外科）

（2）排石汤 5 号　金钱草 30g，木香、枳壳、黄芩、川楝子各 10g，大黄 6g（后下）。水煎服，每日一剂，分两次服。功效：行气止痛，利胆排石。适用于胆石症缓解期。（遵义医学院外科）

（3）排石汤 6 号　虎杖 30g，或三颗针、木香各 15g，枳壳 10g，金钱草 30g 或茵陈、栀子各 12g，元胡、大黄各 15g。水煎服，每日一剂，分两次服。功效：利湿退黄，行气，通淋。适用于胆石症发作期。（遵义医学院外科）

（4）管石通方　党参 15g，白术 12g，茯苓 15g，炙甘草 6g，柴胡 10g，黄芩 15g，白芍 30g，香附 10g，郁金 10g，金钱草 30g，鸡内金 20g，三棱 10g，桃仁 15g，枳壳 10g，秦艽 10g。水煎服，每日一剂，分两次服。功效：健脾益气，疏肝理气，活血化瘀，溶石排石。适用于肝郁脾虚证胆石症。（张家口市中医院，王朝晖）

（5）金海排石方　金钱草 35g，海金沙 35g，鸡内金 30g，柴胡 15g、香附 10g，枳壳 10g，白术 10g，川芎 10g，延胡索 10g，白芍 10g，陈皮 10g，茯苓 10g，炙甘草 10g。服法：上十三味药加水煎共取汁 500ml，一日二次，早、晚饭

前口服，每日一剂，分两次服。功效：行气解郁，消石化瘀。多适用于肝气郁结证胆石症。（河北医科大学第一附属医院经验方）

（6）清肝活血排石汤　金钱草、绵茵陈、鸡内金各30g，大黄6g，穿山甲、当归各10g，柴胡、郁金各12g，生地、麦冬各10g，茯苓12g，甘草3g。呕吐重者加姜半夏9g，便秘者加芒硝6g，右上肢疼痛者较甚加三七9g，低热者加丹皮、栀子各10g。水煎服，每日一剂，分两次服。功效：清热利胆，滋阴活血。适用于肝瘀胆滞证和肝胆湿热证胆石症。（福建省厦门市同安区中医院，方志扬）

（7）疏肝消石汤　川金钱草、白花蛇舌草各30g，柴胡、枳壳各7g，鸡内金、丹参、王不留行、车前子、虎杖各15g，郁金、威灵仙各20g，莪术、三棱、桃仁各10g，赤芍12g。水煎服，每日一剂，分两次服。功效：疏肝利胆，消石排石。适用于各种类型的胆石症。（浙江省乐清市中医院，郑万钦）

（8）新排石汤　柴胡15g，黄芩10g，金钱草10g，大黄6g，虎杖6g，鳖甲10g，半夏6g，白芍10g，枳壳10g，郁金10g，赤芍10g等。肝胆气滞者，加香附、木香；肝胆湿热者，加茵陈蒿、龙胆草；瘀血阻滞者，加牡丹皮等。水煎服，每日一剂，分两次服。功效：疏肝利胆，溶石排石。适用于肝瘀胆滞证和肝胆湿热证胆石症。（沈阳中医结石病医院，王天罡）

（9）乌贝胆石消汤　金钱草30g，海金沙15g，郁金10g，生大黄3g（后下），乌贼骨10g，浙贝母10g，鸡内金15g，川楝子10g，茵陈10g，柴胡10g，枳壳6g，朴硝6g，生甘草5g。有绞痛者加延胡索15g、白芍10g，以缓解疼痛。水煎服，每日一剂，分两次服。功效：清湿利胆，溶石排石。适用于肝胆湿热胆石症。（河北省沧州中西医结合医院，张春迎）

1.1.3　成药治疗

（1）十二味疏肝利胆冲剂　功效为疏肝利胆、清热利湿、通腑泻下、活血化瘀。适用于慢性胆囊炎，肝内外胆管结石。（安徽省中医院院内制剂，皖药制Z20080011）

（2）养肝利胆颗粒　功效为抗炎、镇痛、解痉，保肝利胆、溶石排石。适用于胆石症伴有胆道感染。（上海中医药大学附属龙华医院院内制剂）

（3）鸡矢藤排石颗粒　功效为疏肝利胆，消石排石。主治各种类型的肝外胆管结石。（海南省中医院经验方）

1.2　*中药灌肠*

（1）中药复方　大黄（后下）、桃仁、枳实各12g，茵陈、金钱草、蒲公英、郁金各30g，生山栀、黄连、丹参、赤芍各15g。水煎100～200ml，倒入无菌输液瓶内，插入一次性输液器，连接导尿管，自肛门插入20～30cm，温度维持在35℃～37℃，速度为每分钟40～60滴，滴入后让患者保留药液30～60分钟，每隔 12 小时 1 次。功效：清热通腑，疏肝利胆。对胆石症引起的主要症状如发热、恶心、腹痛、黄疸等均有明显疗效。(武威肿瘤医院肝胆外科，杨晓东)

(2) 热痛宁灌肠液　大黄 50g，枳实 30g，黄芪 30g，元胡 20g。灌肠技术和方法：水煎 250ml 倒入无菌输液瓶内，药液温度为 35℃～37℃，插管深度 14～18cm，保留 20 分钟，每日灌肠 1～2 次，如 WBC (15～22) $\times 10^9$/L 或重度腹痛或重度黄疸者每日 2 次，直至腹痛消失，体温正常。功效：疏肝利胆，通腑泄热，理气止痛。对胆石症并感染有明显疗效。(云南省玉溪市中医院，曾国强)

2 中医外治

2.1 单位中药胆囊区外敷

皮硝外敷方法：取 250g 皮硝捣细末，装入缝制的布袋内，睡前敷于右上腹胆囊区。次晨取下，以皮硝烊化为效。每晚一次，病情严重者，每日 2 次，连续使用至症状缓解，或不烊化则停用。功效为清热利胆。适用于各种类型胆石症合并胆道系统急慢性炎症。

2.2 中药复方胆囊区外敷

中药排石膏药　南星、附子、香附各 10g，当归、肉桂、丁香、乳香、没药、大黄各 20g，灵脂、木香、陈皮、地龙各 30g，防风、荆芥各 40g，广丹 1000g，香油 1000g，外敷方法：外敷排石膏药不分年龄大小，以用 2 贴为最好，即肝区前、后各 1 贴，洗澡或隔两到三天取下对折几次，使未发挥药物作用的部分调节到外面，再敷肝胆痛区，一周更换 1 次新药。功效：消炎止痛，利胆排石，通利攻下，适用于各种类型的胆石症 (新乡医学院第三附属医院，李华斌)

2.3 穴位外敷

排石散Ⅱ号　大黄 2 份，芒硝 1.5 份，虎杖、郁金、川芎、枳壳各 1 份，共粉碎，过 40 目筛，用白布制成 85cm×6cm 药袋，每袋装药 60g。外敷方法：用醋浸透后置有盖容器中隔水蒸煮 15 分钟，取出后稍晾，选中脘、日月 (右)、神阙 3 个穴位，按每 24 小时轮流外敷，用敷巾固定。每次敷药需对药包浸醋蒸煮，内服外敷排石散 2 天后，从第 3 天开始，每天早晨敷药半小时后进脂餐。6 天为一个疗程，每疗程之间间隔 2 天。功效：疏肝理气，清热化湿，通利胆汁，消石溶石。适用于各种类型胆石症。(江苏省东台市第二人民医院，汪仁皋)

3 中医针灸治疗

3.1 针刺治疗

(1) 体针治疗

① 取穴　日月、期门两个穴位与支沟、阳陵泉 4 个穴位配对。方法：日月、

期门平刺，应根据患者胖瘦、胸壁厚薄进针，勿针刺过深伤及内脏。应沿着肋上缘方向进针，避免靠近肋下缘，以免刺及骨膜及肋间神经而引起局部疼痛；支沟、阳陵泉穴直刺，根据胖瘦进行捻转提插，达到针感。功效为疏肝利胆。适用于各种类型胆石症。

② 取穴　主穴取双侧胆囊穴、丘墟、阳陵泉、肝俞、胆俞，右侧日月、期门。肝气郁结者加太冲，肝胆湿热者加曲泉、行间，瘀血内阻者加血海、膈俞，肝阴不足者加三阴交、太溪，恶心腹胀者加内关、足三里、中脘。方法：穴位处常规消毒后，采用0.30×40毫针快速进针，先刺主穴，均用提插捻转泻法，然后辅以电针仪强刺激。留针30分钟。每日1次，7天为1个疗程，治疗8个疗程。功效：疏肝利胆，行气止痛。适用于各种类型胆石症。

（2）电针治疗

① 取穴　取期门（右）、日月（右）、阳陵泉、支沟。方法：连续电针60分钟，采用脉冲式电针仪，电压恒定，频率3Hz，连续波，输出调节指针为2，每15分钟加输出量0.5。电针募腧穴可引起肝脏主动性分泌排放胆汁，改善胆道循环，促进胆道壁炎症及水肿消退，增加胆汁排泄；肝脏外的期门和日月穴进行电针治疗，可促使结石溶解、松动、下移，从而排出体外。功效：疏肝行气，利胆排石。适用于各种类型胆石症。

② 取穴　中脘、梁门、日月、期门。方法：穴位常规消毒后，将毫针刺入穴内，用捻转强刺激行针，得气后将针柄接通电针治疗仪，强度以患者耐受为度，留针1小时。治疗每日1次，10次为一个疗程，治疗两个疗程无效者停止治疗。功效疏肝理气，利胆排石。适用于各种类型胆石症。

（3）耳针治疗取穴

耳穴肝、胆、脾、肾、十二指肠、大肠、三焦、内分泌、皮质下、耳迷根、肝阳。方法：常规消毒所选用耳穴，将皮内针埋入上述各穴，然后用医用胶布贴封整个耳郭，留针48小时，左右耳交替，15天为一个疗程。治疗两个月后进行疗效观察。嘱患者注意保护所施治耳郭的清洁，以防感染。合并感染者进行抗感染处理。功效疏肝利胆，行气通腑。适用于各种类型胆石症。

3.2　穴位治疗

（1）穴位按压

① 取穴　耳胆穴。方法：王不留行贴在一侧耳胆穴处，患者每天用手轻轻按压王约10次，每次约10分钟。7～10天为一个疗程，无效则休息1周，再治疗1个疗程。功效为利胆排石。适用于各种类型胆石症。

② 取穴　肝、胆、膈、胃、神门、内分泌；配穴：食道、脾、耳部压痛点。方法：中药饱满的王不留行籽，加2.5mm×2.5mm胶布固定来压迫耳部相关的

穴位，以达到治疗疾病目的的一种方法。从接受治疗起，每日早、中、晚饭后15分钟用手于耳穴上依次压迫计20分钟左右，每三天换新籽一枚，以10次为一个疗程。功效：利胆排石。适用于各种类型胆石症。

③ 取穴　耳穴胰胆、胆囊、胆总管、十二指肠、肝等穴。方法：用1cm×1cm胶布，以王不留行籽为贴压物，两耳交替，5天更换一次。耳部用75%酒精常规消毒后进行耳穴贴压，每穴按压3分钟，经穴位处疼痛难忍、耳郭发热、疼痛而不能触摸为度，每次饭前按压一次，按压时垂直用力，不要揉搓，以防搓破皮肤造成感染。按压五天为一次，十次为一疗程。功效：疏肝利胆，通腑排石。适用于各种类型胆石症。

④ 取穴　耳穴胰胆、肝、大肠、神门。伴有感染加耳尖，疼痛发作加交感，血胆固醇增高加内分泌。方法：在耳穴上放置磁珠丸，每穴1粒，同时在耳背对应部位再各放一粒，均用胶布固定。埋丸期间在耳穴上用指压刺激，每日3～4次，每穴约1分钟，使耳郭产生热感、胀痛等反应。隔日埋丸1次，两耳轮换，10次为一个疗程。配合猪蹄食疗。嘱患者第3次治疗后淘筛大便，观察排石情况。经两个疗程后B超复查。功效为利胆排石。适用于各种类型胆石症。

（2）穴位注射

① 太冲穴位注射　双足太冲穴位各注射甲氧氯普胺注射液5mg，每天1次，3～10天为一个疗程。功效：利胆退黄，止痛，能够有效地减轻和缓解患者腹痛症状。

② 胆俞穴位注射　用阿托品0.5mg加异丙嗪25mg注射胆俞穴位，每天2次。功效为解痉止痛，能够有效地减轻和缓解患者腹痛症状。

③ 肝胆俞穴位注射　当归注射液4ml，维生素K3注射液2ml，按无菌操作要求，注入背部肝胆俞穴位，双侧4个穴位或右侧2个穴位，每穴位注射1.5～3.0ml，隔日1次，5次为一个疗程，酌情施用一两个疗程。功效为疏肝利胆、止痛，能够有效地减轻和缓解患者腹痛症状。

3.3　艾灸治疗

（1）取穴（腧穴热敏化艾灸）　足三里、公孙、天枢、脾俞、太冲、大肠俞。方法：探查时发生腧穴热敏化现象为热敏化腧穴，以上六穴采用双侧同时悬灸。功效为行气止痛。适用于各种类型胆石症。

（2）取穴　神阙穴，方法：用艾条悬灸神阙穴30分钟，每天1次，5次为一个疗程，休息2天后再进行第二个疗程。以皮肤温热发红为度。治疗五六个疗程。治疗期间，停服一切排石药物。功效为温中止痛。适用于各种类型胆石症。

4　中医推拿和按摩治疗

推按运经仪治疗（北京宏波自动化控制设备厂生产的 HD－89－VA 型）方法：胆总管结石要取坐位或半坐位，辨证选穴：肝俞、胆俞、脾俞、肩井、日月、期门、章门、胆囊底、足三里、阳陵泉、胆囊穴。每次选 4～6 个穴位，酌情配合极板疗法、程序疗法、手柄推按疗法交替应用，输出强度以患者耐受为度。每天 1 次，每次 40 分钟，10 次为一个疗程，上述综合疗法三个疗程后做疗效评定。功效：疏肝解郁，清热利湿，行气止痛。适用于肝郁气滞型与肝胆湿热类型肝外胆管结石。

5　中医结合手术治疗

5.1　传统手术联合中医治疗

5.1.1　手术方法

胆囊切除＋胆总管切开取石＋T 管引流术、胆管切开取石＋T 管引流术。

5.1.2　术后中医中药治疗

（1）中药口服或胃管注入

① 气阴两虚、热入营血、肝胆疏泄失职　证候表现为潮热盗汗，五心烦热，舌红少津，脉弱。方药：茵陈 30g，黄芪 30g，柴胡 15g，沙参 15g，麦冬 15g，人参 10g，白头翁 10g，败酱草 30g，黄芩 15g，生大黄 15g，郁金 15g。煎服法：每次 150ml，一天 2 次，胃管注入，待恢复肛门排气、拔除胃管后，改口服上述中药汤剂。功效：凉血解毒、疏肝利胆、益气养阴。

② 肝胆湿热，热壅肠腑　证候表现为口苦泛恶，大便溏垢，小便短赤，或有黄疸，舌红苔黄腻，脉弦滑数。方药：中药清胆汤（由大柴胡汤合茵陈蒿汤加减组成），以柴胡 15g，黄芩 15g，郁金 15g，山栀 10g，枳实 10g，陈皮 10g，大黄 10g，川朴 15g，川楝子 10g，金钱草 15g，茵陈 30g，芒硝 15g 等加减，其中大黄、芒硝以大便多少而调整。煎服法：术后 36 小时开始自胃管注入，不管肠道通气与否，每 6～8 小时 1 次，每次 100～200ml（至肝功能恢复正常后停用）。大便通畅后方可拔出胃管，改为口服中药。治法：清热利胆、化湿通下。

③ 清胆汤加减　柴胡、郁金、川楝子、延胡索、黄连、黄栀子、蒲公英、白芍、瓜蒌、鸡内金、金钱草、海金沙、石韦各 10g，大黄 10g（后下）。煎服法：术后第 3 天开始服用，每次 1 剂，每日 2 次，共 14 天两个疗程。功效：清热利胆，排石通便。适用于排除术后残余结石。

④ 术后预防结石复发方药　柴胡 15g，郁金 15g，木香 10g，枳实 15g，白芍 20g，鸡内金 20g，金钱草 30g，海金沙 20g（包煎），黄芩 20g，马鞭草 20g，制

大黄 12g，芒硝 12g（冲服）。湿热重者加茵陈、虎杖、龙胆草，并加重用黄芩。服药方法：水煎 2 次，共取之 400ml，兑匀分 2 次温服，服药禁忌生冷腥臭辛辣之物。功效：疏肝利胆，清热除湿、攻坚破积排石。

（2）中药灌肠

党参、枳实各 10g，厚朴、木香各 15g，莱菔子 12g，桃仁、红花各 10g。水煎剂 100ml。保留灌肠，每日 1～2 次，尽量保留 2 小时以上至排气为止。功效：行气活血。适用于术后胃肠道功能未恢复，腑实气滞血瘀。

（3）针刺

穴位针刺：取双侧足三里、三阴交，留针 15～20 分钟，5 分钟行针 1 次，每日 1～2 次。功效为理气通腑。适应于术后胃肠功能减弱症。

5.2　腹腔镜手术联合中医治疗

5.2.1　手术方法

腹腔镜下胆囊切除＋胆管切开取石＋T 管引流术。

5.2.2　术后中医中药治疗

（1）中药口服

十二味疏肝利胆冲剂：由柴胡、郁金、枳实、厚朴、生大黄、黄芩、赤芍、金钱草、车前草、栀子、丹参、甘草组成，由安徽中医药大学第一附属医院制剂中心制成，每包含生药 35g 的颗粒冲剂）口服，每次 1 袋（6g/袋），温开水 100ml 溶解，一日 3 次，疗程为 2 周。功效：疏肝利胆，清热利湿，通腑泻下，活血化瘀。适用于慢性胆囊炎、肝内外胆管结石。（安徽省中医院院内制剂，皖药制 Z20080011）

5.3　ERCP 下 EST 手术联合中医治疗

5.3.1　手术方法

内镜下十二指肠乳头切开取石术（ERCP＋EST＋ENBD）引流术

5.3.2　术后中医中药治疗

（1）口服利胆合剂　方由茵陈、蒲公英、败酱草、白头翁、玄参、黄芩、大黄、甘草等各 15g 组成，每日 1 剂，水煎剂，分 2 次用（间隔 6 小时）。功效：清热利湿，解毒退黄。适用于术后肝胆湿热伴黄疸症状。

（2）中药复方　茵陈蒿 30g，白芍 12g，制大黄、黄芩、厚朴、枳壳、郁金、鸡内金、泽泻各 10g，金钱草、车前草、茯苓、虎杖各 15g，柴胡 6g。毒炽热盛则加五味消毒饮，湿重于热加五苓散，胁痛甚加川楝子、延胡索，皮肤瘙痒加白鲜皮、苦参。功效：清热除湿，排石退黄。适用于胆道微创术后结石残留伴胆道感染者。

（梁久银、张　琦、余树山、张万宗）

【专家点评】

胆管结石包括肝内胆管结石和肝外胆管结石（肝总管和胆总管结石），在急性炎症发作期，上面已经评述，这里主要探讨结石处于静止期的治疗策略和方法。肝内胆管结石往往分布广泛，且多为“铸型”结石，因此，单纯中医中药治疗往往疗效较差，治疗的主要策略是手术解除狭窄、取出结石、通畅引流，术后联合中药（长期）治疗。肝外胆管结石治疗的策略则不同，具体：(1) 对于直径较小，Oddis 括约肌功能正常的肝外胆管结石，通过中药或针药结合，多可以将结石排出。(2) 对于直径较大、数量多，或 Oddis 括约肌狭窄的肝外胆管结石，往往联合手术治疗，包括联合传统手术、腹腔镜手术和胰十二指肠镜手术，让中医中药站在现代外科的舞台上大显神通。

在具体治疗方法上，疏肝理气、清热利胆仍是公认的治法，柴胡疏肝散、龙胆泻肝汤、大柴胡汤、复方大承气汤仍是常用的方剂。是否需要联合针刺治疗，需要根据具体情况决定，如果以排石为目的，联合体针、耳针、电针往往可以增效。

（于庆生，教授，主任医师，博士生导师。安徽中医药大学第一附属医院普外科主任，安徽中医药大学外科教研室主任，安徽省中医药科学院中医外科研究所所长。国家临床重点专科负责人和带头人，国家中医药管理局重点学科和安徽省重点学科负责人和带头人）

第六节　胆道蛔虫症

胆道蛔虫症是指原来寄生在空回肠的蛔虫经十二指肠钻入胆道，引起胆道口 Oddis 括约肌痉挛而发生腹部阵发性绞痛，称为胆道蛔虫症。这是外科常见的急腹症，以儿童及青少年多见，农村比城市多见。随着卫生设施的改善，肠道蛔虫病的发病率明显减少。临床上主要表现为突发剑突下阵发性钻顶样剧烈绞痛为特点，腹痛可突然缓解，间歇期可无症状，常合并胆管炎的相关临床表现。中医属于“蛔厥”的范畴。中医认为蛔厥多因饥饱失宜、中脱气虚、湿热郁结或上热下寒、蛔虫不安所致。其基本病机是蛔虫上扰，阻碍肝胆气血疏通，导致肝胆气血瘀滞，胆道气机通降不利，不通则痛。久之，正不克邪，瘀久化热，变生湿热之证。主要治法有安蛔止痛、调理肠胃、疏肝理气、清热利湿。

【诊断】

1　疾病诊断

胆道蛔虫症主要症状为剧烈的腹痛，与较轻的腹部体征不相符，常突发剑突下阵发性钻顶样剧烈绞痛，辗转不安，大汗淋漓，伴有恶心、呕吐，向右侧肩胛或者背部放射，腹痛可突然缓解，间歇期可无症状，常合并胆管炎的相关临床表现，如出现黄疸，一般较轻，严重者表现为梗阻性化脓性胆管炎的症状。主要腹部体征是：仅有右上腹或者剑突下轻度深压痛，体温超过 38℃，上腹部如有不同程度的肌紧张或者压痛，则合并胆管炎、胰腺炎有相应的体征。实验室检查血常规，显示白细胞计数轻度增高，嗜酸性白细胞增高；大便常规多可找到蛔虫卵；十二指肠引流液也可找到蛔虫卵。影像学检查中彩超是首选检查，一般能够确诊；上消化道钡餐造影常可见十二指肠乳头有蛔虫影。内镜 ERCP 检查在该处可见蛔虫虫体。静脉胆道造影可显示胆道内蛔虫条状影。

2　证候诊断

（1）胃热肠寒证　突发心窝部绞痛，有“钻顶”感，时作时止，并向背部或右肩部放射，间歇期安然无恙，常伴有恶心呕吐，面色苍白、冷汗，舌苔白腻，下唇内侧黏膜上有蛔虫疹，脉象弦紧。（此型相当于胆道蛔虫症初期未感染者）

（2）气滞证　心窝及右胁绞痛或串痛，疼痛虽减而不止，口苦咽干，食少，舌尖微红，舌苔微黄，脉象弦紧或弦细。（此型相当于胆道蛔虫症并发胆道感染）

（3）湿热证　开始心窝发生阵发性剧痛后累及右胁持续性剧痛，口苦咽干，恶心呕吐，发冷发热，或见黄疸，尿黄赤，便秘，舌质红，苔黄腻脉弦滑数。（此症相当于胆道蛔虫症并发胆囊炎较重者）

【治疗】

1　中医内治

1.1　辨证施治

（1）胃热肠寒证

治法：安蛔止痛，调理肠胃。

方药：乌梅汤加减。乌梅 60g，细辛 3g，桂枝 5g，附子 5g，人参 10g，川椒 10g，干姜 10g，黄连 10g，黄柏 10g，槟榔片 15g，苦楝皮 15g，使君子 15g。热重者，加芦根 10g、青蒿 10g、蒲公英 10g；呕吐胆汁者，加竹茹 10g。

煎服法：空腹，一日一剂，水煎服。

（2）气滞证

治法：安蛔止痛，疏肝理气。

方药：乌梅汤去桂附加黄芩10g，茵陈12g，枳壳12g，木香12g，元胡10g。痛剧者加延胡12g、郁金10g。

煎服法：空腹，一日一剂，水煎服。

（3）湿热证

治法：安蛔止痛，清热利湿，疏肝理气。

方药：乌梅汤加减，乌梅60g，细辛3g，人参10g，川椒10g，干姜10g，黄连10g，黄柏10g，槟榔片15g，苦楝皮15g，使君子15g，茵陈12g，枳壳12g，木香12g，龙胆草12g，金钱草12g。心烦不宁者加栀子10g；局部热痛拒按者，加丹皮10g、大黄5g；口渴饮冷者加黄连5g；呕吐者加竹茹10g。

煎服法：空腹，一日一剂，水煎服。

1.2　经方验方治疗

（1）乌梅汤加减　乌梅15g，细辛3g，川楝子6g，干姜6g，桂枝6g，黄连8g，黄柏10g，川椒6g，白芍15g，槟榔10g，郁金10g，木香8g，枳实8g。每天1～2剂，每剂加水600ml，煎至150ml，去渣，饭前1小时服下，服后6～8小时仍有较明显阵发性腹痛者，加服1剂。功效：温脏安蛔，行气止痛。适用于气滞兼肠寒的胆道蛔虫症。（广东省惠州市中医院，范雁飞）

（2）乌梅汤加减　乌梅20g，细辛3g，黄柏10g，川椒6g，党参10g，青皮10g，使君子10g，白芍10g，干姜10g，苦楝根皮6g。水煎服，一日一剂。功效：温中杀虫，散寒清热，降逆止呕。适用于胃热肠寒型胆道蛔虫症。（湖北省蒲圻市中医院消化内科）

（3）茵梅大黄汤　茵陈30g，乌梅30g，熟大黄10g，水煎服，取汁200ml，每日1剂，分早晚两次温服，儿童药量减半，疗程最长7天，待大便通并见蛔虫则停用。功效：清热利湿，通腑驱蛔。适用于湿热型胆道蛔虫症。（新余市中医院，刘睿）

2　中医针灸治疗

（1）体针治疗　取内关、中脘、足三里、外丘。操作方法：针尖向对侧直刺，施行提插、捻转并用的常用补泻法。每穴针刺时都要充分“得气”，施针者手下有沉紧感，患者定要有明显的酸、麻、胀、痛、窜的感觉，得气后每穴留针15～20分钟。功效：缩胆和胃，行气止痛。适用于胆道蛔虫急性发作期。

（2）电针治疗　取肝俞、胆俞、日月、期门、阳陵泉。操作方法：针刺得气后，接电针仪用连续波、疏密波、断续波各刺激 10 分钟，电流强度从弱至强以能耐受为度。毕取近端肝俞、胆俞、日月、期门穴，施艾条温和灸 30 分钟。功效：疏肝利胆，排蛔。适用于胆道蛔虫症。

3 中医推拿和按摩治疗

选择下廉、梁门、足三里、承山穴（双侧），以右手拇指依顺序进行按压。每穴按压约 1 分钟左右，多数病人经按压 1 次，腹痛逐渐缓解，未缓解者可重复按压 1～2 次。功效为止痛。适用于胆道蛔虫发作时。口服西药驱虫剂一般应在服中药 12 小时后，对于严重的呕吐病人，服药时应先频服而后分两次服或采用针刺止呕，治疗期间应禁忌油腻、生冷及甘味食品。

（梁久银、周富海、余树山、张万宗）

【专家点评】

胆道蛔虫症在 20 世纪 60～70 年代发病率较高，由于卫生环境和医疗条件的改善，目前发病率急剧下降。中医中药在治疗该病中有着肯定的疗效，早在东汉，张仲景的《伤寒论》就为该病的治疗奠定了理论基础，并构建了完善的理法方药，直至今日，乌梅丸（汤）仍是临床治疗该病最有效的方剂。在急性发作期，通常为乌梅丸联合针刺治疗；缓解期参考胆道感染和胆管结石的治疗，通常为疏肝理气、清热利胆、通里攻下联合应用，以达到标本兼治之目的。

（于庆生，教授，主任医师，博士生导师。安徽中医药大学第一附属医院普外科主任，安徽中医药大学外科教研室主任，安徽省中医药科学院中医外科研究所所长。国家临床重点专科负责人和带头人，国家中医药管理局重点学科和安徽省重点学科负责人和带头人）

第七章　胰腺疾病

第一节　急性胰腺炎

急性胰腺炎是由于多种原因导致的胰酶激活、胰腺继发炎症、伴或不伴其他脏器功能改变的全身性疾病。本病可发生于任何年龄，多于20～50岁青壮年，男性多于女性。临床主要以急性上腹痛、腹胀、恶心、呕吐等为主要表现。按病情轻重可分为轻症、中重症和重症急性胰腺炎，轻症和中重症急性胰腺炎预后较好，重症急性胰腺炎则病情重，存在单个或多个器官持续性功能衰竭，死亡率高达36%～50%。根据本病的病因、发病部位及临床特点，应属中医学中“腹痛”“脾心痛”“胰瘅”等范畴。中医认为主要因酒食不节、虫石内积、跌仆损伤、情志不舒、感受外邪等导致。其病性以里、实、热证为主。病位在脾、胃、肝、胆，并涉及心、肺、脑、肠等。病机演变以湿、热、瘀、毒蕴结中焦，而致肝胆、脾胃功能紊乱，气机升降失常，其基本病机为“不通则痛”。中医主张分期辨证和证型辨证相结合，根据每期病理变化的不同，分别采用通里攻下、活血化瘀、清热解毒、益气养阴、健脾和胃等治则，再适时配合手术治疗，体现中西医结合治疗急性胰腺炎的优势与特色。

【诊断】

1　疾病诊断

急性胰腺炎临床以腹痛、腹胀、恶心呕吐、发热等为主要临床表现。腹痛常于饱餐或饮酒后发生，多位于左上腹或上腹，可向左肩及左腰背放射。当病变累及全胰或胰周渗出广泛时，疼痛范围较宽并呈束带状向腰背部放射。腹胀常与腹痛同时存在，炎症和肠麻痹越重，腹胀越明显。恶心呕吐早期即可出现，呕吐往往剧烈而频繁，呕吐后腹痛不缓解。疾病早期由于全身炎症反应综合征（SIRS）可出现发热，多表现为轻度或中度发热，出现高热则提示胆道感染、肺部感染、脓毒血症；疾病后期可因胰腺坏死继发感染而导致持续高热。部分胆源性胰腺炎患者可出现黄疸。急性胰腺炎患者腹部体征主要以腹膜炎体征为主，急性水肿性胰腺炎时主要以上腹部局限性压痛为主，常无明显肌紧张；急性出血坏死性胰腺炎时腹部明显压痛，并有肌紧张和反跳痛。部分急性胰腺炎患者可在腰部、季肋部和下腹部出现大片青紫色瘀斑，称为 Grey-turner 征；如出现在脐周，则称为 Cullen 征。临床实验室检查主要有血、尿淀粉酶和血清脂肪酶监测；影像学检查主要有腹部超声、增强 CT、MRI 等。其中增强 CT 是最具诊断价值的影像学检查，不仅可以诊断胰腺炎，而且可以诊断是否合并胰腺坏死。

2　证候诊断

（1）肝郁气滞证　上腹胀痛，痛及两胁，时发时止；恶心，呕吐苦黄水，口苦，嗳气；大便秘结，或低热，舌红苔薄黄，脉弦数。

（2）肝胆湿热证　脘腹胀痛痞满，身热不扬，午后热甚；纳呆呕恶，口干而黏，肢体沉重；或发黄疸，大便不爽或干结，舌红苔黄厚腻，脉滑数。

（3）脾胃实热证　腹胀痞满，疼痛剧烈，发热；口苦咽干，小便短赤，大便燥结不通，舌红苔黄燥，脉滑数或弦数。

（4）腑实热结证　腹痛剧烈，甚至从心下至少腹痛满不可近；有痞满燥实坚征象。恶心呕吐；日晡潮热；口干口渴；小便短赤；舌质红，苔黄厚腻或燥；脉洪大或滑数。

（5）瘀热互结证　腹部刺痛拒按，痛有定处，或有包块，或皮肤青紫有瘀斑；发热夜甚，口干不渴；便短赤，大便燥结；舌质红或有瘀斑，脉弦数或涩。

【治疗】

1　中医内治

1.1　辨证论治

（1）肝郁气滞证

治法：疏肝理气，行气止痛。

方药：小柴胡汤加减。柴胡 15g，黄芩 15g，法半夏 15g，赤芍 15g，木香 12g，丹参 18g，金钱草 30g，败酱草 30g，炙甘草 12g。胸中烦闷，可加瓜蒌 15g、郁金 15g；黄疸加茵陈 15g、龙胆草 6g；纳差加焦山楂 15g、麦芽 15g；口干舌燥，可加天花粉 15g。

煎服法：水煎服，每日一剂，分两次服。

（2）肝胆湿热证

治法：清肝利胆，通腑泻下。

方药：茵陈蒿汤合龙胆泻肝汤加减。茵陈15g，栀子15g，大黄10g，龙胆草6g，黄芩15g，泽泻15g，木通10g，当归15g，柴胡15g，车前子10g，生甘草10g。若湿重于热者，可加用茯苓10g、猪苓10g；胁痛明显者可加用川楝子15g；热象明显者，可加连翘10g、黄连5g；合并胆石症者，可加金钱草15g、海金沙15g。煎服法：水煎服，每日一剂，分两次服。

（3）脾胃实热证

治法：清热攻下，行气开结。

方药：大承气汤合大柴胡汤加减。大黄12g（后下），厚朴24g，枳实12g，芒硝9g（溶服），柴胡15g，黄芩12g，芍药10g，半夏10g，生姜15g，大枣4枚。若患者兼有黄疸者，可加茵陈15g、栀子10g；腹痛剧烈者，可加延胡索15g、郁金10g；口干舌燥者，可加生地10g、玄参10g。

煎服法：水煎服，每日一剂，分两次服。

（4）腑实热结证

治法：清热解毒，通里攻下

方药：大承气汤加减。大黄12g（后下），厚朴24g，枳实12g，芒硝9g（溶服）。若患者神疲乏力、气短懒言，则可加人参10g、黄芪10g，以防泻下气脱；热毒明显者加连翘15g、金银花10g；胁肋区疼痛者加橘核6g、延胡索10g；血瘀加川芎10g、丹参10g。

煎服法：水煎服，每日一剂，分两次服。

（5）瘀热互结证

治法：清热通里，祛瘀通腑

方药：桃仁红花煎合大承气汤。红花9g，当归12g，桃仁9g，香附9g，延胡索9g，赤芍12g，川芎9个，乳香9个，丹参9g，青皮12g、生地12g，大黄12g（后下），厚朴24g，枳实12g，芒硝9g（溶服）。若患者血虚，则加用当归20g、生地20g；热象明显者，可加连翘10g、黄连10g；脾胃虚弱者，加用党参12g、白术12g。

煎服法：水煎服，每日一剂，分两次服。

1.2　辨证分期

（1）第一期（急性反应期、结胸里实期）　证候特点为少阳阳明合病或阳明腑实证为主，具备少阳阳明合病的临床特征，如寒热往来、胸胁苦满、腹痛腹胀、痞满拒按、脉弦紧数、苔白或黄等。严重者则表现为结胸里实证。

治法：通里攻下，活血化瘀。

方药：清胰陷胸汤或大承气汤为主方加减。药物以大黄、芒硝、甘遂、柴胡、黄芩、木香、胡连、川楝子等为主。

煎服法：每天两剂，每剂两煎，分四次口服或胃管灌注

（2）第二期（进展期、全身感染期、热毒炽盛期）　证候特点为热腐成脓、毒热炽盛，热结腑实。表现为发热、口渴，脉数，舌红苔黄，甚至出现热深厥深、热入心包、亡阴亡阳等。

治法：清热解毒，活血化瘀

方药：清胰承气汤加减。药物以柴胡、黄芩、木香、川楝子、元胡、枳实、厚朴、大黄等为主。

煎服法：每天两剂，每剂两煎，分四次口服或胃管灌注

（3）第三期（恢复期、邪去正虚期）　证候特点以邪去正虚或余邪未尽为主，热去湿留、瘀血内停，表现为气血两虚，气滞血瘀，湿邪困脾，脾胃虚弱，胃纳不佳、食后胸胁满闷，身倦肢软，苔白，舌体胖，亦可出现午后烦热，舌瘦无苔的胃阴虚证

治法：补气养血，健脾和胃

方药：四君子汤加减。药物以党参、白术、茯苓、甘草、桃仁、熟地、当归为主。

煎服法：每天两剂，每剂两煎，分四次口服或胃管灌注

1.3　*经方验方治疗*

（1）清胰汤Ⅰ号　柴胡 15g，黄芩 10g，胡黄连 10g，白芍 15g，木香 10g，元胡 10g，大黄 15g（后下），芒硝 10g（冲服）等。水煎服，每日一剂，分两次服。功效：清热解毒，通里泻下。适用于肝郁气滞、脾胃湿热型急性胰腺炎。（天津南开医院，天津市中西医结合急腹症研究所）

（2）清胰汤Ⅱ号　柴胡 15g，黄芩 10g，胡黄连 10g，木香 10g，槟榔 30g，使君子 30g，苦楝根皮 30g，细辛 3g，芒硝（冲服）10g。水煎服，每日一剂，分两次服。功效：通里攻下，祛蛔止痛。适用于蛔虫上扰型急性胰腺炎。（天津南开医院，天津市中西医结合急腹症研究所）

（3）清胰Ⅱ号　栀子 15g，丹皮 15g，木香 15g，厚朴 15g，元胡 15g，赤芍 24g，大黄（后下）24g，芒硝（冲服）10g。水煎服，每日一剂，分两次服，可依据病情增加剂量。功效：通里攻下，活血化瘀，清热解毒。适用于火毒内盛为主的急性胰腺炎。（遵义医学院方，急腹症科）

（4）加味锦红汤　生大黄 9g（后下），红藤 30g，蒲公英 15g，厚朴 9g，生地 9g，胡黄连 9g，生山楂 12g。水煎后口服或者从胃管注入中药 100ml，夹管 1～2 小时，每日 2～4 次，每日 1～2 剂。功效：通里攻下，滋阴保津。适用于湿

热蕴结、耗气伤阴为主的急性胰腺炎。（上海中医药大学附属龙华医院，朱培庭）

（5）解胰汤　柴胡10g，黄芩10g，栀子10g，生大黄（后下）10g，芒硝（冲服）10g，厚朴10g，延胡索12g，丹参15g，三七10g，金钱草30g。方加水2000ml，煎至400ml，温服（胃肠减压期间自胃管注入，夹管30分钟后，开放减压），每日2次。功效：通腑散瘀，清热解毒。适用于气滞夹积、瘀热互结型急性胰腺炎。（南京中医药大学附属南京市中医院，张明德）

（6）柴芩承气汤Ⅰ号　柴胡15g，黄芩12g，茵陈15g，栀子12g，胡黄连10g，白芍12g，木香12g，元胡12g，生大黄15g（后下），芒硝20g（冲服），枳实12g，厚朴12g，川楝子12g，槟榔15g。水煎服，每日两剂，早晚各一剂。功效：通腑泄下、疏肝理气、清热除湿。适用于肝郁气滞、肝胆湿热、腑实热结型急性胰腺炎。（四川大学华西医院，中西医结合科）

（7）柴芩承气汤Ⅱ号　柴胡15g，黄芩15g，厚朴30g，枳实20g，木香15g，赤芍15g，栀子15g，元胡15g，生大黄20g（后下），芒硝30g（冲服），茯苓20g，红花20g。水煎服，每日两剂，早晚各一剂。功效：清热除湿，通腑泄下。适用于各种类型的急性胰腺炎。（四川大学华西医院，中西医结合科）

1.4　*中药灌肠*

（1）大承气汤　大黄30g（后下），芒硝（水冲）、厚朴15g，枳实20g。水煎取汁250ml保留灌肠，每天2剂。功效：通腑泄下，清热活血。适用于各种类型的急性胰腺炎

（2）大黄牡丹汤　生大黄30g（后下），丹皮15g，桃仁15g，冬瓜仁15g，芒硝30g（水冲）。水煎取250ml，肠管插入肛门10～15cm，温度维持在37℃～39℃，速度为每分钟40～60滴，滴入后让患者右侧卧位，保留药液30～60分钟，每天2次。功效：泄热破瘀，散结消肿。适用于各种类型的急性胰腺炎

（3）清胰汤　黄芩30g，党参30g，金银花30g，柴胡20g，茵陈30g，金钱草30g，当归20g，川芎20g，枳实30g，厚朴20g，陈皮20g，芒硝20g，大黄（后下）30g。煎取250ml，肠管插入肛门10～15cm，温度维持在37℃～39℃，速度为每分钟40～60滴，滴入后让患者右侧卧位，保留药液30～60分钟，8～10小时一次，每次250ml，连续用5～8天。功效：通里攻下，清热解毒。适用于各种类型的急性胰腺炎

（4）大柴胡汤　柴胡20g，黄芩、芍药、大黄各15g，大枣、枳实各12g，玄胡15g，木香10g，丹参15g。水煎100ml，肠管插入肛门10～15cm，温度维持在37℃～39℃，速度为每分钟40～60滴，滴入后让患者右侧卧位保留灌肠，每天1剂。功效：通里攻下，清热解毒。适用于各种类型的急性胰腺炎。

（5）生大黄　生大黄30～50g（根据病情及大便次数调整剂量）。加水200ml

（煮沸后再文火煎 5 分钟）过滤后去渣，冷却至 38℃～40℃后灌肠，插管深度为 30～35cm，将药液直接灌注在乙状结肠内，保留 1～2 小时，每天 2 次。功效：攻积导滞，通腑泄热。适用于各种类型的急性胰腺炎。

2　中医外治

2.1　腹部外敷

2.1.1　单味中药外敷

（1）冰片　取冰片 20g 碾末外敷胰腺体表投影区和局部炎性包块处，每天 1 次，每次敷 1 小时，疗程为 7 天。功效：消炎止痛、降温散热。适用于脾胃实热、瘀热互结型急性胰腺炎。

（2）大黄　取生大黄 500g 捣成粉末，装入 20cm×40cm 的纱布袋，外敷于上腹及左上腹部，每日更换一次，疗程 7 天。功效：泻下攻积，荡涤肠胃。适用于腑实热结及瘀热互结型急性胰腺炎。

（3）芒硝　取芒硝 250g 装入纱布做成 50cm×50cm 的正方形布袋，布袋的四角缝上固定的带子，贴敷患者胰腺体表投影区和（或）局部炎性包块处，每日更换 1 次，疗程为 5～7 天。功效泻热通便、清火消肿。适用于各种类型的急性胰腺炎。

2.2.2　中药复方外敷

（1）双柏散　大黄 30g，黄柏 30g，侧柏叶 30g，泽兰 15g，薄荷 15g。将上药均打成细粉，加金银花水调敷于胰腺体表投影区和局部炎性包块处，每天 2 次，疗程为 7 天。功效：清热解毒，活血散瘀。适用于各种类型的急性胰腺炎。（《中医伤科学讲义》）

（2）如意止痛膏　生大黄 500g，川芎 100g，元胡 100g，厚朴 100g，芒硝 100g，冰片 50g，甘草 50g，饴糖适量。将大黄、厚朴、川芎、玄胡、甘草粉碎成细粉，将饴糖加热溶化，再将上述细粉与芒硝混匀加入溶化的饴糖中，并加入 40%二甲基砜搅拌，冷却至 40℃左右，加入冰片混匀，分摊于纸片或者布片上，外敷胰腺体表投影区及局部炎性包块处。功效：清热解毒，活血化瘀通腑攻下。适用于腑实热结及瘀热互结型急性胰腺炎。（南京中医药大学连云港附属医院，魏引廷）

（3）如意金黄散　大黄、黄柏、姜黄、白芷各 250g，天南星、陈皮、苍术、厚朴、甘草各 100g，天花粉 500g。将上述药物共研细末，取金黄散适量，用开水调成糊状，敷贴于上腹部或左上腹压痛部位，厚约 0.8cm。每天换药 1 次，3～5 天为一个疗程。药物调制须干稀适度，保持药物湿润，敷贴范围应超过腹部压痛范围 3～5cm。功效：清热解毒，消肿止痛。适用于各种类型的急性胰腺炎。

（4）六合丹　生大黄 10g，黄柏 10g，白友 60g，乌梅 50g，薄荷 50g，白芷 5g，木炭粉 5g，陈小粉 12g。将上药打碎再配以蜂蜜调和，湿敷腹部，一天一次，每次 4～8 小时，持续到症状消失。功效：消肿止痛，散结化瘀。适用于各种类型的急性胰腺炎。（四川大学华西医院，中西医结合科）

2.2　中药敷脐

2.2.1　单味中药敷脐

（1）芒硝　取芒硝 500g 研磨成粉，装入纱布做成的 25cm×25cm 大小布袋，布袋四角缝上固定的带子，贴敷患者脐部，当布袋潮湿变硬时，更换芒硝及布袋，7 天为一个疗程。功效：清火止痛、泻热通便。适用于各种类型的急性胰腺炎。

（2）大黄　取大黄 50g 研磨成粉，置于纱布内，将纱布放在热水中浸透 30 分钟，热敷在肚脐部位，每天 4～6 次，等到患者排气或者恢复通便后，逐渐减少用药量，直至停药。功效：泻火解毒，活血化瘀，通里攻下。适用于各种类型的急性胰腺炎，尤其适用于腑实热结及瘀热互结型急性胰腺炎。

（3）山薄荷　采用新鲜的山薄荷 150g，清洗干净捣碎，加白酒适量，盛装进自制的约 15cm×15cm 大小纱布袋热蒸后，患者取仰卧位，平敷在腹部脐上，温度为 40℃～43℃，时间为 30 分钟，每天 3 次。功效：解表祛风，行气除胀，散瘀止痛。适用于各种类型的急性胰腺炎。

2.2.2　中药复方敷脐

通里活血散：大黄 30g，芒硝 30g，木香 15g，牵牛子 15g，蒲公英 30g，桃仁 15g，赤芍 15g，冰片 6g。将上药研成细末，用香油调成稠糊状，以不流淌为度，外敷肚脐，以塑料薄膜封包外固定，每天更换 1 次。功效：通腑泻下，行气止痛。适用于腑实热结型急性胰腺炎。（河北省中医医院，贾利辉）

2.3　穴位外敷

行气导滞方：大黄 100g，芒硝 100g，枳实 100g，冰片 100g，厚朴 100g。取上药粉碎后，每次用 20g，贴敷时用生姜汁和醋适量调成膏状，摊于 5cm×5cm 专用纱布上，局部皮肤消毒后，贴敷于神阙、中脘穴位处，用胶布固定，每天一次，每次 4～6 小时，7 天为一个疗程。功效泄热通便，行气导致。适用于肝郁气滞、腑实热结及瘀热互结型急性胰腺炎。（武汉市第一医院，消化内科）

3　中医针灸治疗

3.1　针刺治疗

3.1.1　体针

（1）取双侧足三里、上下巨虚、丰隆、天枢、中脘、支沟、合谷、太冲。提插捻转法得气，在支沟、天枢、丰隆、太冲穴施泻法，余穴平补平泻，留针20分钟。每天针刺1～2次（重症胰腺炎、腹胀严重患者早晨和下午各1次），5天为一个疗程。功效：疏肝利胆，通调三焦。适用于各种类型急性胰腺炎，尤其适用于肝郁气滞型。

（2）取主穴双侧支沟、足三里、下巨虚，配穴双侧阳陵泉、内关、中院、肝俞、胆俞。每次选用4～6个穴，行捻转提插以泻法，不留针或留针15～30分钟，可间歇运针。功效：健脾益气，调和肠胃。适用于各种类型急性胰腺炎，尤其适用于脾胃湿热型。

3.1.2 电针

取中脘、足三里、天枢，其中足三里和天枢为双侧取穴。选好穴位，常规皮肤消毒，以0.3mm×（40～50）mm的不锈钢毫针直刺入腧穴，得气后再接G6805－Ⅰ型电针治疗仪（上海华谊仪器厂生产），选用连续波，刺激强度以患者耐受为度。每天1次，每次持续30分钟。电针治疗以3天为一个疗程。功效：消食导滞，制泻止痛，理气通便。适用于各种类型急性胰腺炎。

3.2 穴位治疗

3.2.1 穴位按摩

取穴足三里、委中、胆俞、承山、厥阴、肝俞、内关。每个穴位各按摩15分钟，1天3次，7天为一个疗程。功效：疏经通络，行气活血。适用于各种类型急性胰腺炎。

3.2.2 穴位注射

取穴双侧足三里。采用药物甲氧氯普胺1ml，或新斯的明1mg，或维生素B1 50mg注射液任何一种，选好穴位后用75％酒精局部消毒，进针1寸左右，患者出现酸、麻、胀感，回抽注射器无回血注入药物，双侧均注入。功效：调通腑气，行气导滞，益气升阳，温经通脉。适用于各种类型急性胰腺炎。

3.2.3 艾灸治疗

取双侧穴位胃脘下俞、足三里、神阙、章门、日月、期门穴。采用灸条燃端距应灸穴位2～4cm处，每日两次温和灸，每次半小时，灸至局部皮肤出现红润，患者局部有温热感，且以不感烧灼为度。功效：温通经脉，调和气血，协调阴阳，扶正祛邪。适用于各种类型急性胰腺炎。

（沈　毅、经文善、邓力珲、贾　琦）

【专家点评】

将中医药的理论和方法有机融入急性胰腺炎完整的西医治疗体系中，具有显著的疗效优势和卫生经济学效益，是中医药治疗危急重症的经典范例，也是中医药传承发展的重要形式。本节归纳总结国内多家医院在急性胰腺炎治疗方面的经验，博采众家之长，形成了较为完整的分期辨证理论框架和治疗体系，值得临床更广泛推广和应用。

（夏　庆，四川大学华西医院中西医结合科主任医师，博士生导师，科主任、学科及学术带头人。卫生部和国家中医药管理局“国家临床重点专科”项目负责人，牵头组织全国十余家医疗机构制订了中医药治疗急性胰腺炎的诊疗方案和临床路径。发表论文130余篇，其中SCI收录20余篇。获得了包括国家科技支撑计划项目、国家自然科学基金在内的国家级科技项目7项、省部级项目14项支撑，研究经费近千万。任主编、副主编出版专著4部。2004年获得四川省科技进步一等奖和中华医学科技进步二等奖各一项）

第二节　慢性胰腺炎

慢性胰腺炎是由多种原因引起的胰腺实质局限性、节段性或弥漫性的慢性炎症，导致胰腺实质和胰管组织的不可逆性损害，并伴有不同程度的胰腺内、外分泌功能障碍。临床以反复发作的腹痛和胰腺外、内分泌功能不全为主要表现，可伴有胰腺实质钙化、胰管扩张、胰管结石和胰腺假性囊肿形成等。相当于中医学的“腹痛”“胁痛”“胃脘痛”“泄泻”“症瘕积聚”等病症范畴。中医认为，本病多因长期嗜酒、饮食不节、情志不畅，以及外邪侵扰等因素致肝失条达、疏泄不利、脾失健运、升降失和，导致中焦气机不畅、酿生湿热、湿热瘀结中焦、煎熬成痰、痰瘀交阻、结为症积。病久则气机郁滞、血脉不行、气滞血瘀、不通则痛，发为腹痛。本病属虚实夹杂为患，本为脾胃虚弱、肝脾不调，标为湿热、食积、气滞、血瘀、痰浊，本标互为因果，以致胰腺出现持久性炎性病变。中医药在治疗慢性胰腺炎方面，优势突出，特色鲜明。

【诊断】

1　疾病诊断

慢性胰腺炎以腹痛、食欲减退、消化吸收不良、体重下降为主要临床表现，但部分轻度慢性胰腺炎无明显特异性临床表现。腹痛是患者主要临床症状，典型表现为发作性上腹部疼痛，常因高脂饮食或饮酒诱发，随着胰腺外分泌功能不断下降，疼痛程度会减轻，甚至消失。约1/3病人有胰岛素依赖性糖尿病，1/4患者有脂肪泻。通常将腹痛、体重下降、糖尿病和脂肪泻称为慢性胰腺炎的四联症。少数病人可因胰头纤维增生或假性囊肿压迫胆总管而出现黄疸。粪便检查可发现脂肪滴。胰腺超声可见胰腺局限性结节，胰管扩张，囊肿形成，胰腺肿大或纤维化。CT/MRI扫描可见胰腺实质钙化、结节状，密度不均或胰腺假性囊肿等改变。

2 证候诊断

（1）肝气郁结证　脘腹胀满，一侧或者双侧胁痛拒按，疼痛多与情志不畅相关，恼怒常使病情加重，嗳气、矢气痛减，纳呆，舌暗苔薄，脉弦、细或兼涩、数，大便或干或溏。

（2）肝胆湿热证　胁肋灼痛胀痛，或胁下有痞块按之疼痛，发热，恶心，厌食油腻，身重倦怠或黄疸，大便或闭或溏，舌红，苔黄腻，脉弦数或弦滑。

（3）胃肠湿热证　腹部胀痛而拒按，胃脘部痞塞不通，恶心呕吐，口干，大便秘结，舌红，苔黄燥，脉滑数。

（4）气滞血瘀证　胸胁腹部疼痛，痛处不移，拒按，痛如针刺，上腹部扪及包块，压痛明显，面色淡白或晦滞，身倦乏力，气少懒言，舌淡暗或有紫斑，脉沉涩。

（5）脾胃虚弱证　倦怠乏力、食欲不振，脘腹胀满肠鸣，纳谷不化，稍进油腻则大便次数明显增加，面色萎黄，消瘦，舌苔厚腻，脉缓或虚弱，大便溏薄。

【治疗】

1 中医内治

1.1 辨证论治

（1）肝气郁结证

治法：疏肝解郁，理气止痛。

方药：柴胡疏肝散加减。柴胡 15g，枳壳 9g，白术 12g，茯苓 12g，川芎 12g，制香附 9g，乌药 9g，合欢皮 12g，炙甘草 6g。腹水者加大腹皮 10g、车前子 6g、泽泻 9g；黄疸者加茵陈 10g、龙胆草 6g；纳差者加焦山楂 10g、麦芽 15g；口舌生疮、口苦咽干者，加黄连 15g、焦栀子 20g。

煎服法：水煎服，每日一剂，分两次服。

（2）肝胆湿热证

治法：清热利湿，清肝利胆。

方药：清胰汤合龙胆泻肝汤加减。龙胆草 6g，栀子 10g，黄芩 12g，柴胡 10g，生地 15g，车前子 6g，泽泻 10g，通草 30g，甘草 10g，当归 10g。热毒明显者加连翘 15g、金银花 10g；胁肋区疼痛者加橘核 6g、延胡索 10g；血瘀者加川芎10g、丹参10g。

煎服法：水煎服，每日一剂，分两次服。

(3) 胃肠湿热证

治法：清化湿热，通里攻下。

方药：调胃承气汤合芍药甘草汤。大黄（后下）10g，芒硝（冲服）15g，白芍15g，甘草6g。燥结不甚、温热重者，去芒硝加黄芩12g、山栀子10g；腹胀者加枳壳12g、炒莱菔子10g；脾虚者加白术10g、佛手12g、黄芪15g。

煎服法：水煎服，每日一剂，分两次服。

(4) 气滞血瘀证

治法：疏肝理气止痛，活血通瘀，调脾散结。

方药：血府逐瘀汤加减。桃仁12g，红花9g，当归8g，生地黄15g，川芎9g，赤芍12g，柴胡12g，枳壳9g，牛膝9g，桔梗6g，地龙12g，水蛭6g，白花蛇舌草15g，甘草3g。纳差者加焦山楂10g、麦芽15g；胁肋区疼痛者加橘核6g、延胡索10g；体虚乏力、腰膝酸软者，加黄芪20g、补骨脂20g。

煎服法：水煎服，每日一剂，分两次服。

(5) 脾胃虚弱型

治法：健脾益气，理气和胃。

方药：参苓白术散加减。人参12g，茯苓12g，白术12g，炙甘草10g，莲子9g，薏苡仁10g，砂仁10g，炒桔梗9g，白扁豆12g，山药12g。进食油腻食物病情加重、食后脘闷不舒者，加炒麦芽10g、炒山楂10g、炒陈曲10g、莱菔子10g；如患者黎明前发作较甚，腹部作痛，肠鸣即泻，形寒肢冷，则加补骨脂10g、吴茱萸10g、肉豆蔻10g、五味子12g。

煎服法：水煎服，每日一剂，分两次服。

1.2　*经方验方治疗*

(1) 平胰方　柴胡6g，白芍20g，姜半夏12g，全瓜蒌10g，三棱10g，莪术12g，枳壳15g，陈皮10g，生山楂12g，炒白术15g，茯苓15g，黄芪20g，茵陈6g，生甘草6g。水煎服，每日一剂，分两次服，14天为一个疗程。功效：理气健脾，活血化瘀。适用于脾气虚弱、气滞血瘀型慢性胰腺炎。（江苏省中西医结合医院，王德明）

(2) 清胰左金汤　法吴萸3g，川黄连3g，金钱草30g，车前草30g，茵陈30g，玄胡15g，乌药15g，青皮15g，制香附15g，白芍药15g。水煎服，每日一1剂，分两次服，14天为一个疗程。功效：清胰疏肝，理气利胆。适用于肝胆失疏、肝脾不和型慢性胰腺炎。（浙江省中医院，金涛）

(3) 胰胆舒汤　柴胡、枳实、白芍、槟榔片各15g，桃仁、竹茹、茯苓、半夏、甘草各10g，黄芩、板蓝根各20g，白花蛇舌草50g，大黄5g。水煎服，每日一剂，分两次服，一个月为一个疗程。功效：疏肝利胆，清热解毒。适用于肝郁气滞、肝胆湿热型慢性胰腺炎。(哈尔滨工程大学附属医院，张晓军)

(4) 胆胰合症方　柴胡10g，枳实10g，白芍10g，甘草6g，丹参20g，木香6g，大黄6g，黄芩10g，黄连6g，元胡10g，川楝子20g，制乳没各6g，干姜6g，蒲公英15g，败酱草15g，胆结石加金钱草15g，海金沙10g。水煎服，每日一剂，分两次服用，一个月为一个疗程。功效：疏肝和胃，清热解毒。适用于饮食积滞、气滞血瘀型慢性胰腺炎。(甘肃省肿瘤医院，裴正学)

(5) 加味丹葛止痛方　丹参15g，葛根15g，枳实10g，青皮10g，人黄（后下）10g，当归10g，川芎10g，炮甲10g，甘草6g。水煎服，水煎服，每日一剂，分两次服用，14天为一个疗程。功效：活血化瘀，行气止痛。适用于湿热互结、气滞血阻型慢性胰腺炎。(广西中医学院附属瑞康医院，牛豫洁)

(6) 加味四逆异功汤　人参15g，白术10g，茯苓12g，陈皮10g，柴胡12g，白芍12g，木香10g，枳实10g，延胡索10g，当归10g，桃仁10g，甘草6g。水煎服，每日一剂，分两次服用，14天为一个疗程。功效：健脾益气，疏肝理气。适用于脾虚、肝郁、气滞型慢性胰腺炎。(浏阳市中医医院，向洪武)

1.3　中成药治疗

(1) 排毒化肿片　排毒化肿茶：排毒化肿片用药剂量为每次6片，每天3次；排毒化肿茶每次1袋，每天3次，用水煮沸后代茶饮用；二者同时服用，一个月为一个疗程。功效：扶正祛邪，活血消肿，祛瘀止痛。适用于治疗各种证型的慢性胰腺炎（滇药制字〔Z〕20140001G）

(2) 康胰胶囊　康胰胶囊Ⅰ号，每次4～5粒，饭后口服，1个月为一个疗程，一般服两个疗程。功效：疏肝解郁，理气止痛。适用于肝郁气滞型慢性胰腺炎。康胰胶囊Ⅱ号，每次4～5粒，饭后口服，1个月为一疗程，一般服两个疗程。功效：化瘀开积，行气止痛。适用于痰湿夹瘀型慢性胰腺炎。（天水市北道区中医院院内制剂）

2　中医针灸治疗

2.1　针刺治疗

(1) 体针治疗　取穴中脘、上脘、梁门（双侧）、鸠尾、章门（双侧）、阳陵泉（右）、胰腺穴双、足三里双、双侧阴陵泉。以平补平泻为主要手法。中脘、上脘等穴位在腹部直刺1～1.5寸，鸠尾用2寸针向上脘穴位平刺。下肢部位穴位用2寸针直刺1.5寸左右。其间捻针2～3次。每天治疗1次，每次40分钟，6天为一个个疗程。功效：疏肝和胃，理气止痛。适用于各种证型的慢性胰腺炎。

（2）耳针治疗　取穴大肠、小肠、脾、胃、神门、交感穴。方法根据病区选取耳穴，消毒后，用 30 号的耳针刺入所选穴位，以不穿过耳壳为宜，用小块橡皮膏固定。功效：通里攻下，祛瘀散结。适用于各种证型的慢性胰腺炎。

2.2　艾灸治疗

取穴神阙穴。将盐置于神阙穴上，用药艾条温和灸之，以穴位及周围皮肤潮红、不起泡为度，灸 20～30 分钟，每天治疗 1 次，10 次为 1 疗程。功效：活血祛瘀，理气止痛。适用于气滞血瘀型慢性胰腺炎。

（沈　毅、经文善、邓力珲、贾　琦）

【专家点评】

慢性胰腺炎的治疗原则为祛除病因、控制症状、改善胰腺功能、治疗并发症和提高生活质量，中医药治疗慢性胰腺炎的独到之处在于调节脾胃功能、减轻疼痛、延缓进程等方面，不失为慢性胰腺炎西医治疗的有益补充。

（夏　庆，四川大学华西医院中西医结合科主任医师，博士生导师，科主任、学科及学术带头人。卫生部和国家中医药管理局“国家临床重点专科”项目负责人，牵头组织全国十余家医疗机构制订了中医药治疗急性胰腺炎的诊疗方案和临床路径。发表论文 130 余篇，其中 SCI 收录 20 余篇。获得了包括国家科技支撑计划项目、国家自然科学基金在内的国家级科技项目 7 项、省部级项目 14 项支撑，研究经费近千万。任主编、副主编出版专著 4 部。2004 年获得四川省科技进步一等奖和中华医学科技进步二等奖各一项）

第三节　胰腺癌

胰腺癌是主要起源于胰腺导管上皮、腺泡细胞等的一种常见恶性肿瘤。胰腺癌好发于 40 岁以上女性，近年来发病率有明显增高的趋势。该病早期多无特异性表现，进展期主要表现为上腹部疼痛不适、黄疸、消瘦乏力、消化道症状等。中医隶属于“腹痛”“积聚”“黄疸”“伏梁”等范畴，认为气机不畅、脾湿困郁是本病首要病因；正气虚弱、脏腑失调是发病的内在条件。脾胃乃人体“后天之本”，为水谷运化、阴阳升降之枢纽，脾胃受损而运化失调，升降不和，气机不畅，脾湿困郁，郁久化热，湿热蕴结，日久成瘀成毒。湿毒瘀三者交阻，湿浊内生，邪毒留滞，积而成癌。中医同西医治疗原则一样，有手术条件的主张先进行手术治疗，术后中医调理。中医药对胰腺癌的治疗强调扶正祛邪、固本培元、益气健脾、软坚散结、解毒祛瘀等方法来控制和消除癌灶，维护和恢复机体的功能，改善肿瘤本身导致的并发症，最大限度地延长患者的生存期、提高患者的生活质量。

【诊断】

1 疾病诊断

胰腺癌早期多无明显症状，进一步发展，可表现为上腹部疼痛、黄疸、食欲降低、消瘦等，其中上腹部疼痛是常见的首发症状。早期可因肿块压迫胰管，而出现上腹部不适、隐痛、钝痛或者胀痛；中晚期可因肿瘤侵犯腹腔神经丛，出现持续性剧烈腹痛，且向腰背部放射。当肿瘤生长在胰头时，可因肿块压迫或者侵犯胆总管而出现黄疸，呈进行性加重。多数病人同时伴有消化不良、腹泻、食欲下降、消瘦等。实验室检查如CA19－9、CA50、CEA等肿瘤标记物可升高，尚没有特异性的胰腺癌标记物，其中CA19－9目前最常用于胰腺癌的辅助诊断及术后随访。影像学检查主要有CT、超声、MRI、EUS、PET－CT等，其中CT对胰腺的定性、定位可提供重要的影像学诊断，目前可作为胰腺肿瘤病人的首选影像学检查手段。

2 证候诊断

(1) 邪毒内攻证　上腹积块，大如覆盘，质硬痛剧；目俱黄，小便黄赤，大便秘结，皮肤瘙痒；舌苔黄腻而干、质紫红，脉弦数。

(2) 气滞血瘀证　上腹积块疼痛，或有恶心呕吐，饮食减少；面色黧黑，羸瘦乏力；舌苔厚腻、质紫黯，脉细涩或弦数。

(3) 脾虚湿热证　神疲乏力，胸腹胀满，食后更甚，胁下疼痛；纳食呆钝，恶心呕吐；下肢浮肿，大便溏薄；舌苔白腻，脉细弦或细濡。

(4) 气血亏虚证　本型多见于晚期患者。症见面色少华，倦怠乏力，形瘦懒言，腹胀隐痛，舌淡，沉细弱。

(5) 阴虚内热证　低热不退，精神疲惫，上腹胀满，便坚溲黄，心烦易怒，口苦津少；舌光，苔少，脉虚细而数。

【治疗】

1 中医内治

1.1 辨证论治

(1) 邪毒内攻证

治法：清热解毒、利湿化浊。

方药：黄连解毒汤合茵陈蒿汤加减。制大黄、炒柴胡各 6g，黄连 4.5g，黄芩 10g，红花 10g，山栀子 12g，丹参 24g，赤芍 24g，薏苡仁 30g，蒲公英 30g，茵陈 30g，白花蛇舌草 30g，土茯苓 30g，莪术 30g，壁虎 5 条。血虚明显者，加当归 20g、熟地 15g；气虚乏力明显者，加黄芪 15g、白术 15g 等。

煎服法：水煎服，每日一剂，分两次服。

（2）气滞血瘀证

治法：活血化瘀、软坚散结。

方药：血府逐瘀汤加减或莪术散加减。生地 12g，桃仁 12g，川牛膝 12g，枳壳 12g，水红花子 12g，延胡索 12g，川楝子 12g，红花 10g，川芎 10g，香附 10g，赤芍 24g，当归 24g，莪术 20g，壁虎 5 条，生甘草 3g。气滞不通、胀痛不舒、时缓时急者，加郁金 10g、枳壳 10g；脾气虚明显者，加白术 12g、黄芪 15g、甘草 15g 等。

煎服法：水煎服，每日一剂，分两次服。

（3）脾虚湿热证

治法：健脾益气、化湿宽中。

方药：方用香砂六君子汤、排气饮加减。党参 24g，炒白术 24g，茯苓 24g，焦山楂 24g，赤芍各 24g，陈皮 12g，木香 12g，枳壳 12g，水红花子 12g，炒桃仁 12g，生薏苡仁 30g，炒薏苡仁 30g，莪术 30g，白花蛇舌草 30g，壁虎 5 条，砂仁 3g，生甘草 3g。黄疸明显者，加茵陈 24g、龙胆草 10g；发热者加黄芩 12g、知母 10g；疼痛明显者，加五灵脂 12g、蒲黄 15g、延胡索 24g 等。

煎服法：水煎服，每日一剂，分两次服。

（4）气血亏虚证

治法：益气养血、健脾和胃。

方药：香砂六君子汤合四物汤加减。白术 10g，茯苓 10g，陈皮 10g，木香 10g，姜半夏 10g，熟地黄 10g，当归 10g，白芍 10g，川芎 10g，冬虫夏草 10g，党参 15g，三七 15g，白花蛇舌草 15g，莪术 15g，壁虎 5 条。黄疸明显者，加茵陈 10g、龙胆草 10g；腹胀痛明显者，加五灵脂 10g、延胡索 10g 等。

煎服法：水煎服，每日一剂，分两次服。

（5）阴虚内热证

治法：养阴生津、清热泻火。

方药：一贯煎合清凉甘露饮加减。北沙参 24g，麦冬 24g，天花粉 12g，知母 12g，地骨皮 12g，水红花子 12g，桃仁 12g，白英 30g，白花蛇舌草 30g，土茯苓 30g，莪术各 30g，制大黄 6g，壁虎 5 条，甘草 3g。腹胀者，加鸡内金 24g、大腹皮 24g、木香 24g；大便不成形者，加白扁豆 24g、炒白术 24g。

煎服法：水煎服，每日一剂，分两次服。

1.2 经方验方治疗

（1）清胰化积方 天南星30g，半枝莲30g，猫爪草15g，浙贝母15g，白花蛇舌草15g，绞股蓝30g，灵芝15g，红豆杉3g，壁虎3g，薏苡仁30g，生山楂15g，乌梅6g，干姜6g，豆蔻9g。水煎服，每日一剂，分两次服。功效：清热解毒，化湿散结。适用于湿热毒聚型胰腺癌。（复旦大学附属肿瘤医院，刘鲁明）

（2）调脾抑胰方 潞党参、炒白术、苏梗、枳实、全瓜蒌各10g，茯苓、茯神、姜半夏各12g，陈皮6g，怀山药15g，薏苡仁、炒谷芽、炒麦芽各20g，猪苓、徐长卿、八月札各30g。水煎服，每日一剂，分两次服。功效：健脾和中，理气化湿，消积退黄。适用于正虚邪实、脾胃失调、湿阻瘀停型胰腺癌。（江苏省无锡市中医院，赵景芳）

（3）扶正抗癌方 黄芪15g，西洋参15g，灵芝15g，龙葵15g，莪术12g，半夏12g，陈皮12g，白术12g，云苓12g，甘草3g。水煎服，每日一剂，分两次服。功效：益气健脾，滋阴补肾。适用于脾胃虚弱、肾气衰弱型胰腺癌。（陕西中医学院附属医院，陈光伟）

（4）微调三号方 党参10g，猪苓30g，炒白术10g，茯苓10g，陈皮6g，姜半夏6g，薏苡仁15g，炒谷麦芽（各）15g，苏梗10g，炙枇杷叶10g。水煎服，每日一剂，分两次服。功效：健脾益气、化湿运中、理气和胃。适用于气虚型胰腺癌（江苏省无锡市中医院，赵景芳）

（5）健脾疏肝汤 黄芪15g，党参15g，白术12g，茯苓12g，香附15g，郁金15g，川楝10g，柴胡10g，白芍10g，大腹皮20g，延胡索15g，苏木10g，莪术10g，蚤休30g，半枝莲30g，甘草5g。水煎服，每日一剂，分两次服。功效：健脾祛湿，疏肝解郁。适用于脾虚肝郁兼湿浊内蕴型胰腺癌。（湖南省肿瘤医院，李红梅）

2 中医外治

2.1 腹部外敷

（1）消症止痛膏 阿魏、木鳖子、生大黄、冰片等。外敷中上腹部相应皮肤，轻度疼痛者每2日1次，中度疼痛者每日1次，重度疼痛者每日1～2次，连续外敷7天为一个疗程。功效：软坚消积，化瘀止痛。针对胰腺癌晚期患者局部有积结症块，甚或腹痛患者。（无锡市中医院院内制剂，无锡市中医院中药厂生产，批号：950513）

（2）抗癌消积方 莪术30g，生黄芪50g，老鹳草30g，铁树叶30g，玄明粉20g等。上药研末后，以适量蜜、醋调和，敷于中上腹皮肤6小时，每日1次。

功效：化瘀软坚，抗癌消积。适用于局部胰腺癌有积结症块，腹痛难忍患者。(扬州市中医院，方晓华)

(3) 复方外敷　乳香10g、白花蛇舌草15g、生蒲黄15g等适量，研末后以蜜、醋调敷于中上腹相应皮肤4～6小时，每日1次，7天为一个疗程。功效：活血化瘀，抗癌消积，消肿止痛。适用于治疗胰腺癌疼痛明显患者。(广东省第二中医院，孙玉冰)

(4) 温通止痛方　丁香10g，全蝎6g，穿山甲15g，细辛6g，肉桂10g，川乌10g，麝香1g，乳香15g，没药15g。上药共研细末，过200目筛，另包备用。以患者疼痛部位为贴敷点，疼痛为弥漫性不能明确部位者外敷神阙穴。敷药前以生姜片外擦至贴敷点有微热感，再外敷膏药，外敷面积应略大于肿块范围或疼痛范围。敷药厚度约为2mm，敷盖纱布，在纱布上再敷盖一层塑料薄膜，用无纺布固定，每日1换。功效：温阳散寒，通络止痛。适用于治疗胰腺癌疼痛明显患者。(北京中医药大学东方医院，肿瘤科)

(5) 四黄散　黄芩15g，黄柏15g，大黄15g，黄连15g，蜂蜜15ml。上药加入适量热开水搅拌成药膏状，在室温下放置至适宜温度，以患者感觉舒适为宜，外敷于患者疼痛最明显的部位，以塑料薄膜覆盖并固定，每次4小时，每天2次。功效：泻火解毒，活血化瘀，通经止痛。适用于治疗胰腺癌疼痛明显患者。(广东省中医院，肿瘤科)

2.2　中药敷脐

(1) 行气利水散　甘遂50g，牵牛子50g，槟榔50g，葶苈子50g，小茴香30g，冰片30g，芒硝250g。诸药打粉放入布袋内备用，以温水洗净腹部皮肤，以脐为中心，将药物均匀平铺于脐上，药物厚薄为8～10mm，妥善固定布袋。每日于上午8时、中午12时、下午5时、晚上8时外敷，共4次，每次1小时，每48小时更换1贴。功效：行气利水，祛邪扶正。适用于有大量腹水胰腺癌患者。(复旦大学附属中山医院青浦分院，中医科)

(2) 五倍子　中药五倍子研极细末，每次取药约10g，与米醋调匀成膏状。药膏外敷脐部，外覆贴膜，每天1次，晨起8时开始贴敷，下午5时揭取，以防止局部皮肤破溃。7天为一个疗程。功效：解毒降火，敛汗止血。主要用于胰腺癌多汗患者。

2.3　穴位外敷

(1) 决流汤　黑丑6g，甘遂6g，肉桂6g，车前子30g，冰片6g。将上药研细末，以黄酒调和，敷于神阙穴，每24小时更换1次。功效为攻逐水饮。适用于脾肾阳虚，水饮内停，对胰腺癌晚期腹水患者疗效好。(出自《傅青主男科》)

(2) 癌痛灵膏　麝香0.2g，冰片9g，鸡血藤30g，土鳖虫15g，血竭5g，乳香15g，没药15g，山慈姑30g，黄药子30g，川乌30g，玄胡30g，重楼30g。将上述药物研成细末，用凡士林等赋形剂调成厚糊状药膏，置于胶膏中心处，形成直径约2cm的药饼，将药饼外敷脾俞、章门、胰腺穴、阿是穴、胰腺穴；在药饼底部加一层极薄的棉纸，使药力渗透，并减少药物对皮肤的刺激。每天1次，每次30分钟，每24小时更换1贴，5天为一个疗程。功效：益气扶正，通络止痛，活血化瘀。适用于各型胰腺癌患者，尤其是针对腹痛明显患者。（齐齐哈尔市第一医院，李敏）

（3）复方穴位外敷　透骨草、茯苓各50g，川乌、大黄、甘草、木通各20g，姜黄、苍术各30g，槟榔、白及各5g，当归、芫花各15g，三七、白胡椒各10g。上药研细末搅拌成稠糊状，待冷却后放冰片。每处取药泥3g，用宣纸包裹后外敷神阙、中脘、天枢、腹结、气海、关元等穴位。24小时换药1次，21天为一个疗程。功效：化瘀散结，温阳利尿。适用于有大量腹水的胰腺癌患者（浙江省宁波市中医院，徐弋）

3　中医针灸治疗

3.1　针刺治疗

3.1.1　体针

（1）取穴胰俞、三焦俞、足三里、阳陵泉。1.5寸针灸针，均双侧取穴，单手快速将针尖浅刺入皮肤，再缓慢进针，得气后，平补平泻捻转行手法约5秒，行针20分钟，每天1次。功效：行气止痛，疏肝解郁。适用于疼痛及具有抑郁症胰腺癌患者

（2）取穴神门、交感、胰胆、阿是、胰俞、三焦俞、足三里和阳陵泉。1.5寸针灸针，单手将针尖潜刺入皮肤，缓慢进针，得气后，平补平泻捻转行手法，行针20分钟，每日1次。功效：活络止痛，疏肝解郁。适用于疼痛及抑郁症胰腺癌患者。

（3）取穴阳陵泉、三阴交、阿是穴。取穴后，用75%的酒精消毒，再用30号毫针垂直进针，提插捻转至有酸麻胀痛为止，留针30分钟，留针期间每隔10分钟捻转一次，每天一次，10天为一个疗程。功效：通经止痛。适用于胰腺癌疼痛难忍患者。

3.1.2　电针

取穴阿是穴、阳陵泉、足三里穴。选用202H韩氏穴位暨神经刺激仪，在身体同侧选取两个阿是穴（相距在2cm以上）及同侧阳陵泉、足三里穴，在穴位处各接一对电极，采用疏密波（2/100Hz），强度以患者耐受为度，连续刺激30分钟，每日2次。功效：调理脾胃，疏肝清胆，扶正祛邪。适用于各型胰腺癌患

者，尤其适用于疼痛难忍患者。

3.2　穴位治疗

3.2.1　灸法治疗

（1）取穴足三里、神阙穴、中脘穴。施灸时，将艾条一端点燃，在距离穴位1寸左右的高度进行熏烤，灸至局部灼热红晕为度，一般穴灸5～10分钟。功效：调和脾胃，行气止痛。适用于胰腺癌腹痛、腹胀、便秘患者

（2）取穴内关、合谷、足三里、中脘穴。隔姜灸，将姜片置于上述穴位上，用药艾条温和灸之，以穴位及周围皮肤潮红、不起泡为度，灸20～30分钟，每天治疗1次。功效：降逆止呕。适用于胰腺癌呕吐患者

（3）取穴神阙，将附子、干姜、三七为研末各等分，用黄酒调和，做成饼状，直径3cm，厚度1cm，放在神阙穴上，将艾卷撕开，捏成三棱艾炷，共熏五壮，感觉极烫时沿任脉上下挪动。功效：温补脾肾，散寒止痛。适用于胰腺癌腹胀、腹泻患者。

3.2.2　穴位注射

（1）取穴耳穴神门、耳迷根。用1次性皮试注射器抽取哌替啶0.1ml行穴位注射。每次取一侧耳穴一个，双耳4穴交替使用。功效镇静、安神、止痛、消炎。适用于胰腺癌导致的难治性疼痛及焦虑烦躁患者。

（2）取穴足三里。用5ml注射器、7号针头抽吸维生素K_3注射液8mg和654-2注射液10mg，让患者取坐位或仰卧位，选准穴位，局部皮肤常规消毒后刺进针，待患者有酸、麻、胀感时，快速将药液注入，两侧穴各一半，每日1次。功效：调和肠胃，镇静止痛。适用于胰腺癌导致的难治性疼痛。

（沈　毅、经文善、邓力珲、贾　琦）

【专家点评】

胰腺癌是预后最差的肿瘤之一，西医针对剧烈癌痛、腹胀、便秘等症状或束手无策或难奏效，而中医药在改善症状方面手段多样，有一定的疗效，为本病保守治疗提供了一些可靠选择。

（夏　庆，四川大学华西医院中西医结合科主任医师，博士生导师，科主任、学科及学术带头人。卫生部和国家中医药管理局“国家临床重点专科”项目负责人，牵头组织全国十余家医疗机构制定了中医药治疗急性胰腺炎的诊疗方案和临床路径。发表论文130余篇，其中SCI收录20余篇。获得了包括国家科技支撑计划项目、国家自然科学基金在内的国家级科技项目7项、省部级项目14项支撑，研究经费近千万。任主编、副主编出版著作4部。2004年获得四川省科技进步一等奖和中华医学科技进步二等奖各一项）

第八章　门静脉高压症

第一节　上消化道出血

上消化道出血包括食管、胃、十二指肠、胆道、胰以及空肠上段病变的出血。引起该病的主要原因有上胃肠道疾病、门静脉高压、上胃肠道邻近器官或组织的疾病和全身性疾病。本章主要论述门静脉高压症引起的出血。门静脉高压症在上消化道出血中所占的比例逐渐增多，约占20%。病死率高达8%～13.7%。呕血与黑便是其特征性表现。此病属于中医“吐血”及“便血”的范畴。中医认为，上消化道出血与情志、饮食、劳倦等多种因素关系密切，患者在发病之前大多有胃中郁热、肝气郁滞等症状，进而导致气血逆乱，血液不循常道而出血。在临床治疗中主张中西医结合，中医治疗方法有中药内服、针刺等，临床疗效明确。

【诊断】

1　疾病诊断

门静脉高压症引起的上消化道出血临床上主要表现消化道出血症状和门静脉高压症状。消化道出血临床表现主要有呕血和黑便。一般出血量超过5ml可以起大便隐血阳性；出血量大于50～70ml，可出现黑便症状；出血量在250～300ml以上，可出现呕血；若一次性出血量达500～1000ml以上，可引起休克。门静脉高压症的主要表现除消化道出血外，还有脾大、脾功能亢进、腹水或非特异性全身症状（如疲乏、嗜睡、厌食）。实验室检查可见血细胞、血红蛋白、血小板减少、肝功能损害，凝血时间延长等。彩超可以显示腹水、肝密度及质地异常、门静脉扩张等。X线钡餐检查可见食管的轮廓呈虫蚀状改变；排空时，曲张的静脉表现为蚯蚓样或串珠样负影，此时内镜下观察更为明显。纤维内镜检查可以迅速明确出血的部位和性质。

2　证候诊断

（1）胃火炽盛证　吐血量多，血色鲜赤或紫暗；胃脘灼热疼痛，恶心呕吐；口干苦，喜凉饮，口秽臭；便干或黑便；舌红，苔黄燥，脉滑数。

（2）肝火犯胃证　来势急迫，吐血鲜红量多，脘胀胁痛，目赤口干，心烦易怒；寐少多梦，烦躁不安；舌红绛，脉弦数。

（3）气不摄血证　吐血缠绵不止，血色黯淡，吐血时轻时重；神疲乏力，心悸气短，语声低微，面色苍白；或畏寒肢冷，自汗便溏；舌质淡，苔薄白，脉弱或沉迟。

（4）脾胃虚寒证　吐血色黯淡，黑便稀溏；面色苍白，神疲乏力，心悸气短；纳差，腹胀，或者形寒肢冷；舌质淡，或舌胖有齿痕，脉细数无力。

（5）瘀阻胃络证　吐血色黯，或夹有血块；胁下痞块，面色黧黑，肌肤甲错；舌质黯或有瘀点，脉涩。

【治疗】

1　中医内治

1.1　辨证论治

（1）胃火炽盛证

治法：清胃泻火，凉血止血。

方药：泻心汤合十灰散加减。生大黄6～9g（后下），黄连5g，黄芩12g，侧柏叶30g，丹皮10g，大小蓟各10g，生地15g，或加十灰散15g。热伤胃阴、口渴、舌红而干、脉细数者，酌加麦冬15g、石斛12g、天花粉12g、白芍12g等养阴之品。

煎服法：水煎服，每日一剂，分两次服。

（2）肝火犯胃证

治法：清肝泻火，凉血止血。

方药：龙胆泻肝汤加减。柴胡9g，龙胆草9g，生地黄12g，黄芩9g，丹皮9g，栀子12g，白茅根30g，藕节12g，旱莲草9g，甘草5g。若呕血不止、见胸脘满闷、口渴不欲饮者为有瘀血，加花蕊石（打成散剂冲服）6g及参三七末3g调服；血热妄行、吐血量多，加犀角2g（冲）、赤芍15g；胁痛甚者，加郁金12g、制香附10g。

煎服法：水煎服，每日一剂，分两次服。

（3）气不摄血证

治法：健脾益气、养血摄血。

方药：归脾汤加减。党参 20g，黄芪 15g，白术 20g，茯苓 10g，枣仁 10g，当归 10g，远志 10g，怀山药 10g，龙眼肉 10g，炙甘草 10g，木香 10g，蒲黄炭 15g，侧柏炭 15g。若气损及阳，脾胃虚寒，肢冷畏寒，自汗便溏，脉沉迟，治宜温经摄血，可用柏叶汤和理中汤；若面色苍白，四肢厥冷，冷汗出，脉微等，治宜益气固脱，服用独参汤或参麦注射液等救治。

煎服法：水煎服，每日一剂，分两次服。

（4）脾胃虚寒证

治法：健脾温中，养血止血。

方药：黄土汤加减。灶心黄土 30～60g（煎汤代水），熟附子 9g（先煎），阿胶 12g（烊冲），黄芩 9g，艾叶炭 9g，花蕊石 15～30g。有瘀血见证加花蕊石 10g、三七 9g；若下血日久不止、肛门下坠，用补中益气汤。

煎服法：水煎服，每日一剂，分两次服。

（5）瘀阻胃络证

治法：活血化瘀，和络止血。

方药：膈下逐瘀汤加减。川芎 10g，赤芍 10g，桃仁 10g，红花 10g，田七 10g，蒲黄 15g，柴胡 5g，枳壳 10g。气虚者，加党参 30g、生黄芪 30g，或可兼服生脉饮（人参、麦冬、五味子）；血虚者，加生熟地黄 18g、当归 12g；痛甚者加失笑散（蒲黄、五灵脂）等；若吐血过多而出现脱证时，应服独参汤（人参 50g，急煎顿服）以益气固脱。

煎服法：水煎服，每日一剂，分两次服。

1.2　经方验方治疗

（1）自拟建中止血汤　饴糖 30g，附子 10g，桂枝 10g，生姜 10g，枳壳 10g，砂仁 10g，吴茱萸 10g，藕节炭 15g，仙鹤草 10g，三七粉 3g，黄芪 20g，党参 20g，当归 15g，芍药 20g，炙甘草 5g。水煎服，每日一剂，分两次服。功效：建立中阳，止血宁络。适用于虚寒型吐血。（河南省中医药研究院附属医院，王菲）

（2）益气止血汤　党参 18g，炒白术 15g，茯苓 12g，黄芪 20g，血余炭 10g，炒地榆 15g，白及 12g，炙甘草 6g。水煎服，每日一剂，分两次服。功效健脾益气，养血止血。适用于脾虚型吐血。（广州中医药大学，刘国普）

（3）止血合剂　白芍 12g，炙甘草 9g，炙海螵蛸 12g，白及 12g，槐花 15g，地榆 15g，蒲黄 15g，仙鹤草 15g。水煎服，每日一剂，分两次服。功效健脾益气，养血止血。适用于脾虚型吐血。（上海市中医医院，朱彬彬）

（4）清肝凉血汤　栀子 15g，白芍 12g，龙胆草 12g，茜根 12g，紫珠草 30g，甘草 5g。水煎服，每日一剂，分两次服。功效：清肝泻火，凉血止血。适用于肝火型吐血。（广州中医药大学，刘国普）

（5）三七郁金汤　三七 9g，郁金 10g，熟大黄 10g，牛膝 10g。水煎服，每日一剂，分两次服。功效：清肝泻火，凉血止血。适用于肝火型吐血。（成都中医药大学，梁繁荣）

（6）止血散　三七、白及各 9g，生大黄 6g，海螵蛸 30g。素体脾胃虚寒加生姜 3g；热盛，加黄连 3g；气虚，加西洋参 30g。免煎颗粒剂，每服加水 150ml，调成糊状，放入冰箱 4℃～5℃冷藏，少量频服，每次 10ml，8 时至 22 时，每小时 1 次，夜间不服，止血后坚持服用止血散 30 天（每晚睡前服 10ml）。功效：清热凉血，收敛化瘀止血。适用于胃火炽盛、胃络瘀阻型吐血。（山西省中医院，肝病科）

1.3　中成药治疗

（1）紫地宁血散　功效为清热凉血，收敛止血。适用于胃火炽盛型上消化道出血。（广州白云山中一药业有限公司，国药准字 Z10900007）

（2）溃平宁颗粒　功效为止血止痛、收敛生肌。适用于郁热所致的胃痛、吐血及黑便。（西安圣威制药有限公司，国药准字 Z20053591）

（3）血宁冲剂　功效为止血。适用于各型上消化道出血。（上海练塘药业有限公司，国药准字 Z31020155）

（4）云南白药　功效为化瘀止血、止痛、解毒消肿。适用于跌打损伤、瘀血肿痛、吐血、咳血、便血、痔血、崩漏下血等。（云南白药集团股份有限公司，国药准字 Z53020798）

（5）归脾丸　功效为益气健脾，养血安神。适用于心脾两虚，崩漏便血。（九芝堂股份有限公司，国药准字 Z43020464）

2　中医针灸治疗

（1）胃火炽盛　针刺内庭、合谷、曲池，手法为泻法；中脘、胃俞手法为平补平泻法，均留针 30 分钟，每日 1 次，7 天为一个疗程，共治疗一两个疗程。再施以蒜泥外敷涌泉穴，引热下行。之后点按中脘、曲池、胃俞、脾俞、内庭、足三里，以和胃降逆止呕，顺时针方向摩腹，时间约 3 分钟，以有酸胀感为度，每天 1～2 次，7 天为一个疗程，疗程间隔 2～3 天。功效：清胃泻火，凉血止血。适用于胃热炽盛型上消化道出血。

（2）肝火犯胃　针刺太冲、内庭，针刺手法为泻法；内关、足三里、中脘手法为平补平泻，均留针 30 分钟，每日 1 次，7 天为一个疗程，共治疗一两个疗程。推拿：点按中脘、胃俞、脾俞、肝俞、足三里、太冲、行间，以和胃降逆止呕，顺时针方向摩腹，时间约 3 分钟，以有酸胀感为度，每天 1～2 次，7 天为一个疗程，疗程间隔 2～3 天。功效：清肝泻火，凉血止血。适用于肝火犯胃型上消化道出血。

（3）气不摄血　针刺关元、气海、百会、足三里、中脘，操作手法为补法，均留针30分钟，每日1次，7天为一个疗程，共治疗一两个疗程。推拿：点按脾俞、胃俞、肾俞、关元、气海、足三里穴，以补脾益气，直擦腰骶部，以热为度，每天1～2次，7天为一个疗程，疗程间隔2～3天。功效：健脾益气，养血摄血。适用于气不摄血型上消化道出血。

（4）胃络瘀阻　针刺脾俞、胃俞、中脘、梁门、章门、足三里、膈俞、血海，操作手法为平补平泻法，留针30分钟，每天1次，7天为一个疗程，共治疗一两个疗程。指导患者自我按摩，如擦丹田、搓肾俞等。功效：活血化瘀，和络止血。适用于胃络瘀阻型上消化道出血。

（5）气衰血脱　温针灸关元、气海、中脘、足三里穴位，百会用艾条灸，每次30分钟，可隔4小时针1次。或采用北芪注射液、当归注射液注射足三里、脾俞等穴位。功效：大补元气，回阳固脱。适用于气随血脱型上消化道出血。

3　中医内治与针灸结合

针灸取主穴：人中、合谷、内关、中脘、足三里。配穴：尺泽、外关、巨阙。中药内服施以益气养血止血之剂。药物组成：人参、附子、龙骨、牡蛎、地黄、当归、乌贼、麦冬、五味子、贝母、黄芪、红枣。水煎服，每日一剂，分早晚两次服。其中，人参与附子具有补气、强心回阳之功效，龙骨与牡蛎温阳止汗，麦冬与五味子起复脉作用，当归与地黄补血养气，乌贼和贝母止血，黄芪与红枣起补气止汗之功效。功效：大补元气，回阳固脱。适用于气衰血脱型的上消化道出血。

4　中西医结合治疗

4.1　白及散剂联合西医治疗

（1）中医治疗　①药物制备：购得白及生药，去杂质、清洗后用95%乙醇浸泡24小时（去除部分色素，改善口感），滤出乙醇，晾干后于100℃烤箱中烘烤4小时，粉碎过100目筛，分装、灭菌备用。②方法：用白及散剂，每次5g，用生理盐水50ml调成糊状，经胃管迅速给药，每4小时1次；血止24小时后改为口服，剂量不变，每日3次。

（2）西医治疗　在血止前禁食，留置胃管，伴有休克者给予抗休克治疗，对原发病给予相应治疗。每4小时抽取胃液1次，观察出血情况，并注意大便变化。出血停止后24小时取出胃管，给予流质饮食。（邯郸医学高等专科学校，悦随士）

4.2　大黄三七乌及散联合西医治疗

（1）中医治疗　将大黄、三七、白及、乌贼骨4味药按2∶2∶1∶1配方共研细末，每次6g加冰生理盐水20ml，每2小时口服1次，连服3次后改为4～6小时口服1次，根据呕血情况减少服用次数或停服。

（2）西医治疗　绝对卧床，暂禁饮食，36～48小时后或呕血控制后进流食；扩充血容量，根据原发病选用制酸剂、垂体后叶素、生长抑素制剂等静滴，必要时输血。（长葛市中医院，高雪玲）

4.3　三七粉联合西医治疗

（1）中医治疗　将三七粉20g＋0.9％浓度的氯化钠注射液20ml混匀后，经胃管注入，每天2次。

（2）西医治疗　包括禁食、输血、留置胃管、补液及抗感染等，10U垂体后叶素＋10％浓度的葡萄糖注射液20ml进行静脉推注，再取40U和40mg的硝酸甘油＋10％浓度的葡萄糖注射液500ml进行静脉滴注，按每分钟0.1U的速度持续静脉滴注，持续72小时；并将5％浓度的葡萄糖注射液250ml＋参麦注射液30ml进行静脉滴注，每天1次；给予奥美拉唑40mg进行静推，每天1次。（内蒙古呼伦贝尔市海拉尔区人民医院，金玉杰）

4.4　三黄止血汤联合西医治疗

（1）中医治疗　三黄止血汤。药物组成：生大黄、熟大黄各15g，黄芩12g，黄连6g，白及30g，仙鹤草30g，三七粉（冲服）6g，枳壳15g，炒白术15g。每日1剂，水煎2次取汁300ml，药凉后少量多次频服。

（2）西医治疗　补充血容量，纠正贫血，维持水电解质平衡。同时建立一条静脉通路，予醋酸奥曲肽注射液100μg缓慢静脉注射，继将醋酸奥曲肽注射液100μg加入5％葡萄糖注射液250ml中维持静脉滴注，血止后停药。（陕西省西安市中医医院，吕文哲）

4.5　白及粉联合生长抑素治疗

（1）中医治疗　取白及粉500g捣碎，加水500ml煮开后煎熬，使之成糊状，治疗时首次取白及糊100g，口服或通过胃管注入胃内，以后每4～6小时重复应用白及糊50g，直到出血停止24～48小时。

（2）西医治疗　在出血停止前均禁食并留置胃管，伴有休克者给予抗休克治疗，对原发病给予有效的治疗。予双管输液快速补充液体扩容、输血等抗休克处理，同时根据发病原因和部位予以垂体后叶素、立止血、法莫替丁或奥美拉唑（洛赛克）等静脉注射，冰盐水和凝血酶（或去甲肾上腺素）口服等常规方法，而出血在治疗24小时后未能有效控制。生长抑素的使用方法：应用微量泵以思他宁0.25mg每小时或善宁0.025～0.033mg每小时的速度，静脉持续均匀滴注，

直至出血停止 48～72 小时。（广东省汕头市中心医院，方喜）

4.6　生大黄联合西医治疗

（1）中医治疗　选用生大黄 10g，开水 50ml 浸泡，待浸液冷却后口服，每天 3 次。保持稀大便，每天 2～3 次，用量可有增减。

（2）西医治疗　止血选用垂体后叶素、立止血、止血敏等；出血量较大，贫血明显者，可输注全血治疗，但血制品用量不可过大，以防加大门脉压，导致再出血。出血期间严格禁食，口渴或饥饿感较重者，以生大黄浸液和去甲肾上腺素生理盐水交替服用，静脉补充脂肪乳，并注意维持酸碱及电解质的平衡。有恶心呕吐者肌肉注射甲氧氯普胺，另以甲氰咪呱、哌拉西林静脉滴注，以保护胃黏膜、预防感染等。（安徽省阜阳市第二人民医院，张兴宏）

5　内镜结合中药止血

5.1　胃镜下局部喷洒药物

胃镜下局部喷洒药物对消化性溃疡、急性胃黏膜病变、食道静脉曲张破裂及癌性出血有良好效果，可以达到快速止血的目的。江苏泰州市唐建中用二黄汤（生大黄，白及，生蒲黄），一般用药后可控制出血。陈远强用本品（含五倍子、诃子、明矾、三七，广西玉林市第一人民医院研制），纤维胃镜下喷药（或胃管注入，或口服），疗效满意。

5.2　内镜下注射中药硬化剂

中药制剂用于内镜下注射治疗食道胃底静脉曲张和破裂出血，以其副作用小、价格低廉而逐步受到人们的重视。北京军区总医院陈乃玲用消痔灵混合液注入曲张静脉中心部位治疗均获满意疗效。

（于庆生、刘举达、黄　龙、郭彬彬）

【专家点评】

上消化道出血是普通外科也是消化内科常见的危急重症，通常是指屈氏韧带以上部位消化道脏器引起的出血。可以表现为呕血，也可以表现为便血。本节讨论的仅是门静脉高压症继发食管胃底静脉曲张破裂引起的上消化道出血。

客观地说，在门静脉高压症引起急性大出血期（出血量超过全身血量的 20%），治疗的主要方法和核心措施是外科（传统手术、血管内外介入）和内科手段，中医中药辅助治疗，如胃管或三腔二囊管内注入云南白药、三七、白及、大黄等。而在急性出血控制后，中医中药可以发挥较大的作用，并有继续研究的前景。概述如下：（1）辨证论治仍是该病治疗的基石，通常从“辨寒热”和“辨标本”入手。从寒热来辨，吐血多属热证，治以清胃泻火、清肝泻火、凉血止血；便血多属虚寒，治以健脾温中，养血止血。经典方剂泻心汤、龙胆泻肝汤、黄土汤、归脾汤、十灰散是其常用方剂。给药途径可以口服，也可以通过胃管或三腔二囊管注入。从标本来辨，出血的现象为标，病因为本。急性大出血应先治标，以止血为首；小量出血可标本兼治；出血停止后重在治本。(2) 除辨证施治外，单味中药或中成药也因其简便验廉而发挥重要作用。云南白药、三七、白及、大黄等应用最为广泛，给药途径可以口服，也可以通过胃管或三腔二囊管注入。(3) 血管内介入也引起广泛关注，应用最多的是白及，发现有效且可以局部介入应用的中药，仍是未来研究方向。(4) 血管外介入的方法主要是内镜下局部注射，消痔灵作为硬化剂，进行曲张血管局部注射已有报道，临床仍将期待发现和研制新型中药局部注射剂。

（于庆生，教授，主任医师，博士生导师。安徽中医药大学第一附属医院普外科主任，安徽中医药大学外科教研室主任，安徽省中医药科学院中医外科研究所所长。国家临床重点专科负责人和带头人，国家中医药管理局重点学科和安徽省重点学科负责人和带头人）

第二节 门静脉系统血栓

门静脉系统血栓是指门静脉主干血栓、门静脉左右支血栓、肠系膜静脉血栓和脾静脉血栓，临床上可单个部位出现血栓，也可多个部位同时出现血栓，常发生于脾切除术及门奇静脉断流术后。调查显示，脾切除术及门奇静脉断流术后，门静脉系统血栓发病率在16.7%～37.1%之间。该病的临床表现与血栓形成的速度和范围有关，当血栓不累及肠系膜时，其临床表现多不显著，不容易被发现，易耽误最佳治疗时间；当血栓累及肠系膜静脉时，且病情变化快，主要临床表现是腹痛、发热、厌食、恶心呕吐，其次体征为上腹部可有压痛和反跳痛。在临床上主张主动监测预防，若血栓产生，中医主要采用活血化瘀等方法或中西医结合，疗效显著。

【诊断】

1 疾病诊断

门静脉系统血栓的临床表现主要与血栓形成的速度和范围有关。当血栓在离断的脾静脉和贲门周围的血管内时，主要临床表现是发热，热势不等，可以是低热，也可以高达39℃以上，也有少数患者没有发热。当血栓发展到门静脉主干时，主要临床表现有腹痛、腹水和脾大。当血栓发展到肠系膜静脉时，主要临床表现有腹痛、发热、厌食、恶心呕吐等，且腹部可出现压痛和反跳痛。实验室检查数据显示：血小板计数升高，D—二聚体升高。影像学检查主要有彩色多普勒超声、CT、MRI和血管造影（DSA）等，其中超声作为首选，敏感度和特异性为60%～100%。

2 证候诊断

（1）湿热下注证 发病较急，有剧烈腹痛、腹胀和呕吐、大量腹水；或有身热、小便短赤；舌质红、苔黄腻，脉弦滑。

（2）血脉瘀阻证 腹部有压痛和反跳痛。舌质暗或有瘀斑，苔白，脉弦。

（3）气虚湿阻证 面色萎黄、眩晕、心悸、失眠，倦怠乏力，可触及脾脏肿大；舌淡，舌边有齿印，苔薄白，脉沉。

【治疗】

1 预防

1.1 预防的指导思想

中医治未病思想。在中医整体观念和辨证论治精神指导下预防血栓的发生、发展。根据门静脉系统血栓形成可以预测的特点，运用中医治未病思想，结合临床实践及中医药的优点，在术后早期运用中药预防门静脉系统血栓的形成。

1.2 预防的方法

（1）积极治疗原发病，是预防门静脉系统血栓形成的关键。

（2）早期主动检测：实验室检查上，分别于手术前和术后1、3、7、14天监测血小板、D—二聚体和血液流变学；影像学上，分别于手术前和手术后7、14、21天予以彩超监测门静脉系统是否有血栓。

（3）根据病情，预防性地应用活血化瘀中药或抗凝药物。

（4）饮食上选择清淡、富含维生素食物，忌食油腻、肥甘、辛辣之品。

2 治疗

2.1 辨证论治

（1）湿热下注证

治法：清热利湿，活血化瘀。

方药：四妙勇安汤加减。金银花30g，玄参15g，当归10g，生甘草10g，赤芍药15g，丹参60g，鳖甲10g，僵蚕10g，白芥子15g，贝母15g，橘核10g。湿热重者，加薏苡仁 30g、防己 15g、黄柏 10g、苍术 10g。

煎服法：水煎服，每日一剂，分两次服。

（2）血脉瘀阻证

治法：活血化瘀，通络止痛。

方药：活血通脉汤加减。当归、泽兰、牛膝、赤芍各 15g，香附、青皮、水蛭、桃仁、红花各 10g，王不留行 20g，鸡血藤 30g。

煎服法：水煎服，每日一剂，分两次服。

（3）气虚湿阻证

治法：益气健脾，祛湿通络。

方药：参苓白术散加减。黄芪、薏苡仁、鸡血藤各 30g，党参 20g，白术、山药、当归、木瓜、茯苓各 15g，砂仁、桃仁、水蛭各 10g。胀痛甚、血瘀重者，加制乳香 10g、没药 10g、三棱 15g、莪术 15g、王不留行 15g、土元 10g、水蛭 10g。

煎服法：水煎服，每日一剂，分两次服。

2.2　*经方验方治疗*

（1）益气活血健脾通里方　黄芪 30～40g，白术 20g，党参、茯苓、桃仁、红花、川芎、丹参、当归各 15g，大黄（后下）、枳实、厚朴各 10g。有发热、舌红、苔黄之热象者，加黄芩、金银花、连翘各 15g；腹痛重者，加延胡索 15g；血栓重者，加穿山甲 15g，水蛭、牛膝各 10g。水煎服，每日一剂，分两次服。功效：益气活血，健脾通里。适用于治疗脾切除术后门静脉系统血栓的形成。（安徽中医药大学第一附属医院，于庆生）

（2）血府逐瘀汤　柴胡 15g，赤芍 30g，枳实 30g，红花 12g，当归 15g，川芎 15g，生地 30g，生黄芪 60g，川牛膝 15g，桔梗 15g，生山楂 30g，水蛭 10g，甘草 10g。水煎服，每日一剂，分两次服。功效：活血化瘀，行气通络。适用于治疗脾切除术后门静脉系统血栓的形成。（成都中医药大学附属医院全国中医急症中心，张晓云）

（3）活血化痰软坚方　桃仁、当归、赤芍、生地、地龙、昆布、海藻、姜半夏、王不留行各 12g，红花、川芎各 10g，水蛭粉 3g，夏枯草、浙贝各 15g，生牡蛎 30g。水煎服，每日一剂，分两次服。功效：活血，化痰，软坚。适用于治疗脾切除术后门静脉系统血栓的形成。（浙江省慈溪市中医医院，袁建芬）

（4）补阳还五汤　炙黄芪 30g，陈皮 10g，当归 15g，芍药 15g，牡丹皮 15g，桃仁 9g，红花 9g，水蛭 3g，地龙 10g，土鳖虫 9g，炮穿山甲 6g，皂角刺 10g，威灵仙 15g，地榆 15g，仙鹤草 30g，焦三仙各 15g，炙甘草 6g。水煎服，每日一剂，分两次服。功效：补气，活血，通络。适用于治疗脾切除术后门静脉系统血

栓的形成。(河南中医药大学第一附属医院，杨国红)

2.3　中西医结合治疗

2.3.1　健脾益气活血通里方联合西医治疗

(1) 中医治疗　健脾益气活血通里方：党参15g，黄芪20g，生白术20g，山药20g，丹参15g，桃仁15g，赤芍15g，茯苓15g。肝功能异常者，加猪苓20g、茵陈20g、甘草20g；术后有发热、舌红，苔黄之热象者，加黄芩15g、金银花15g、连翘15g；术后腹痛重者，加延胡索15g。水煎服，每日一剂，分两次服。功效：健脾益气，活血通里。适用于治疗脾切除术后门静脉系统血栓的形成。

(2) 西医治疗　在常规治疗的基础上，以祛聚抗凝溶栓为治疗原则。双嘧达莫25mg，口服，每天2次，血栓消失后巩固治疗3个月。阿司匹林0.1g，口服，每天2次，血栓消失后巩固治疗3个月。低分子肝素4000IU，皮下注射，每天2次，血栓消失后停药。尿激酶10万U，静滴，每大1次，持续3天。(安徽中医药大学第一附属医院，于庆生)

2.3.2　补阳还五汤联合前列地尔治疗

(1) 中医治疗　加味补阳还五汤协定方：黄芪30g，赤芍15g，川芎9g，当归30g，地龙10g，红花30g，桃仁10g，仙鹤草15g，炒白术15g，水煎服，每日一剂，分两次服。功效：补气，活血，通络。适用于肝硬化伴门静脉系统血栓形成。

(2) 西医治疗　常规治疗上给予保肝、利尿、支持治疗，禁止使用活血药、止血药物及降门脉压力药物。在此基础上予前列地尔每天10ug，静脉滴注。(南通市第三人民医院，王忠成)

2.3.3　消积散结丸联合血栓通注射液治疗

(1) 中医治疗　消积散结丸：黄芪20g，桃仁15g，乳香10g，没药10g，生鳖甲15g，三棱10g，莪术10g，鸡内金10g，郁金10g，香附10g，海藻10g，昆布10g，生牡蛎15g，红花10g。口服，每日3次，每次6粒。功效：活血化瘀，软坚散结。适用于肝硬化脾切除术后门静脉系统血栓治疗。

(2) 西医治疗　在常规治疗的基础上给予一般保肝及对症治疗。同时给予血栓通注射液(由广州梧州制药集团股份有限公司生产，批号20120220，250mg/支)500mg加入50g/L葡萄糖注射液250ml中，静脉滴注。(河南省中医药研究院附属医院，赵义红)

(于庆生、刘举达、黄　龙、郭彬彬)

【专家点评】

门静脉系统血栓是指发生于门静脉主干及其分支肠系膜上、下静脉和脾静脉内的血栓，通常发生于脾切除和断流术后，与手术创伤、术后血流动力学和流变学改变和脾切除术后血小板升高有关。以往由于缺乏对本病的认识以及受检测手段的限制，发现率不高，现在证实，门静脉系统血栓形成是脾切除和断流术后的常见并发症，并注意到，由于门静脉主干血栓可以引起肝功能损害，肠系膜上、下静脉血栓可以引起肠道瘀血甚至坏死，从而引起临床上的高度关注和重视。

门静脉系统血栓重在预防，因此，中医“治未病”理念贯彻始终，具体实施措施：（1）未病先防。即筛选和发现高危人群，采取预防措施，防止血栓形成。（2）已病防传。即一旦发生门静脉某段（多在脾静脉）有血栓形成，采取有效措施，防止扩大和蔓延，尤其是扩展到门静脉主干和肠系膜血管。（3）即病防患。即已经发现门静脉系统血栓广泛形成，及时和积极治疗，防止严重后果发生。

我们在临床实践中发现，术后门静脉系统血栓病机为“虚实夹杂”，“虚”乃气血亏虚，“实”则血瘀与腑实并存。在具体组方中，吸收李东垣《脾胃论》中补中益气汤、徐彦纯《玉机微义》中桃红四物汤及张仲景《伤寒论》中大承气汤的组方思想。同时，以丹参为代表的活血化瘀中成药也可贯彻于治未病之中。

尚须强调的是，现代溶栓、抗凝治疗在该病治未病体系中，仍发挥着重要作用，临床根据门静脉系统血栓形成前的危险因素和形成后的严重程度，决定是仅用中医中药治疗，还是中西医结合治疗。

（于庆生，教授，主任医师，博士生导师。安徽中医药大学第一附属医院普外科主任，安徽中医药大学外科教研室主任，安徽省中医药科学院中医外科研究所所长。国家临床重点专科负责人和带头人，国家中医药管理局重点学科和安徽省重点学科负责人和带头人）

第九章　胃肠疾病

第一节　胃　　癌

胃癌是指源于上皮的恶性肿瘤，即胃腺癌。胃癌是我国最常见的恶性肿瘤之一，在我国消化道恶性肿瘤中居第二位，好发年龄在50岁以上，男女发病率之比约为2∶1。胃癌早期病人大部分没有特异性症状，多数病人就诊时已属中晚期。胃癌可归属于中医“胃脘痛”“伏梁”“反胃”“噎膈”“症瘕”“积聚”等范畴，定义为：“胃癌，可能与生活环境、饮食因素、胃的慢性病变刺激有关，痰浊邪毒瘀血积聚胃脘，日久恶变而成。以进行性胃脘痛、食少、消瘦、便血等为常见症状，发生于胃脘的癌病类疾病。”胃癌的内因是正气亏虚，虚则致积，积而易虚，病理基础是气滞、血瘀、痰凝、毒聚等。由于毒邪痰湿凝于中焦，生化失司，气滞血瘀，瘀毒内阻，渐而形成积聚。因此，胃癌的发生有正气亏虚的内在因素，同时痰瘀毒邪相互搏结导致本病的发生和发展。中医药对胃癌的治疗强调扶正祛邪，平衡阴阳，固本培元，主张在手术切除之后，采取扶正祛邪的原则，用益气健脾、解毒祛瘀等方法来控制和消除癌灶，维护和恢复机体的功能，预防术后复发转移，最大限度地延长患者的生存期、提高患者的生活质量。

【诊断】

1　疾病诊断

胃癌早期的首发症状，可为上腹不适（包括上腹痛，多偶发），或饱食后心窝部胀满、烧灼或轻度痉挛性痛，可自行缓解。晚期可表现为上腹部肿物、贫血、消瘦、营养不良甚至恶病质等表现。中晚期胃癌体征中以上腹压痛最常见，可扪及结节状肿块，坚实而移动、多位于腹部偏右相当于胃窦处。晚期可触及转移性体征：如肝脏肿大及结节、腹水、黄疸及锁骨上肿大淋巴结，直肠膀胱凹陷可摸到肿块、Krukenberg瘤等。检查方法：常用有血常规、大便隐血试验、肿瘤标志物 CEA、CA199 等。上消化道造影有助于判断胃原发病灶的范围及功能状态；CT 平扫及增强扫描在评价胃癌病变范围、局部淋巴结转移和远处转移状况等方面具有重要价值；超声检查可以评估胃癌局部淋巴结转移情况及表浅部位的转移情况；电子胃镜直接观察胃黏膜病变的部位和范围，并可获取病变组织作病理学检查，是诊断胃癌的最有效方法。组织病理学诊断是胃癌的确诊和治疗依据。

2　证候诊断

（1）肝气犯胃证　胃脘胀满，时时隐痛，窜及两胁，呃逆嗳气，吞酸嘈杂，舌淡红或暗红，苔薄白或薄黄，脉沉或弦。

（2）胃热伤阴证　胃内灼热，口干欲饮，胃脘嘈杂，食后脘痛；五心烦热，大便干燥，食欲不振，舌红少苔或苔黄少津，脉弦细数。

（3）气滞血瘀证　胃脘刺痛，心下痞硬，腹胀满不欲食；呕吐宿食或如赤豆汁，便血，肌肤甲错；舌黯紫，脉沉细涩。

（4）痰湿凝结证　胸闷膈满，面黄虚胖，呕吐痰涎；腹胀便溏，痰核瘰疬；舌淡红苔，滑腻，脉滑。

（5）脾胃虚寒证　胃脘冷痛，喜按喜温；呕吐宿谷不化或泛吐清水，面色㿠白，肢冷神疲，便溏浮肿；苔白滑或白腐，脉沉无力。

（6）气血亏虚证　全身乏力，心悸气短，头晕目眩，面色无华；脘腹肿块硬结，形体消瘦，虚烦不寐，自汗盗汗；舌淡苔白，脉细无力或虚大无力。

【治疗】

1　中医内治

1.1　辨证施治

（1）肝气犯胃证

治法：疏肝理气，和胃降逆。

方药：柴胡疏肝散加减。柴胡 10g，枳壳 9g，郁金 10g，半夏 9g，川芎 9g，丹参 12g，白芍 15g，甘草 6g，当归 12g，白英 9g，藤梨根 9g。腹痛明显者，加香附 10g、郁金 10g 等。

煎服法：水煎服，每日一剂，分两次服。

（2）胃热伤阴证

治法：清热养阴，润燥和胃。

方药：玉女煎加减。麦冬 6g，南北沙参 6g，天花粉 9g，玉竹 12g，半夏

12g，陈皮 12g，淡竹叶 10g，生石膏 15g，知母 5g，藤梨根 9g，白花舌蛇草 9g。大便干涩者，加芦荟 10g、麦冬 10g 等。

煎服法：水煎服，每日一剂，分两次服。

（3）气滞血瘀证

治法：理气活血，祛瘀止痛。

方药：失笑散或膈下逐瘀汤加减。桃仁 12g，红花 9g，甘草 9g，赤芍 12g，川芎 6g，柴胡 12g，枳壳 12g，川牛膝 9g，五灵脂 10g，蒲黄 6g，干蟾皮 6g，石见穿 10g，藤梨根 9g，山楂 3g，乌药 12g。大便带血者，加三七 10g、仙鹤草 10g，以化瘀止血。

煎服法：水煎服，每日一剂，分两次服。

（4）痰湿凝结证

治法：健脾燥湿，化痰散结。

方药：二陈汤为主加减。法半夏 9g，陈皮 6g，茯苓 10g，白术 10g，枳壳 9g，郁金 9g，浙贝母 6g，全瓜蒌 9g，炒薏苡仁 9g，山慈姑 10g，白英 6g，白豆蔻 9g 等。泄下臭秽者，加白头翁 5g、败酱草 10g 等。

煎服法：水煎服，每日一剂，分两次服。

（5）脾胃虚寒证

治法：温中散寒，健脾和胃。

方药：附子理中汤加减。附子 9g，党参 15g，白术 12g，干姜 6g，炙甘草 6g，高良姜 6g，吴茱萸 9g，荜拨 6g，半夏 12g，陈皮 10g，龙葵 6g，白英 6g，茯苓 12g，炒薏苡仁 10g，焦山楂 9g，神曲 10g，丁香 6g，厚朴 10g。

煎服法：水煎服，每日一剂，分两次服。

（6）气血亏虚证

治法：补气养血、化瘀散结。

方药：十全大补汤加减。熟地 15g，白芍 10g，当归 15g，川芍 9g，人参 6g，黄芪 10g，白术 10g，茯苓 10g，炙甘草 6g，莪术 6g，丹参 9g，炒杏仁 9g，陈皮 12g，枸杞子 10g，菟丝子 10g 等。

煎服法：水煎服，每日一剂，分两次服。

1.2　*经方验方治疗*

（1）扶正消瘤汤　党参 15g，黄芪 20g，生地 15g，枸杞子 15g，麦冬 15g，川楝子 15g，鳖甲 10g，丹皮 15g，半边莲 15g，半枝莲 30g，水红花子 15g，白花蛇舌草 15g。水煎服，每日一剂，分两次服。功效：扶正益气，清热解毒，软坚散结。适用于联合化疗，明显改善生活质量，延长生存时间，主要治疗中晚期胃癌。（哈尔滨 242 医院，陈曦）

（2）健脾抑瘤汤　党参 30g，白术 12g，茯苓 12g，陈皮 6g，白芍 15g，郁金 12g，半枝莲 15g，石斛 12g，枳壳 12g，甘草 6g。水煎服，每日一剂，分两次服。功效：益气健脾，解毒化积。适用于联合化疗治疗晚期胃癌，具有增效减毒的作用。（广西合浦县中医院，陈强松）

（3）健脾益肾汤　黄芪 15g，党参 15g，茯苓 12g，白术 9g，山药 30g，枸杞子 15g，山茱萸 9g，牛膝 15g，白芍 15g，当归 3g，女贞子 15g，甘草 6g。水煎服，每日一剂，分两次服。功效：健脾益气，益肾养筋，补血调血。适用于配合化疗治疗，提高生活质量，减轻化疗所致周围神经毒性、中性粒细胞减少、恶心呕吐等毒副反应症状。（福建省肿瘤医院，赖义勤）

（4）消痰散结方　制南星 30g，制半夏 30g，茯苓 15g，广陈皮 15g，炒白术 15g，蜈蚣 3 条，全蝎 6 条，炙甘草 6g。水煎服，每日一剂，分两次服。功效：燥湿化痰，消痞散结。适用于具有明显的胃癌增殖及转移。（第二军医大学附属长征医院，魏品康）

（5）二石汤　石见穿 15g，石打穿 15g，薏苡仁 20g，茯苓 10g，白花蛇舌草 12g，莪术 9g，黄芪 15g，白术 12g，山药 12g，丹参 10g。水煎服，每日一剂，分两次服。功效：健脾益气，化瘀解毒。适用于联合化疗治疗晚期胃癌，改善患者生活质量，降低化疗毒副作用，可使病情进展延缓。（安徽中医药大学第一附属医院，于庆生）

（6）钱氏验方　党参 15g，佛手 10g，茯苓 15g，陈皮 12g，莪术 9g 等。水煎服，每日一剂，分两次服。功效：益气健脾，活血消肿。适用于胃癌辨证属脾胃气虚、兼挟瘀血凝滞者。（上海中医药大学，钱伯文）

（7）胃癌疼痛验方　延胡索 20g 研末，白酒调服。功效：活血，化瘀，止痛。适用于胃癌疼痛。（山东省青州市中医院，张洪玉）

1.3　中成药治疗

1.3.1　中成药口服

（1）西黄丸　功效为清热解毒，和营消肿。主治痈疽疔毒、瘰疬、流注、癌肿等。（北京同仁堂，国药准字 Z11020073）

（2）平消胶囊　功效为活血化瘀，止痛散结。主治晚期消化道肿瘤，提高人体免疫力，延长患者生存期。（西安正大制药有限公司，国药准字 Z61021330）

（3）增生平片　功效为清热解毒、化瘀散结。主治晚期消化道肿瘤，抑制癌细胞增长。（天津市中央药业有限公司，国药准字 Z20093198）

（4）华蟾素片　功效为解毒、消肿、止痛。主治中晚期肿瘤，慢性乙型肝炎等症。（安徽华润金蟾药业有限公司，国药准字 Z34020272）

（5）参莲胶囊　功效为清热解毒、活血化瘀、软坚散结。主治由气血瘀滞、

热毒内阻而致的中晚期肺癌、胃癌患者。(吉林敖东集团力源制药股份有限公司，国药准字 Z20043139)

1.3.2　中成药静脉注射

(1) 消癌平注射液　功效为清热解毒、化痰软坚。主治食道癌、胃癌、肺癌、肝癌，并可配合放疗、化疗的辅助治疗。(南京圣和药业股份有限公司，国药准字 Z20025868)

(2) 康莱特注射液　功效为益气养阴，消症散结。主治中晚期肿瘤配合放疗、化疗有一定的增效作用。(浙江康莱特药业有限公司，国药准字 Z10970091)

(3) 榄香烯注射液　功效为抗癌。主治肺癌、肝癌、食道癌、鼻咽癌、脑瘤、骨转移癌等恶性肿瘤，可以增强疗效，降低放疗、化疗的毒副作用。(大连华立金港药业有限公司，国药准字 H10960114)

(4) 华蟾素注射液　功效为解毒、消肿、止痛。主治中晚期肿瘤、慢性乙型肝炎等症。(安徽华润金蟾药业有限公司，国药准字 Z34020273)

(5) 艾迪注射液　功效为清热解毒、消瘀散结。主治原发性肝癌、肺癌、直肠癌、恶性淋巴瘤、妇科恶性肿瘤等。(贵州益佰制药股份有限公司，国药准字 Z52020236)

(6) 复方苦参注射液　功效为清热利湿、凉血解毒、散结止痛。主治癌肿疼痛、出血。(广州白云山明兴制药有限公司，国药准字 H10950071)

2　中医外治

2.1　腹部外敷

消痞膏：三棱、蓬术、穿山甲、木鳖仁、杏仁、水红花子、萝卜子、透骨草、大黄各 30g，独头蒜 4 个。制作成膏剂，用时以白布或坚白纸摊贴，外敷胃脘部，每日 1 次。功效：活血祛瘀，化积消痞。主治症瘕痞块。(《景岳全书》卷六十四)

2.2　脐部外敷

大黄敷脐：生大黄粉 5g，加 75%酒精适量调成糊状，敷于脐部（神阙穴），用胶布固定，贴敷 10～12 小时后更换 1 次，5 天为一个疗程。功效为通便泻下，适用于胃癌化疗后便秘。(南昌大学第一附属医院肿瘤科，郭宇玲)

2.3　穴位外敷

(1) 扶正升白膏　人参、当归、丁香、肉桂、冰片等。将上述中药研成极细粉，用鲜姜汁调成泥膏状，做成直径约 2cm、厚约 0.2cm 的药膏饼贴敷大椎、膈俞、脾俞、肾俞及足三里上，24 小时后取下药膏，间隔 4～6 小时后再次贴敷，

5 次为一个疗程。功效：升白细胞，对抗化疗副作用。适用于胃癌化疗后白细胞减少症。(河南中医药大学，曹大明)

(2) 癌痛酊 曼陀罗花 15g，薄荷 12g，冰片 15g，细辛 12g，红花 12g，乳香 9g，没药 9g，当归 10g。将上药粉碎为粗末，用渗漉法收集药液，装入瓶中密封储存备用。将 5～7 层消毒纱布制成的敷料用癌痛酊搽剂浸透，贴在神阙、胃俞穴及疼痛明显点，外部用薄膜胶布固定。每 12 小时换药 1 次，15 日为一个疗程。功效：行气止痛，化瘀散结。适用于胃癌疼痛。(河北省平山县中医院，盖贵堂)

3 中药介入治疗

3.1 中药血管介入

常采用改良 seldinger 技术，将导管经股动脉置入胃周血管，将抗癌中药注入肿瘤周围血管，每月一次。常用中药有鸦胆子油、注射金港榄香烯。也可经皮肤穿刺瘤体内注射给药。

3.2 中药腹腔灌注

常用中药：榄香烯。方法：抽出癌性腹水，将 400～600mg（4～6 支）金港榄香烯注射液溶入 5%葡萄糖 500～1000ml 中，腹腔灌注，每周 1～2 次。适用于晚期胃癌腹膜种植转移，难治性癌性腹水。

4 中医针灸治疗

(1) 取穴膈俞配内关，脾俞配足三里。用毫针针刺以上穴位，每次时间为 10～15 分钟，每日 1 次，2 周为一个疗程。功效为止呕。适用于胃癌患者呕吐严重者。

(2) 取穴内关、外关、合谷，配以中脘、足三里。毫针针刺以上穴位，每日 1 次，3 次为一个疗程。功效为行气降逆。适用于胃癌患者呃逆严重者。

(3) 取穴双侧足三里。毫针针刺以上穴位，针刺手法提、插、捻、转法针刺双侧足三里穴，每次时间为 10～15 分钟，每日 1 次，2 周为一个疗程。功效为缓急止痛。适用于胃癌患者疼痛严重者。

5 中医耳穴治疗

取中焦对应耳穴：如胃、脾、皮下质、神门等。皮肤用 75%乙醇消毒，取王不留行籽贴敷，留置 3 天，每天 2 次按揉耳穴，每次按揉时间 2 分钟，14 天为一个疗程。常结合中脘穴、足三里艾灸，治疗胃癌晚期疼痛。

6　中医围手术期治疗

6.1　中医术前治疗

（1）自拟益气养血方　黄芪15g，党参12g，当归10g，白术10g，生薏苡仁20g，丹参10g，赤芍10g，白芍10g，仙鹤草15g，广木香6g，莱菔子10g。水煎服，每日一剂，分两次服。功效：益气养血，扶正祛邪，抗癌解毒。适用于胃癌患者术前气血两虚、正气不足明显者。（江苏省中医院，朱永康）

（2）四君子汤合膈下逐瘀汤加减　党参12g，白术12g，茯苓10g，炙甘草6g，五灵脂6g，当归15g，川芎10g，桃仁9g，丹皮6g，赤芍6g，乌药6g，延胡索9g，香附12g，红花9g，枳壳10g。水煎服，每日一剂，分两次服。功效：健脾益气，活血化瘀。适用于胃癌术前脾虚血瘀证者。

6.2　中医手术后治疗

6.2.1　手术后早期中药治疗

（1）手术后早期中药小肠内营养管注入

症候表现：胃癌手术后早期，患者可出现神疲、气短、乏力、懒言、面色苍白，舌淡、苔白、脉细弱等气血虚弱表现，又可出现腹胀、腹痛、呕吐、肛门停止排气排便，等腑实气滞表现。证候为虚实夹杂，即气血虚弱与腑实气滞并存。

治法：健脾益气，通里行气。

方药：芪黄煎剂。黄芪20g，白术20g，党参20g，山药15g，大黄（后下）10g，枳实10g，厚朴10g，丹参15g等。

方法：手术前将一根营养管和胃管一同置入胃腔，手术中将营养管置入以远的空肠内，从手术后第1天开始，分上午和下午两次经营养管滴入小肠，每次100～150ml，温度为38℃～39℃，速度为每分钟30～40ml。

（2）手术后早期针刺治疗

① 取穴双侧内关、足三里。毫针针刺平补平泻。功效为降逆止呕。适用于顽固性呃逆者。

② 取穴内关、足三里、公孙。毫针针刺平补平泻。功效为和胃止呕。适用于胃癌手术后呕吐者。（安徽中医药大学第一附属医院，于庆生）

6.3　手术后后期中药治疗

6.3.1　辨证施治

（1）脾虚气滞证　腹胀痛，纳呆，便秘，或有恶心，口黏口苦，倦怠乏力，舌苔白腻，脉弦。

治法：健脾益气，化浊和胃。

方药：香砂六君子汤加减。党参12g，炒白术10g，茯苓15g，木香10g，法半夏 12g，砂仁（后下）6g，陈皮 10g，苍术 9g，厚朴 9g，枳实 9g 等。

煎服法：每日一剂，水煎服，分两次服。

（2）脾肾两虚证　胃脘隐痛，喜温怕冷，纳少，时吐冷水，腰膝酸软，大便溏稀，面色苍白；有时下肢浮肿，神疲乏力；舌质淡白，苔白滑，脉沉细。

治法：健脾补肾。

方药：补中益气汤合右归饮加减。黄芪 15g，白术 10g，党参 15g，山药 10g，熟地 9g，山药 6g，山茱萸 3g，枸杞子 6g，鹿角胶 6g，菟丝子 6g，杜仲 6g，当归 10g，肉桂 6g，炙甘草 15g 等。

煎服法：每日一剂，水煎服，分两次服。

（3）胃阴亏虚证　胃痛灼热，口干喜冷饮，纳差便秘，倦怠乏力，舌光红或剥红少苔，脉细弦。

治法：养胃生津。

方药：益胃汤加减。北沙参 12g，天冬 10g，麦冬 10g，生地黄 12g，玉竹 10g，石斛 6g，天花粉 12g，知母 9g，白花蛇舌草 10g，龙葵 9g，山楂 10 等。

煎服法：每日一剂，水煎服，分两次服。

（4）气阴两虚证　恶病质，卧床不起，贫血，纳差，口干，自汗盗汗，或有浮肿，舌红少苔或光红，脉细沉。

治法：益气养阴。

方药：一贯煎加减。北沙参 9g，太子参 9g，炒白术 10g，麦冬 9g，知母 10g，枸杞子 15g，女贞子 9g，怀山药 12g，当归 9g，炙黄芪 12g，枳壳 6g 等。

煎服法：每日一剂，水煎服，分两次服。

（5）胃络瘀血证　胃脘刺痛，痛时拒按，有时上腹部饱胀，且可触及肿物；呕血、便血或呕吐咖啡色胃内容物，皮肤干燥；舌质紫黯，有瘀斑点，脉细而涩。

治法：活血化瘀，理气止痛。

方药：桃红四物汤加减。当归尾 9g，赤芍 9g，桃仁 9g，红花 6g，蒲黄 9g，五灵脂 9g，延胡索 12g，郁金 10g，川楝子 9g，侧柏叶 9g，茯苓 12g，麦冬 10g，沙参 10g 等。

煎服法：每日一剂，水煎服，分两次服。

6.3.2　中成药治疗

（1）中成药口服

① 健脾益肾颗粒　功效为健脾益肾。适用于减轻肿瘤病人手术后放疗、化疗副作用，提高机体免疫功能以及治疗脾肾虚弱所引起的疾病。（北京长城制药厂，国药准字 Z11020037）

② 贞芪扶正胶囊　功效为补气养阴。适用于久病虚损，气阴不足。(甘肃扶正药业科技股份有限公司，国药准字 Z62020414)

③ 参芪片　功效为补益元气。适用于气虚体弱，四肢无力。(吉林金恒制药股份有限公司，国药准字 Z10900029)

(2) 中成药静脉注射

① 榄香烯注射液　功效为活血止痛，行气消瘀。适用于各型胃癌辅助治疗。(大连华立金港药业有限公司，国药准字 H10960114)

② 艾迪注射液　功效为清热解毒、散热消瘀。适用于各型胃癌辅助治疗。(贵州益佰制药股份有限公司，国药准字 Z52020236)

③ 参芪扶正注射液　功效为益气扶正。适用于胃癌辅助治疗。(丽珠集团利民制药厂，国药准字 Z19990065)

6.4　手术后并发症治疗

6.4.1　手术后反流性食管病

(1) 肝郁气滞，胃失和降证　恶心呕吐，嗳气、口苦；胸骨后烧灼痛，时有窜及两胁，舌淡红或暗红，苔薄白或薄黄，脉沉或弦。

治法：疏肝理气，和胃降逆。

方药：四逆散合左金丸加减。柴胡 12g，芍药 12g，枳实 9g，炙甘草 9g，黄连 12g，吴茱萸 3g 等。

煎服法：每日一剂，水煎服，分两次服。

(2) 脾胃气虚，痰浊壅塞证　恶心呕吐，嗳气、口苦；胸骨后烧灼痛，全身乏力，心悸气短，头晕目眩，虚烦不寐；舌淡苔白，脉细无力。

治法：健脾和胃，化痰降逆。

方药：四君子汤合旋覆代赭汤加减。人参 9g，茯苓 9g，白术 9g，旋覆花 9g，人参 9g，代赭石 15g，甘草 6g，半夏 9g，生姜 9g，大枣 4 枚。

煎服法：每日一剂，水煎服，分两次服。

(3) 胃阴不足证　恶心呕吐，嗳气、口苦，胸骨后烧灼痛，口干，纳差便秘，倦怠乏力；舌光红或剥红少苔，脉细弦。

治法：滋养胃阴。

方药：麦门冬汤加减。麦门冬 60g，半夏 9g，人参 6g，甘草 4g，粳米 6g，大枣 12 枚等。

煎服法：每日一剂，水煎服，分两次服。

(4) 脾胃虚寒证　恶心呕吐，呕吐宿谷不化或泛吐清水，嗳气、口苦；胸骨后烧灼痛，面色皖白，肢冷神疲，便溏浮肿；苔白滑或白腐，脉沉无力。

治法：温中健脾。

方药：黄芪建中汤合吴茱萸汤加减。黄芪 15g，白芍 15g，桂枝 10g，甘草 10g，饴糖 50g，吴茱萸 9g，人参 9g，生姜 18g，大枣 10 枚等。

煎服法：每日一剂，水煎服，分两次服。

6.4.2 术后胆汁返流性胃炎

（1）脾胃气虚证 胃脘胀痛或轻或重，嗳气吐酸，嘈杂，神疲乏力，少气懒言，食纳不多，大便稀，脉弦或缓无力。

治法：健脾和胃，行气止痛。

方药：补中益气汤加减。黄芪 15g，党参 15g，山药 12g，玄胡 10g，白术 10g，柴胡 12g，升麻 6g，陈皮 6g，佛手 6g，砂仁 9g，炙甘草 15g。

煎服法：每日一剂，水煎服，分两次服。

（2）肝气犯胃证 胃脘胀满，攻撑作痛，脘痛连胁；胸闷嗳气，善长叹息，嗳气、矢气后则舒，食少泛酸，每因情志不畅而诱发，大便不爽；舌苔白，舌质暗，脉弦。

治法：疏肝理气，和胃止痛。

方药：柴胡疏肝散加减。柴胡 12g，枳壳 9g，厚朴 9g，佛手 6g，香附 6g，杭芍 10g，玄胡 9g，乌贼骨 9g，甘草 6g，仙鹤草 9g，川楝子 6g，炒莱菔子 10g。

煎服法：每日一剂，水煎服，分两次服。

（3）胃阴亏虚证 胃脘隐痛或灼痛，口渴欲饮，善饥不欲食，呃逆嗳气，大便干结；脉细数或弦细，舌红少津或苔少剥脱，质暗欠润。

治法：培土益胃，滋阴柔肝。

方药：一贯煎加减。生地 18g，枸杞 15g，沙参 9g，麦冬 9g，厚朴 9g，芍药 10g，玉竹 9g，玄胡 9g，甘草 6g，桃仁 9g 等。

煎服法：每日一剂，水煎服，分两次服。

（4）气滞血瘀证 胃脘刺痛或胀痛，痛有定处，拒按，或只痛不胀，食后痛增，大便色黑；脉弦或涩，舌质紫暗，有瘀点或瘀斑。

治法：益气活血，调胃止痛。

方药：四君子汤合失笑散加减。黄芪 12g，党参 9g，玄胡 9g，丹参 10g，枳壳 9g，青皮 12g，白术 9g，白及 9g，仙鹤草 9g，五灵脂 6g，蒲黄 6g，甘草 6g 等。

煎服法：每日一剂，水煎服，分两次服。

6.4.3 手术后胃瘫综合征

证候：脾失健运，胃失和降。表现为上腹部饱胀，恶心呕吐，呕吐特征为溢出性呕吐，呕吐物为所进食物及含有或不含有胆汁的液体，呕吐或经胃肠减压后症状可得缓解，留置胃管胃液引流量每日在 800ml 以上，一般无上腹部疼痛，排气排便存在。

治法：健脾和胃，理气消胀。

方药：四磨汤合香砂养胃汤加减。党参 12g，白术 12g，茯苓 10g，山药 10g，黄芪 12g，槟榔 9g，鸡内金 9g，木香 6g，甘草 6g，大黄 9g，砂仁 6g，枳实 6g，陈皮 9g，清半夏 9g，山楂 9g，炒麦芽 10g 等。

煎服法：每日一剂，水煎服，分两次服。

6.4.4 术后腹泻

证候：术后进食开始出现腹泻，特征为水样腹泻，每日 3～5 次，无腹痛下坠，无脓血。伴有食欲不振，乏力，消瘦，面色萎黄，舌质淡红、苔薄白，脉细。

治法：益气健脾，渗湿止泻。

方药：参苓白术散加减。党参 15g，白术 15g，茯苓 15g，山药 15g，炒扁豆 12g，莲子 9g，炒薏米 9g，砂仁 9g，桔梗 6g，陈皮 12g，车前子 9g，葛根 9g，甘草 9g 等。

煎服法：每日一剂，水煎服，分两次服。

7 配合化疗

7.1 增效作用

抑制肿瘤发展和转移，提高化疗的耐受性。

治法：活血解毒，健脾益气

方药：胃癌宁汤。黄芪 15g，党参 12g，沙参 12g，麦冬 12g，白芍 15g，白术 12g，半夏 12g，半枝莲 15g，白花蛇舌草 15g，丹参 12g，莪术 9g，甘草 6g 等。(南京中医药大学协定方，李祥元)

煎服法：每日一剂，水煎服，分两次服。

7.2 减毒作用

(1) 防治化疗引起的消化道反应（纳呆、厌油腻、食少、脘痞、嗳气、泛酸、口干、口苦、恶心、呕吐、腹胀、便秘等）

治法：和胃降逆，消食导滞，健脾调中。

方药：保和丸合参苓白术散加减。山楂 18g，茯苓 9g，半夏 9g，神曲 6g，莱菔子 6g，陈皮 6g，连翘 9g，白扁豆 12g，白术 15g，甘草 6g，桔梗 10g，莲子肉 10g，人参 9g，砂仁 6g，山药 12g，薏苡仁 10g 等。

煎服法：每日一剂，水煎服，分两次服。

(2) 防治化疗引起的骨髓抑制（白细胞下降、贫血或血小板低下）

治法：健脾益肾，养血填精。

方药：补中益气汤合六味地黄丸加减。黄芪 15g，白术 10g，党参 15g，山药 12g，熟地 10g，山药 12g，山茱萸 9g，丹皮 9g，泽泻 9g，枸杞 6g，鹿角胶 9g，当归 12g，肉桂 10g，炙甘草 15g 等。

煎服法：每日一剂，水煎服，分两次服。

(3) 防治化疗引起的身体虚弱（疲乏、肢软、心悸、气短、眩晕、自汗、腰酸等）

治法：益气养血。

方药：归脾汤加减。白术 9g，当归 9g，茯苓 9g，黄芪 12g，龙眼肉 12g，远志 9g，酸枣仁 12g，木香 6g，炙甘草 3g，人参 6g 等。

煎服法：每日一剂，水煎服，分两次服。

8　配合放疗

8.1　提高增敏作用

活血化瘀中药改善肿瘤组织血液循环，增加血流灌注，降低肿瘤乏氧细胞比例，提高癌细胞对放射线的敏感性。

治法：活血化瘀。

方药：桃红四物汤加减。当归尾 15g，赤芍 15g，桃仁 15g，红花 15g，丹参 10g，川芎 12g，鸡血藤 9g，莪术 6g，地龙 10g，葛根 12g 等。

煎服法：每日一剂，水煎服，分两次服。

8.2　防治放疗的毒副作用

根据中医理论，放射性损伤的主要作用机制为毒热之邪直中入里，灼燔脏腑，耗伤阴血，血脉凝滞。

治法：清热解毒、养阴生津、凉血活血。

方药：竹叶石膏汤合凉血活血汤加减。竹叶 6g，石膏 50g，半夏 9g，麦门冬 20g，人参 6g，粳米 10g，甘草 6g，槐花 12g，紫草根 9g，赤芍 9g，白茅根 12g，生地 12g，丹参 9g，鸡血藤 9g 等。（《中医症状鉴别诊断学》）

煎服法：每日一剂，水煎服，分两次服。

（于庆生、刘举达、王　振、袁以洋）

【专家点评】

胃癌在我国有着较高的发病率，位居所有恶性肿瘤的第二位和消化道肿瘤的第一位。在所有的治疗方法中，外科根治性切除手术仍是首选方法。化疗是除外手术的主要措施，中医中药日益引起重视，并贯彻于胃癌治疗的始终。

中医中药治疗的优势在于祛邪与扶正并举，祛邪可以发挥中医中药的多靶点、多部位、多环节作用的特点，扶正可以发挥中医中药提升全身免疫功能和减少抗癌剂毒副作用的优势。同时，天然的中药没有抗癌剂具有的先天耐药性。目前仍然期待的是寻找和发现疗效卓越的抗肿瘤中药。

对于可以手术治疗的胃癌，中药可以在术中、术后早期和后期发挥重要作用。术中可以联合化疗药物进行腹腔化疗，借鉴中药的“相须”和“相畏、相克”理论，达到减毒增效作用；手术后早期可以通过肠内营养管（手术前植入胃内，手术中放置到小肠内）滴注中药，以促进胃肠功能早期恢复和营养状况、免疫功能的及早恢复；手术后后期可以长期口服扶正祛邪的中药或辨证施治。

对于不能切除或复发的胃癌，可以给予中医辨证施治或经方验方，也可以内治外治结合或针药结合，以延长生存时间，提升生活质量，或减少肿瘤引起的各种并发症发生。

（于庆生，教授，主任医师，博士生导师。安徽中医药大学第一附属医院普外科主任，安徽中医药大学外科教研室主任，安徽省中医药科学院中医外科研究所所长。国家临床重点专科负责人和带头人，国家中医药管理局重点学科和安徽省重点学科负责人和带头人）

第二节　大肠癌

大肠癌是指大肠黏膜上皮在环境或遗传等多种致癌因素作用下发生的恶性病变，包括自盲肠至直肠的整个肠段的癌肿，是常见的恶性肿瘤。目前以 40 岁～50 岁年龄组发病率最高，全球每年新发病例约 800 万人，占所有恶性肿瘤的 10％～15％。大肠癌由于早期临床症状不明显，早期诊断率较低，出现症状时，主要表现为排便习惯改变、便血、全身中毒症状、肠梗阻。本病在古代中医典籍描述中，类似于“肠覃”“脏毒”“锁肛痔”“下血”“下痢”“滞下”等疾病。中医认为，大肠癌病位在大肠，气滞、血瘀、热毒、湿聚、正虚为其主要的病理要素。脾虚湿毒瘀阻为其主要病机，与肝、肾关系紧密；湿邪、热毒、瘀滞为标，正气不足为本，本虚标实，以虚为主。目前该病早期以手术治疗为主，中晚期患者以放化疗为主。中医治疗主要以扶正祛邪为原则，结合手术、放化疗等治疗方法，对于改善患者的临床症状、增效减毒、提高生活质量等方面有积极意义，对于失去放化疗机会的晚期肠癌病人，中医药治疗更能显示出其特色和优势。

【诊断】

1　疾病诊断

大肠癌早期多无明显症状，典型症状有以下四方面表现：排便习惯改变、便血、全身中毒症状、肠梗阻。腹部查体即可扪及肿块，其中右半结肠癌90%以上可扪及肿块。直肠癌患者直肠指诊常可触及肿块，通过直肠指诊可以了解肿瘤的位置、形态、大小以及占肠腔的范围、基底部活动度、肠腔有无狭窄等。实验室检查通常有大便隐血试验、肿瘤标记物如癌胚抗原（CEA）和糖类抗原199（CA19－9）。影像学检查CT、MRI平扫及增强扫描在评价大肠癌病变范围、局部淋巴结转移和远处转移状况等方面具有重要价值。内镜检查是大肠癌诊断中最重要的手段之一，对于大肠癌的定性定位诊断和手术方案的选择有重要的作用。组织病理学诊断是大肠癌确诊的金标准，同样是治疗依据。

2　证候诊断

（1）脾虚血亏证　腹痛腹胀，腹泻或便秘，或见便血，腹部肿块；食少乏力，头昏心悸；舌质淡，苔薄白，脉细弱。

（2）肝肾阴虚证　腹痛腹胀，大便形状细扁，或带黏液脓血或便干；腰膝酸软，夜尿，失眠，口干咽燥，烦躁易怒，头昏耳鸣，口苦，肋胁胀痛，五心烦热；脉细数，舌红少苔。

（3）脾胃虚寒证　腹胀隐痛，久泻不止，大便夹血，血色黯淡；或腹部肿块，面色苍白；舌质淡，苔薄白，脉沉细无力。

（4）湿热内蕴证　里急后重，大便脓血，血色紫黯，肛门灼热；舌质红或紫暗，苔黄腻，脉滑数。

（5）瘀毒内结证　面色暗滞，腹痛固定不移，大便脓血，血色紫暗；口唇黯紫，或舌有瘀斑；或脉涩，或固定痛处。

【治疗】

1　中医内治

1.1　*辨证施治*

（1）脾虚血亏证

治法：健脾养血。

方药：八珍汤加减。当归（酒拌）10g，川芎5g，白芍药8g，熟地黄（酒拌）15g，人参3g，白术（炒）10g，茯苓8g，炙甘草5g。大便带血加三七15g、茜草15g，以化瘀止血。

煎服法：水煎服，每日一剂，分两次服。

（2）肝肾阴虚证

治法：滋阴补肝肾。

方药：知柏地黄汤合清肠饮加减。熟地黄24g，山茱萸12g，干山药12g，泽泻9g，茯苓9g（去皮），丹皮9g，知母24g，黄柏24g，银花30g，蒲公英30g，连翘15g，大黄15g（后下），红藤30g，丹皮9g，木香9g。月经不调者，加香附12g、当归12g，以理气活血调经；遗精者，加芡实10g、金樱子10g，以益肾固精。

煎服法：水煎服，每日一剂，分两次服。

（3）脾胃虚寒证

治法：益气健脾。

方药：补中益气汤加减。党参12g，白术10g，茯苓10g，炙甘草6g，黄芪10g，当归10g，广皮3g，升麻3g，桔梗3g，苍术5g，晚蚕沙10g。下利清谷、腰酸膝冷加补骨脂5g、吴茱萸10g、五味子10g，以温补脾肾，涩肠止泄。

煎服法：水煎服，每日一剂，分两次服。

（4）湿热内蕴证

治法：清热化湿。

方药：白头翁汤加减。白头翁20g，黄柏10g，黄连5g，秦皮10g，丹皮15g，赤芍12g，金银花15g。大便脓血黏液、泻下臭秽，加马齿苋9g、败酱草15g，以清热解毒，散血消肿。

煎服法：水煎服，每日一剂，分两次服。

（5）瘀毒内结证

治法：化瘀解毒。

方药：消积祛瘀汤加减。丹参12g，莪术9g，三棱9g，桃仁9g，红花9g，白花蛇舌草12g，败酱草12g，红藤6g，蚤休6g，蜈蚣6g，全蝎9g，白英10g，藤梨根9g，草河车12g，蛇莓12g，露蜂房15g，苦参10g，薏苡仁10g，半枝莲9g，半边莲9g，蛇六谷10g等。腹痛较明显者，可加香附10g、郁金10g，以行气活血定痛。

煎服法：水煎服，每日一剂，分两次服。

1.2　中成药治疗

1.2.1　中成药口服

（1）康力欣胶囊　功效为扶正祛邪、软坚散结。适用于消化道恶性肿瘤气血瘀阻者。（云南名扬药业有限公司，国药准字Z20025075）

（2）华蟾素片　功效为解毒，消肿，止痛。适用于中晚期肿瘤、慢性乙型肝炎等症。（安徽华润金蟾药业有限公司，国药准字Z34020272）

（3）平消胶囊　功效为活血化瘀、止痛散结。适用于中晚期肿瘤。本品对肿瘤具有一定的缓解症状、缩小瘤体、抑制肿瘤生长、提高人体免疫力、延长患者

生命的作用。(西安正大制药有限公司，国药准字 Z61021330)

(4) 安替可胶囊 功效为软坚散结，解毒定痛，养血活血。适用于中晚期胃癌（瘀毒证）的化疗辅助治疗，配合 5－FU－DDP 方案（5－FU、MMC、DDP)，以改善临床症状，提高生存质量。(长春远达国奥制药有限公司，国药准字 Z10960071)

(5) 贞芪扶正胶囊 功能为补气养阴。适用于久病虚损，气阴不足。(甘肃扶正药业科技股份有限公司，国药准字 Z62020414)

(6) 西黄丸 功效为清热解毒，和营消肿。适用于痈疽疔毒、瘰疬、流注、癌肿等。(北京同仁堂，国药准字 Z11020073)

(7) 复方斑蝥胶囊 功效为破血消瘀、攻毒蚀疮。适用于直肠癌治疗。(北京亚东生物制药有限公司，国药准字 Z19993294)

(8) 金龙胶囊 功能为扶正祛邪，破瘀散结，清热解毒。适用于肠癌肝转移者。(北京建生药业有限公司，国药准字 Z10980041)

(9) 健脾益肾颗粒 功效为健脾益肾。适用于减轻肿瘤病人术后放疗、化疗副作用，提高机体免疫功能以及脾肾虚弱所引起的疾病。(北京长城制药厂，国药准字 Z11020037)

1.2.2 扶正中成药注射液

(1) 参芪扶正注射液 功效为扶正固本，益气补虚，具有减毒增效，提高机体免疫功能。适用于肿瘤手术后、放化疗后机体免疫力低下及白细胞下降，气血两虚、自汗盗汗、眩晕、神疲乏力、少气懒言、纳呆便溏者。对提高肿瘤放化疗的完成率、改善患者症状、稳定病情有较好的作用。常在手术前后及配合放化疗辨证使用。(丽珠集团利民制药厂，国药准字 Z19990065)

(2) 生脉注射液 功效为益气养阴、止渴固脱、敛汗生脉。适用于气阴两亏，脉虚欲脱的心悸、气短、四肢厥冷、汗出、脉欲绝等中晚期结直肠癌患者。(江苏苏中药业集团股份有限公司，国药准字 Z32021055)

(3) 参麦注射液 功效为益气固脱、养阴生津。适用于气阴两虚型之休克，肿瘤放化疗粒细胞减少，手术后虚弱，脉虚欲绝的心悸、气短、汗出、四肢厥冷等中晚期结直肠癌患者。(河北神威药业有限公司，国药准字 Z13020888)

(4) 参附注射液 功效为回阳救逆，益气固脱。适用于阳气暴脱的厥脱症等晚期肿瘤恶病质、感染中毒性休克、失血性休克以及终末期结直肠癌患者抢救用药。(雅安三九药业有限公司，国药准字 Z20043117)

1.2.3 祛邪中成药注射液

(1) 榄香烯注射液 功效为抗癌。适用于结直肠癌头颅转移、恶性胸、腹腔积液治疗。(大连华立金港药业有限公司，国药准字 H10960114)

（2）华蟾素注射液　功效为解毒，消肿，止痛。适用于中晚期消化道肿瘤。（安徽华润金蟾药业有限公司，国药准字 Z34020273）

（3）复方苦参注射液　功效为清热利湿，凉血解毒，散结止痛。适用于中晚期肿瘤症。（广州白云山明兴制药有限公司，国药准字 H10950071）

1.2.4　扶正祛邪并举中成药注射液

（1）艾迪注射液　功效为清热解毒，消瘀散结。适用于各型肠癌治疗。（贵州益佰制药股份有限公司，国药准字 Z52020236）

（2）康艾注射液　功效为益气扶正，增强机体免疫功能。适用于直肠癌及各种原因引起的白细胞低下及减少症。（长白山制药股份有限公司，国药准字 Z20026868）

1.3　中药灌肠治疗

（1）通腑泄下方　生大黄 20g（后下），芒硝 10g（冲），川朴 15g，枳壳 15g。热证加黄柏 15g、栀子 15g、蒲公英 30g、金银花 30g、苦参 30g，脓血便加山栀炭 15g、地榆炭 15g，寒证加熟附子 12g（先煎）、干姜 12g，虚证加黄芪 30g、党参 30g、当归 15g 等。方法：将上方药物加水 800ml，煎至 200ml 左右，从肛门插入导尿管约 20～30cm，深注药后保留 2～3 小时。每天注 1～2 次，30 天为 1 个疗程。功效为通里攻下。适用于大肠癌腹胀腹痛伴不完全梗阻者。（广东省中医医院，肿瘤科）

（2）解毒消症方　白花蛇舌草 30g，白头翁 30g，半枝莲 30g，血竭 9g，莪术 15g，蜈蚣 2 条，全蝎 10g，枯矾 6g。方法：将上方药物加水 800ml，煎至 200ml 左右，从肛门插入导尿管约 20～30cm，深注药后保留 2～3 小时。每天注 1～2 次，30 天为 1 个疗程。功效为解毒化瘀攻下。适用于大肠癌热毒壅盛、无法手术切除癌肿者。（广东省中医医院，肿瘤科）

（3）灌肠 1 号　制大黄 15g，马齿苋 30g，炒川连 20g，炒黄芩 20g，虎杖 30g，槐花 20g，鸦胆子 10g，皂刺 10g，血竭 10g，白花蛇舌草 20g，败酱草 20g。将上药浓煎为 100ml。方法：患者取侧左侧卧位并抬高臀部，根据肿瘤部位将肛管插入 30～40cm，滴入中药浓煎剂 100ml，每日一次，保留时间 2～6 小时（至少 1 小时）。功效为解毒化瘀攻下。适用于对无手术指征，病灶距离肛门 4cm 以上，有里急后重、脓血便、肛门坠痛者。（云南省中医医院高位结，肿瘤科）

（4）灌肠 2 号　白术 20g，黄芩 20g，黄连 20g，黄柏 20g，苦参 20g，侧柏炭 20g，槐花 20g，马鞭草 15g，山土瓜 15g，木香 10g，八月扎 15g。将上药浓煎 100ml。功效为清热解毒。适用于对手术后吻合口炎症持续存在、大便次数频繁、一般情况尚好者。（云南省中医医院高位结、肿瘤科）

（5）解毒得生煎　生大黄20g，黄柏15g，山栀子15g，蒲公英30g，金银花20g，红花15g，苦参20g。将上方药物加水800ml，煎至200ml，从肛门插入导尿管约20～30cm深，注药后保留1～2小时。每日1次，30天为一个疗程。局部红肿热痛者，可用上方适量加水给予坐盆；腹痛、脓血便或便血甚者，易山栀为山栀炭，加罂粟壳15g、五倍子15g，收敛止血；高热、腹水者，加白花蛇舌草30g、徐长卿30g、芒硝15g。功效：消肿止痛，清热利湿。适用于直肠癌放疗后局部炎症、疼痛、肿胀者，或大肠癌表现为湿热内阻者。（广州中医药大学第一附院，肿瘤科）

2　中医外治

2.1　中药外敷

2.1.1　腹部外敷

（1）正气化癌膏　天然麝香0.5g，血竭10g，制马钱20g，仙灵脾40g，制附子20g。将上药研碎成粉，蜂蜜调匀后外敷于处，每日一次。功效为活血化瘀消症。适用于结肠癌触及腹部包块。（广东省中医医院，肿瘤科）

（2）清热利水膏　黄芩25g，生黄芪20g，薏苡仁15g，牵牛子10g，莪术20g，桃仁15g，红花15g，芒硝10g，汉防己10g，葶苈子20g，老鹳草20g，黑白丑各15g，冰片1g。将上述各药浓煎收膏，敷于脐周及腹部肿块部位，油纸及纱布覆盖，每日换药一次，10天为一个疗程。功效为清热利湿。适用于恶性腹水兼有热证者。（扬州市中医医院，肿瘤科）

2.1.2　脐部外敷

（1）四妙散外敷　甘遂1g，大戟1g，芫花1g，商陆1g，麝香0.25g。使用方法：取甘遂、大戟、芫花、商陆药物粉末各1袋（每袋1g），用米醋或蜂蜜调和成直径约3～4cm、厚度约0.3～0.5cm大小的药饼，将1/2瓶麝香（0.25g/瓶）夹置于药饼之中，正面贴于肚脐眼或关元穴（脐下三寸），用医用大贴膜1个（3M）固定，3天更换一次。功效为利水、消肿、止痛。适用于腹水、不全肠梗阻、腹部肿块疼痛。（西苑医院）

（2）大黄敷脐　生大黄粉3～5g，用蜂蜜调成糊状，贴敷于神阙穴，外用敷料胶布（胶布过敏者用绷带）固定，每天于局部用50～60度白酒约5ml并加温1～2次。2天换药1次，5次为1个疗程。功效：解毒散瘀，通里攻下。适用于阴虚便秘。（湖南省中医药研究院附院）

2.1.3　穴位外敷

抗癌定痛膏穴位贴敷　生川草乌12g，生半夏10g，生南星10g，白芷15g，血竭3g，细辛5g，干蟾皮9g，乳香12g，没药12g，徐长卿10g。根据疼痛部位的大小，在3.0cm～5.0cm×3.0cm～5.0cm大小的油纸上满置抗癌定痛膏，厚度为0.5cm，二枚分别贴敷于疼痛部位（阿是穴）及肿瘤相应脏腑的背腧穴，外覆透明胶布，每24小时更换一次，7天为一个周期。功效：消积化瘀，行气止痛。适用于各种恶性肿瘤引起的中度、重度疼痛。（扬州市中医医院肿瘤科）

3 中药介入治疗

常采用改良seldinger技术将导管经股动脉置入胃周血管，将抗癌中药注入肿瘤周围血管，每月一次。常用中药有榄香烯、莪术油微球、康艾、鸦胆子油乳、艾迪，也可经皮穿刺瘤体内注射给药。

4 中医针灸治疗

4.1 大肠癌肠梗阻针灸治疗

（1）体针疗法 取穴足三里、气海、上巨虚；配穴：天枢、关元、下巨虚。方法：足三里、上巨虚、下巨虚施以快速进针，采用提插捻转泻法，轻插重提，大幅度捻转，以患者出现酸、麻、胀或沿经脉走向传导感为宜，反复施以强刺激手法，每隔5分钟重复手法1次，留针30分钟。气海、关元、天枢采用呼吸补泻的补法。

（2）电针疗法 取穴常用穴：足三里、大肠俞、内关；备用穴：上巨虚、下巨虚、天枢。电针刺激，每日20分钟，持续到排便、排气后3天。

4.2 针灸止痛

取穴：阿是穴。

5 中医术后治疗

5.1 辨证论治（Ⅰ、Ⅱ、Ⅲ期结直肠癌根治术后）

5.1.1 本虚

（1）肝脾不调证 胁胀作痛，腹胀食少，情绪抑郁，便溏不爽；或腹痛软便，泻后痛减，脉弦缓。

治法：疏肝健脾。

方药：香砂六君子汤加减。党参12g，炒白术10g，茯苓15g，木香10g，法半夏12g，砂仁（后下）6g，陈皮10g，苍术9g，厚朴9g，枳实9g，柴胡12g，白芍12g等。

煎服法：每日一剂，水煎服，分两次服。

（2）脾虚气滞证 胃脘、胁肋胀满疼痛，嗳气，呃逆，吞酸；情绪抑郁，不欲食，便干或无腹泻；苔薄黄，脉弦。

治法：疏肝和胃。

方药：柴胡疏肝散加减。陈皮（醋炒）6g，柴胡 6g，川芎 6g，香附 6g，枳壳（麸炒）6g，芍药 9g，甘草（炙）3g。

煎服法：每日一剂，水煎服，分两次服。

（3）脾肾阳虚证　畏冷肢凉，面色㿠白，腰酸，腹部冷痛，久泻久痢；或完谷不化，或浮肿少尿；舌淡胖苔白滑，脉沉迟无力。

治法：温补脾肾。

方药：四神丸加减。肉豆蔻 6g，补骨脂 12g，五味子 6g，吴茱萸 6g，肉桂 9g，白术 12g，茯苓 15g。

煎服法：每日一剂，水煎服，分两次服。

（4）肝肾阴虚证　眩晕耳鸣，急躁易怒，头重脚轻，腰酸痛，多梦遗精；舌红少苔，脉弦细数。

治法：滋补肝肾。

方药：六味地黄汤加减。熟地 15g，山茱萸肉 12g，山药 12g，丹皮 10g，泽泻 10g，茯苓 10g。

煎服法：每日一剂，水煎服，分两次服。

（5）气血两虚证　神疲乏力，气短懒言，面色淡白或萎黄，头晕目眩，唇甲色淡，心悸失眠，大便不成形或有肛脱下坠，舌淡脉弱。

治法：益气养血

方药：八珍汤加减。人参、白术、白茯苓、当归、川芎、白芍药、熟地黄、甘草（炙）各 30g。

煎服法：每日一剂，水煎服，分两次服。

5.1.2　标实

手术后Ⅱ、Ⅲ期患者多表现为本虚之证，虽然均为无瘤患者，其体内残存的肿瘤细胞即可认为是该患者的标实表现，因此每一个患者均应在辨证论治本虚证的基础上酌情加祛邪药物治疗。

（1）痰湿瘀滞证　证候表现为胸闷脘痞，或头身困重，或大便黏滞；或口中黏痰，舌紫或有斑点，苔滑腻，脉滑；或口唇黯紫，或舌有瘀斑，或脉涩，或固定痛处。

治法：清利湿热，清热解毒。

药物：苦参 12g，土茯苓 10g，山慈姑 20g，猫爪草 9g，败酱草 9g，红藤 6g，蚤休 6g，巴豆 3g，蜈蚣 6g，全蝎 6g，草河车 10g，露蜂房 6g 等。

（2）余毒内伏证　根治术后病人除本虚各证外，均可认为其伴有余毒未清，均可在辨证论治基础上酌情加以下清热解毒药。

治法：清热解毒。

药物：蛇莓 12g，蛇舌草 12g，蛇六谷 9g，半枝莲 10g，漏芦 9g，藤梨根 9g，白英 10g，半边莲 12g 等。

5.2 术后中药对症治疗

（1）术后便秘、湿热壅滞证　术后便秘不畅，腹痛，烦渴引饮，舌苔黄，脉濡数。

治法：泄热通腑，

方药：大承气汤加减。大黄（后下）9g，枳实 12g，厚朴 12g，麻子仁 10g，瓜蒌仁 12g，郁李仁 9g，桃仁 9g，莱菔子 9g，柏子仁 10g 等。

煎服法：煎汤后，可予中药保留灌肠或口服。

（2）术后胃肠道功能减低、脾虚湿困证　胃肠道功能恢复较慢者，症见纳呆腹胀，舌质淡，苔厚腻，脉濡。

治法：健脾祛湿，理气除胀。

方药：参苓白术散加减。党参 12g，茯苓 12g，白术 10g，薏苡仁 15g，陈皮 12g，鸡内金 9g，焦山楂 9g，炒麦芽 9g，神曲 15g，山药 15g，砂仁 6g，扁豆 6g 等。煎服法：每日一剂，水煎服，分两次服。

（3）术后阴虚发热证　低热，口渴欲饮，烦躁少寐，五心烦热，小便发黄，舌质红，舌苔黄，脉细数。

治法：养胃阴，清虚热。

方药：青蒿鳖甲汤加减。青蒿 15g，鳖甲 15g，地骨皮 12g，银柴胡 10g，炒栀子 12g，牡丹皮 15g，知母 15g 等。

煎服法：每日一剂，水煎服，分两次服。

6 配合化疗

6.1 辨证论治

（1）脾胃虚弱、胃气上逆证　恶心或呕吐，食欲不振、厌油。

治法：健脾和胃，降逆止呕。

方药：香砂六君子合连苏饮加减。姜半夏 12g，广陈皮 12g，太子参 30g，茯苓 10g，炒白术 10g，炙甘草 6g，鸡内金 15g，六曲 10g，谷麦芽各 10g，山楂 10g，砂仁 6g，木香 6g。

煎服法：每日一剂，水煎服，分两次服。

（2）脾肾亏虚证　乏力、四肢酸软，治宜益气养血补肾。（骨髓抑制期，可见 WBC、PLT、HB 的减少）

治法：健脾益肾，脾肾双补。

方药：芪君补菟汤合补血汤加减。女贞子10g，旱莲草10g，生黄芪20g，当归10g，太子参30g，云茯苓10g，炒白术10g，炙甘草6g，鸡内金15g，谷麦芽各6g，山楂10g、砂仁6g，木香6g，补骨脂10g，菟丝子10g，大枣10g。

煎服法：每日一剂，水煎服，分两次服。

（3）外感风热证　化疗期间如有早期外感表现，多由于骨髓抑制白细胞下降引起，可见鼻塞、流涕、咳嗽、咽痛等。

治法：疏风解表。

方药：银翘散加减。金银花10g，连翘10g，桑叶12g，菊花12g，桔梗6g，杏仁10g，薄荷6g，芦根10g，板蓝根15g，荆芥6g，防风6g，辛夷6g，白芷10g，葛根6g。如有发热，则加入生石膏30g、知母10g、柴胡10g、黄芩10g。

煎服法：每日一剂，水煎服，分两次服。

6.2　中药对症治疗

（1）手足综合征　证候表现为：口服希罗达出现手足皮肤色素沉着，干燥，皲裂甚至渗血等手足综合征表现。

治法：活血化瘀。

方药：桃红四物汤加减口服。丹参15g，川芎10g，当归10g，熟地15g，赤芍10g，红花10g，桃仁10g，草河车10g。并配合中药足浴治疗：红花30g，透骨草30g，艾叶30g，丹参30g，每天一次，每次20分钟。

煎服法：每日一剂水煎服，从化疗前一天开始服用，化疗期间应用。（西苑医院）

（2）迟发性腹泻　证候表现为：化疗药物CPT－11导致的腹泻，多为水样便，化疗后第二天以后出现。排除感染性腹泻。

治法：调和寒热，健脾止泻。

方药：生姜泻心汤。生姜6g，党参15g，干姜3g，黄芩10g，黄连3g，半夏10g，大枣10g，甘草6g。

煎服法：每日一剂水煎服，从化疗前一天开始服用，连服7天。（中日友好医院）

（3）肝功能损害　证候表现为：急性药物性肝病多见湿热、阳黄证候。

治法：清热利湿退黄

方药：茵陈蒿汤、茵陈五苓散。茵陈12g、栀子12g、泽泻10g、栀子9g、白术10g、丹参12g、赤芍10g、生甘草9g。

煎服法：每日一剂，水煎服，分两次服。（浙江省中医医院）

6.3　针灸治疗

（1）取太渊、足三里、内关穴，以提插结合捻转补泻手法为主，虚证者用补法，本虚标实者用平补平泻法。从化疗开始之日起，隔日针灸 1 次，连续 10 次为一个疗程，一般观察两个疗程结束。同时穴位敷贴，穴位选大椎、肺俞。敷贴药物，发泡时酌加斑蝥粉，贴敷方法按常规处理。适应于化疗所致免疫力低下。

(2) 取穴足三里、三阴交、血海、膈俞；配穴：太冲、太溪。方法：行多补少泻手法，每日或隔日针刺 1 次，6 次为一个疗程，一般治疗 1～3 个疗程。温针足三里、三阴交。适用于化疗对骨髓抑制者。

(3) 取穴内关、曲池、足三里。手法以提插捻转为主，留针 15～30 分钟，在放化疗开始前同时进行，隔日 1 次。适用于化疗胃肠道反应患者。

(4) 取穴足三里、三阴交、阳陵泉、合谷、曲池，均为双侧取穴；膏俞、气海、关元则为单穴。行平补平泻手法，每日或隔日针刺 1 次，6 次为一个疗程，一般治疗一至三个疗程。适用于化疗药物所致神经毒性患者。

7 配合放疗

7.1 放射性肠炎

(1) 大肠湿热证　大便脓血，肛门灼热，泻而不爽。苔黄腻，脉滑数。

治法：清热导滞，调气行血。

方药：芍药汤加白头翁汤加减。芍药 30g，当归 15g，黄连 15g，黄芩 15g，槟榔 6g，木香 6g，炙甘草 6g，大黄 9g，肉桂 5g，白头翁 15g，黄柏 12g，秦皮 12g。煎服法：每日一剂，水煎服，分两次服。

(2) 寒湿凝滞证　痢下白多赤少，或纯为白冻，伴腹痛，里急后重；苔白腻，舌质淡，脉滑或濡。

治法：温化寒湿。

方药：胃苓汤加减。甘草 6g，茯苓 15g，苍术 10g，陈皮 12g，白术 10g，官桂 9g，泽泻 9g，猪苓 10g，厚朴 9g。

煎服法：每日一剂，水煎服，分两次服。

(3) 脾胃虚弱证　大便时溏时泻，水谷不化兼有黏液，稍进油腻之物，则大便次数增多；面色萎黄，肢倦乏力；舌质淡苔白，脉细弱。

治法：健脾益胃。

方药：参苓白术散加减。人参 10g，茯苓 12g，白术（炒）12g，山药 15g，白豆（炒）10g，莲子 9g，薏苡仁（炒）9g，砂仁 6g，桔梗 10g，甘草 9g。

煎服法：每日一剂，水煎服，分两次服。

(4) 肾阳虚衰证　五更泻、腹痛、肠鸣，便急，泻后则安，形寒肢冷，腰膝酸软。舌质淡，苔白，脉沉细。

治法：温肾固肠。

方药：四神丸加减药物：肉豆蔻 6g，补骨脂 12g，五味子 6g，吴茱萸 6g，肉桂 9g，白术 12g，茯苓 15g。

煎服法：每日一剂，水煎服，分两次服。

7.2 放射性膀胱炎

(1) 实证 血尿，尿急，尿痛，排尿不畅，下腹疼痛，证属热毒蕴结下焦，湿热下注膀胱，损伤络脉所致。

治法：清热解毒，利尿通淋，凉血止血。

方药：五苓散合小蓟饮子加减。猪苓 10g，泽泻 15g，茯苓 10g，白术 15g，桂枝 12g，小蓟 30g，生地 20g，炒蒲黄 10g，当归 12g，甘草 3g，仙鹤草 15g，白茅根 20g，白花蛇舌草 30g。

煎服法：每日一剂，水煎服，分两次服。

(2) 虚证 除上述症状外，伴有腰膝酸软，五心烦热，盗汗，证属肝肾阴虚，湿毒内扰。

治法：利尿通淋，凉血止血。

方药：知柏地黄汤合小蓟饮子加减。熟地黄 20g，山药 15g，山萸肉 10g，牡丹皮 10g，泽泻 10g，茯苓 15g，知母 10g，黄柏 10g，小蓟 30g，生地 20g，山栀 8g，淡竹叶 15g，滑石 12g，川木通 6g，甘草 3g，仙鹤草 15g，白花蛇舌草 30g。

煎服法：每日一剂，水煎服，分两次服。

7.3 针灸治疗

(1) 选穴 主穴：足三里、三阴交、血海、膈俞；配穴：太冲、太溪。行多补少泻手法，每日或隔日针刺 1 次，6 次为一个疗程，一般治疗 1～3 个疗程。温针足三里、三阴交。适用于对放疗有骨髓抑制的辅助治疗。

(2) 选穴 内关、曲池、足三里。手法以提插捻转为主，留针 15～30 分钟，在放化疗开始前同时进行，隔日 1 次。适用于对放疗有胃肠道反应的辅助治疗。

(3) 选穴 主穴合谷、天枢、上巨虚、足三里；配穴：里急后重者加气海，黏液便者加阳陵泉、三阴交，黑便者加下巨虚。行平补平泻手法，得气后留针 20 分钟，每日针 1 次，1～2 周为一个疗程。适用于对放疗有直肠、膀胱反应的辅助治疗。

（于庆生、刘举达、王 振、袁以洋）

【专家点评】

大肠癌包括盲肠癌、结肠癌和直肠癌，外科根治性切除手术仍是该病的首选方法。化疗、放疗（直肠癌）是外科手术之外的主要措施，围绕手术、化疗和放疗，中医中药发挥了重要的辅助治疗作用；对于部分晚期肿瘤，中医中药能够减轻患者的痛苦、延长生存期。

对于可以手术治疗的大肠癌，中药可以贯穿于术中、术后早期和后期的治疗过程中。术中可以联合化疗药物腹腔化疗（如中药丹参、丹参酮、隐丹参酮等），借鉴中药的“相须”和“相畏、相克”理论，起到减毒增效作用；术后早期可以促进胃肠功能、营养状况和免疫功能及早恢复；术后后期可以联合化疗、放疗辨证施治，起到减毒增效作用。也可以在化疗和放疗后单独口服，防止肿瘤复发。

对于不能切除或复发的肿瘤，可以给予中医辨证施治或经方验方，也可以内治外治结合或针药结合，以延长生存期，提升生活质量，或减少肿瘤引起的各种并发症发生。

（于庆生，教授，主任医师，博士生导师。安徽中医药大学第一附属医院普外科主任，安徽中医药大学外科教研室主任，安徽省中医药科学院中医外科研究所所长。国家临床重点专科负责人和带头人，国家中医药管理局重点学科和安徽省重点学科负责人和带头人）

第三节　肠梗阻

肠梗阻是指肠内容物不能正常运行、顺利通过肠道，是外科常见的急腹症。目前，肠梗阻发病仍然占各种急腹症的第三位，病死率在8%～13%。引起的主要病因是肠粘连、肿瘤和疝，其中粘连性肠梗阻占各类肠梗阻的60%。其临床表现特征是腹痛、呕吐、腹胀及停止自肛门排气排便。本病属于中医“肠结”“关格”“腹痛”“结症”范畴。中医认为肠梗阻的病因较为复杂，外因有寒邪凝固、热邪内结；内因有气血虚弱、阴虚肠燥；尚有饮食不节、食积阻肠、蛔虫聚阻。终致病机上肠腑传化功能失职，形成梗阻，或为肠腑气滞血瘀（早期），或为腑实热结（中期），或为气虚津枯（后期）。中医治疗主张内外兼治，针药并用，并积累了丰富的临床经验。

【诊断】

1　疾病诊断

肠梗阻的主要症状是腹胀、腹痛、呕吐、肛门不排气排便。若发展成绞窄性肠梗阻甚至穿孔，可以出现腹痛的间歇期不断缩短，以致成为剧烈的持续性腹痛。体征主要体现在腹部，视诊可见腹部有肠型及其蠕动波；触诊可以摸到腹部压痛和扩张的肠管；叩诊可以叩到腹部鼓音；听诊有肠鸣音亢进，如气过水音或肠鸣音减弱消失。若发展成绞窄性肠梗阻甚至穿孔，可以发现腹胀不对称，腹部有局部隆起或触及有压痛的肿块（胀大的肠袢），体温上升，脉率增快，有明显腹膜刺激征。肠梗阻的主要检查方法有X线、超声、CT检查。腹部X线摄片可见腹部气液平面；B超检查发现肠管扩张、积气积液；CT检查可见肠腔积气、积液，并可判断梗阻部位和原因。

2　证候诊断

（1）腑实热结证　腹胀、腹痛拒按、口干口臭、大便秘结；或有身热、烦渴引饮，小便短赤；舌红、舌苔黄腻或燥，脉滑数。

（2）肠腑寒凝证　肠鸣辘辘，脐腹冷痛且胀，得温则舒；大便不解，小便清长；舌苔白滑，脉缓或迟。

（3）气滞血瘀证　发病突然，腹痛拒按，痛无止休，痛位不移，腹胀如鼓，腹中转气停止，无矢气，便闭；舌红有瘀斑、苔黄，脉弦涩。

（4）虫积阻滞证　腹痛绕脐阵作，腹胀不甚，腹部有条索状团块，恶心呕吐，呕吐蛔虫，或有便秘；舌质淡红，苔薄白，脉弦。

（5）气虚津枯证　少气懒言，四肢乏力，大便秘结干燥，艰于排出；咽燥、腹胀或口臭、头昏；舌淡少津，苔微黄偏燥，脉细弱。

【治疗】

1　中医内治

1.1　中药口服、胃管、肠梗阻导管注入

1.1.1　辨证施治

（1）腑实热结证

治法：活血清热，通里攻下。

方药：复方大承气汤加减。炒莱菔子20g，厚朴10g，枳实10g，芒硝6g，桃仁10g，赤芍15g，生大黄（后加）9～15g。伴有嗳气、口苦者，加黄芩10g、柴胡10g；腹胀腹痛明显者，则加元胡10g、槟榔10g；体质弱、气血亏虚者，则加当归15g、生地30g。

煎服法：水煎服，每日一剂，分两次服。

（2）肠腑寒凝证

治法：温中散寒，通里攻下。

方药：温脾汤加减。大黄15g，当归9g，干姜9g，附子6g，人参6g，芒硝6g，甘草6g。若燥结不甚、湿热偏重者，可去芒硝，加黄芩10g、山栀10g等；

若腹痛引及两肋者，可加柴胡 10g、郁金 10g。

煎服法：水煎服，每日一剂，分两次服。

（3）气滞血瘀证

治法：行气活血，通腑攻下。

方药：桃仁承气汤加减。桃仁 20g，大黄（后下）、芒硝、枳实、厚朴各 10～15g。若气滞者，加莱菔子 10g、木香 10g、川楝子 10g；呕吐剧烈者，加生姜 10g、旋覆花 10g、代储石 5g；体虚者，大黄减量，加杏仁、郁李仁、火麻仁各 10g。

煎服法：水煎服，每日一剂，分两次服。

（4）虫积阻滞证

治法：消积导滞，驱蛔杀虫。

方药：驱蛔承气汤加减。大黄 10g（后下），枳壳 15g，厚朴 15g，生

地 15g，白芍 l0g，丹皮 15g，木香 l0g，乌梅 15g，槟榔 20g，雷丸 l0g，苦杏仁 10g，乌药 15g，黄连 5g，当归 20g。腹胀腹痛明显者，则加元胡 10g、延胡索 10g；体质弱、气血亏虚者，则加黄芪 10g、当归 15g、生地 30g。

煎服法：水煎服，每日一剂，分两次服。

（5）气虚津枯证

治法：补气润肠通便。

方药：补中益气汤和润肠丸加减。黄芪 20g，白术 15g，陈皮 12g，党参 20g，柴胡 10g，升麻 10g，当归 15g，生甘草 10g。术后腹胀腹痛甚者，加木香 10g、元胡 10g；血瘀重者，加桃仁 10g、红花 10g、丹皮 10g、赤芍 10g；寒证者，可酌情加炮附子 5g、肉桂 10g、干姜 10g。

煎服法：补中益气汤水煎服，每日一剂，分两次服。润肠丸，口服，一次 4 丸，一日 3 次。

1.1.2　经方验方治疗

（1）肠梗阻 1 号方　生地 20g，北沙参 20g，火麻仁 20g，生白术 20g，大黄（后下）10g，枳实 10g，厚朴 10g，大腹皮 10g，木香 10g，桃仁 20g，赤芍 20g，丹参 10g。水煎服，每日一剂，分两次服。功效：润下通腑，行气活血。适用于腑实气滞，肠腑血瘀（相当于肠梗阻早期或单纯性不全性肠梗阻）。（安徽中医药大学第一附属医院，于庆生）

（2）肠梗阻 2 号方　大黄（后下）10g，芒硝 10g，枳实 10g，厚朴 10g，大腹皮 10g，木香 10g，桃仁 20g，赤芍 20g，丹参 10g，黄芩 10g，金银花 10g，连翘 10g。水煎服，每日一剂，分两次服。功效：通里攻下，活血化瘀，清热解毒。适用于肠腑燥实，血瘀热结（相当于肠梗阻发展到中期或单纯性完全性肠梗

阻)。(安徽中医药大学第一附属医院，于庆生)

(3) 肠梗阻 3 号方　黄芪 20g，党参 20g，生白术 20g，茯苓 20g，山药 20g，生地 20g，北沙参 20g，白芍 20g，火麻仁 20g，桃仁 20g，赤芍 20g，丹参 10g。水煎服，每日一剂，分两次服。功效：健脾益气，养阴润肠。适用于脾气虚弱，肠腑失润(相当于肠梗阻缓解后或恢复期)。(安徽中医药大学第一附属医院，于庆生)

(4) 益气调中汤　黄芪 16g，红参 6g，当归、白术各 12g，云苓 20g，厚朴 15g，石菖蒲 30g，干姜、枳壳、砂壳、沉香、枳实、槟榔、甘草各 10g。水煎服，每日一剂，分两次服。功效：益气调中，通腑行气。适用于脾失运化，肠腑失调(相当于肠梗阻缓解后或恢复期)。(秦皇岛市中医医院，李裕藩)

(5) 通肠油　当归 45g，小茴香 15g，麻油 250g。水煎服，每日一剂，分两次服。功效为润肠通便。适用于肠燥津枯(相当于肠扭转、肠套叠、蛔虫性肠梗阻)。(河南中医学院第一附属医院，吕承全)

1.1.3　成药治疗

(1) 黄枳胶囊　功效为泻热通腑、行气导滞、润肠通便。主治各种粘连性或便秘引起的肠梗阻。(安徽中医药大学第一附属医院院内制剂，皖药制字 Z20080003)

(2) 枳壳健胃颗粒　功效为健脾和胃，促进消化功能恢复。主治急性粘连性肠梗阻缓解后气津两亏型。(安徽中医药大学第一附属医院院内制剂，皖药制字 Z20080007)

(3) 术康冲剂　功效为健脾和胃，行气活血，促进术后胃肠功能恢复。主治肠梗阻手术后胃肠运动、消化功能障碍。(安徽中医药大学第一附属医院院内制剂，皖药制字 BZ20080023)

1.2　中药灌肠

(1) 大承气汤　大黄(后下) 20g，芒硝(冲下) 20g，枳实 20g，厚朴 20g。煎汤药 100ml，倒入无菌输液瓶内，插入一次性输液器，连接导尿管，自肛门插入 20～30cm，温度维持在 37℃～39℃，速度为每分钟 40～60 滴，滴入后让患者右侧卧位，保留药液 30～60 分钟，每天 2 次。功效为峻下热结。适用于阳明腑实型肠梗阻。

(2) 灌肠 1 号方　生白术 20，大黄后下 10g，芒硝 10g，枳实 10g，厚朴 10g，桃仁 20g，丹参 10g。煎汤药 200ml，分上下午 2 次灌肠(每次 100ml)。将药液倒入无菌输液瓶内，插入一次性输液器，连接导尿管，自肛门插入 20～30cm，温度维持在 37℃～39℃，速度为每分钟 40～60 滴，滴入后让患者右侧卧位，保留药液 30～60 分钟。功效：通腑理气，活血化瘀。适用于腑实气滞，肠

腑血瘀（相当于肠梗阻早期或单纯性不全性肠梗阻）。（安徽中医药大学第一附属医院，于庆生）

（3）灌肠2号方　大黄（后下）20g，芒硝20g，枳实10g，厚朴10g，桃仁20g，丹参10g，黄芩10g，金银花10g，连翘10g。用法同灌肠1号方。功效：通腑泄热，活血化瘀。适用于肠腑燥实，血瘀热结（相当于肠梗阻发展到中期或单纯性完全性肠梗阻）。（安徽中医药大学第一附属医院，于庆生）

2　中医外治

2.1　中药脐部外敷

（1）芒硝外敷　纯净芒硝200g～300g，装入棉布袋内，封闭后平铺于脐部，用宽胶布或敷贴、腹带固定，每8小时更换1次。功效：通里攻下，清热活血。适用于肠腑燥实，血瘀热结。

（2）吴茱萸外敷　吴茱萸30g，略炒黄，加热至43℃～44℃，装入棉布袋内，封闭后平铺于脐部，用宽胶布或敷贴、腹带固定，每12小时更换1次。功效：温中健脾，理气散寒。适用于脾阳虚弱，肠腑寒凝。

（3）加味六磨汤敷脐（江西省肿瘤医院，张康梅）　木香、乌药、枳实、大黄、赤芍、延胡索各10g，沉香、鸡血藤、生白术、莱菔子各30g。将上药加水500ml，浓煎取渣，待凉后，与香油调和成糊状。常规消毒脐，待干，将制备好的药膏涂抹在脐部，厚度1cm左右，环脐半径10cm左右，纱布包裹，每天2次，每次5～6小时，7天为一个疗程。功效：活血祛瘀、理气通腑。适用于气滞血瘀及腑实热结型肠梗阻。

2.2　中药穴位外敷

（1）通肠散　木香12g，厚朴18g，莱菔子12g，枳实18g，赤芍12g，冰片3g。上药研成细末用醋调成糊状，外敷双侧足三里穴，以塑料薄膜封包外固定，每天更换1次。功效：散瘀止痛，理气通腑。适用于气滞血瘀及腑实热结型肠梗阻。（河北省中医院，宋易华）

（2）复方外敷　木香20g，丁香20g，厚朴20g，枳实20g，延胡索20g，乌药各20g，穿山甲10g，全蝎10g，干姜10g，肉桂10g。以蜂蜜和姜汁调成糊状药膏备用；选中脘、下脘、神阙穴为贴敷点；敷药时用温水清洗局部穴位后，以鲜姜片轻擦穴位，再外敷上述药膏，外敷面积5cm×5cm左右，敷药厚度约为2mm，敷盖纱布，在纱布上再敷盖一层塑料薄膜，用无纺布固定，每天2次，每次4～8小时。功效：温阳散寒，行气通腑。适用于肠腑寒凝型肠梗阻。（北京中医药大学东方医院，左明焕）

（3）大黄和冰片　方用中药生大黄、冰片按2∶1比例研成粉末，加甘油调成膏状，制成大小约 2cm×2cm、厚度约 5mm 的药饼，将药饼温热后敷于神阙、天枢、关元、气海穴，用胶布固定。每日 1 次，每次敷 8～10 小时。功效为通腑泄热。适用于腑实热结型肠梗阻。(广州市中医医院，肖惠英)

3　中医针灸治疗

3.1　针刺治疗

(1) 体针治疗　取穴攒竹、内关、中脘、气海、足三里。局部皮肤用 75% 乙醇消毒，取双侧穴位，用 28 号 2 寸毫针刺入 1～1.5 寸，各穴均施以平补平泻手法，待出现酸麻重胀的针感后连接电麻仪，留针 30 分钟，每日 2 次。功效：益气养血，活血通腑。适用于气血亏虚型肠梗阻。

(2) 电针治疗　取穴膻中、中脘、气海、内关、足三里、天枢、脾俞、肾俞。膻中穴用 1 寸毫针向下斜刺，中脘、气海、内关、天枢穴用 1 寸毫针直刺，足三里穴用 1.5 寸毫针直刺，脾俞、肾俞穴用 2 寸毫针深刺，用 G6805－N 型治疗仪强刺激，体虚者可减弱刺激，以患者耐受为度，每日 1 次，每次 30～45 分钟。功效：活血化瘀，通腑理气。适用于气滞血瘀型肠梗阻。

(3) 耳针治疗　以耳郭穴位神门、三焦、胰、胆、脾、胃、交感、内分泌、皮质下为主。根据病区选取耳穴 3～4 个主穴，局部用 75%酒精消毒，用小镊子夹持消毒的 30 号耳针刺入所选穴位，以不穿过耳壳为宜，用小块橡皮膏固定。功效：活血止痛，通腑理气。适用于气滞血瘀型肠梗阻。

3.2　穴位治疗

(1) 穴位按压　取天枢穴，中指按，每次 3～5 分钟。两者交替进行 20 分钟，每日 1～2 次。功效：疏调肠腑，理气行滞。适用于气滞血瘀型肠梗阻。

(2) 穴位注射　选足三里、上巨虚等穴位，用维生素 B_1 注射液每穴注射 0.5～1ml，每日 1 次。功效：理气止痛，调和肠胃。适用于气滞血瘀型肠梗阻。

3.3　艾灸治疗

取穴神阙穴，用药艾条温和灸之，以穴位及周围皮肤潮红，不起泡为度，每次灸 20 分钟，每天 1 次。功效：温中散寒，通里攻下。适用于寒凝血瘀型肠梗阻。

4　中医围手术期治疗

4.1　手术中治疗中药充盈法

生黄芪 15g，太子参 10g，川厚朴 10g，枳壳 10g，大黄 15g（后下），炒莱菔子 20g，广木香 10g，桃仁 15g，赤芍 15g，蒲公英 3g，黄连 9g。将上药煎汤药 200～300ml，肠切除手术后，远端肠管内注入中药。功效：促进胃肠功能恢复，防止手术后肠粘连发生。适用于良性肠道梗阻术中使用。

4.2　手术后治疗

4.2.1　术后中药胃管或小肠内营养管注入

（1）气滞血瘀证　证候表现为脘腹胀满，刺痛或钝痛，痛有定处，至夜发热，舌黯有瘀斑，脉细涩。桃核承气汤加减。大黄 12g（后下），枳实 9g，厚朴 9g，生石膏 30g，丹皮 9g，栀子 9g，生地 20g，玄参 15g，赤芍 9g，黄芩 9g，甘草 6g。水煎服，每日一剂，分两次服。功效：通里攻下，行气活血。

（2）燥热内结证　证候表现为脘腹痞满胀痛、大便秘结、热结旁流、神昏谵语、大热渴饮、头痛呕吐、舌红苔焦、脉沉实。清瘟败毒饮加减。生石膏 50g，水牛角 30g，生地黄 18g，栀子 10g，黄芩 10g，连翘 10g，知母 10g，丹皮 10g，黄连 6g，赤芍 10g，玄参 10g，竹叶 10g，桔梗 6g，甘草 6g。水煎服，每日一剂，分两次服。功效：峻下热结，解毒凉血。

（3）脾胃气虚证　证候表现为面色萎黄或白或水肿，语音低微，气短乏力，肢体倦怠，少气懒言，腹胀，舌淡苔白，脉虚弱。加味四君子汤。人参 10g，白术 10g，茯苓 10g，炙甘草 10g，黄芪 10g，枳实 10g，厚朴 10g，炒莱菔子 10g，大黄 10～30g 酌情（后下）。水煎服，每日一剂，分两次服。功效：补气健脾。

4.2.2　针刺治疗

（1）体针治疗　主穴：中脘、天枢、足三里、曲池、上巨虚、下巨虚；配穴：腹痛加章门合谷，呕吐加内关上脘，腹胀加大肠俞，大便不调加天枢，食欲不振加梁门、中脘。常规消毒，毫针刺入 1.5～2 寸，针刺手法采用强刺激，得气后留针 20～30 分钟，每隔 10 分钟行针 1 次以增强针感。功效：调和肠胃，疏通气机。适用于肠梗阻术后腑气不通、胃肠功能失调。

（2）电针治疗　取穴膻中、中脘、气海、内关、足三里、天枢、脾俞、肾俞。膻中穴用 1 寸毫针向下斜刺；中脘、气海、内关、天枢穴用 1 寸毫针直刺；足三里穴用 1.5 寸毫针直刺；脾俞、肾俞穴用 2 寸毫针深刺。用电针治疗仪强刺激，体虚者可减弱刺激，以患者耐受为度，每天 1 次，每次 30～45 分钟。功效：疏通经络，活血化瘀。适用于气滞血瘀型肠梗阻。

（于庆生、张　琦、王　振、经文善）

【专家点评】

引起肠梗阻的主要原因有粘连、肿瘤和疝，其中粘连性肠梗阻占 60％以上，也是中医中药治疗的主要适应证。对肠梗阻的治疗，中医主张多种方法联合应用，包括中药口服或胃管、肠梗阻导管注入，中药灌肠，中药敷脐，针灸等，临床实践中，可以针对不同的患者采用不同的方法联合应用。中医治疗该病疗效肯定，优于单纯西医治疗。中医治疗粘连性肠梗阻最大的问题是仍有一定的复发率，对于这些病人通常需要做确定性手术，术中、术后早期及时的中医中药应用以防止再次粘连。对于治疗过程中的肠梗阻病人，也应注意观察腹部体征和必要的影像学监测，如果有单纯发展到绞窄的可能，应及时中转手术。

（于庆生，教授，主任医师，博士生导师。安徽中医药大学第一附属医院普外科主任，安徽中医药大学外科教研室主任，安徽省中医药科学院中医外科研究所所长。国家临床重点专科负责人和带头人，国家中医药管理局重点学科和安徽省重点学科负责人和带头人）

第四节　阑尾炎

一、急性阑尾炎

急性阑尾炎是指阑尾的急性化脓性感染。该病可发生于任何年龄，以青壮年为多，男性多于女性。占外科住院病人的10%～15%，发病率居外科急腹症的首位。临床表现为典型的转移性右下腹痛，或右下腹痛为主要症状，右下腹压痛是本病常见的重要体征。严重者可出现全腹腹膜炎体征。本病相当于中医“肠痈”范畴。中医学认为该病病位在肠腑，因饮食不节、过食油腻生冷或者寒温不适、情志失调等，引起肠道传化失司，气机郁滞，瘀血停聚，湿热内阻，血肉腐败而致肠痈。病机是气滞血瘀、湿阻热蕴、热毒炽盛，阳明热结、侵入营血。治疗上初期即急性单纯性阑尾炎、轻型急性化脓性阑尾炎及右下腹出现包块（阑尾周围脓肿），以清热利湿解毒、祛瘀通里攻下为主。对于存在明显手术禁忌证的急性阑尾炎，中医内治与外治共用，结合西医治疗，可以提高保守治疗的成功率。

【诊断】

1　疾病诊断

阑尾炎典型的临床症状是转移性右下腹疼痛，或者右下腹痛，疼痛呈持续性。初期伴有体温正常或者轻度升高，有恶心、呕吐、头晕、头痛、乏力、汗出、口干、尿黄、脉数等症状。右下腹固定性压痛是阑尾炎典型体征，压痛的程度与病变的程度相关，当阑尾出现化脓、坏疽或者穿孔等症状时，可出现局限或全腹腹膜刺激征象。当右下腹部扪及一压痛性包块，边界不清，固定，提示阑尾周围脓肿。通过实验室检查，大多数患者的白细胞计数和中性粒细胞比例增高，特殊部位阑尾炎如盲肠后位阑尾炎可刺激右侧输尿管，尿中可出现少量红细胞和白细胞，腹部超声检查是最常用的检查方法，腹部 CT 检查可有助于阑尾周围脓肿及回盲部肿瘤的判断。

2 证候诊断

（1）瘀滞证 （相当于单纯性阑尾炎或阑尾周围脓肿炎症消散的后期）转移性右下腹痛，呈持续性、进行性加剧，右下腹局限性压痛或拒按；伴恶心纳差，可有轻度发热；苔白腻，脉弦滑或弦紧。

（2）湿热证 （相当于化脓性阑尾炎，并发局限性腹膜炎及阑尾周围脓肿）腹痛加剧，右下腹压痛、反跳痛，腹皮挛急；部分患者右下腹可扪及包块；壮热、纳呆，恶心呕吐，便秘或腹泻；舌红苔黄腻，脉弦数或滑数。

（3）热毒证 （并发局限性或弥漫性腹膜炎；阑尾周围脓肿扩散；或引起的肠麻痹，盆腔脓肿、感染性休克等）腹痛剧烈，整个下腹部压痛，部分患者全腹压痛、反跳痛，腹皮挛急；高热不退或恶寒发热，时时汗出，烦渴，恶心呕吐，腹胀，便秘或似痢不爽；舌红绛而干，苔黄厚干燥或黄糙，脉洪数或细数。

【治疗】

1 中医内治

1.1 辨证分型

（1）瘀滞证

治法：行气活血，通腑泄热。

方药：大黄牡丹汤合红藤煎剂加减。大黄 12g，牡丹皮 3g，桃仁 9g，冬瓜仁 30g，芒硝 9g（熔化），红藤 30g，银花 15g，紫花地丁 30g，连翘 10g，乳香 6g，没药 6g，元胡 10g，甘草 5g。气滞重者加青皮 12g、枳实 10g、厚朴 6g；瘀血重者加丹参 9g、赤芍 12g；恶心者加法夏 9g、竹茹 15g。

煎服法：水煎服，每日一剂，分两次服。

（2）湿热证

治法：通腑泻热，利湿解毒。

方药：大黄牡丹汤合红藤煎剂加败酱草、白花蛇舌草、蒲公英。大黄 12g，牡丹皮 3g，桃仁 9g，冬瓜仁 30g，芒硝 9g（熔化），红藤 30g，银花 15g，紫花地丁 30g，连翘 10g，乳香 6g，没药 6g，元胡 10g，甘草 5g，败酱草 12g，白花蛇舌草 12g，蒲公英 15g。湿重者加藿香 12g、佩兰 12g、薏苡仁 15g；热甚者加黄连 10g、黄芩 12g、牛石青 9g；右下腹有包块者加炮山甲 6g、皂角刺 9g。

煎服法：水煎服，每日一剂，分两次服。

（3）热毒证

治法：通腑排毒，养阴清热。

方药：大黄牡丹汤合透脓散加减。大黄 12g，牡丹皮 3g，桃仁 9g，冬瓜仁 30g，芒硝 9g（熔化），黄芪 12g，山甲 3g，川芎 9g，当归 9g，皂角针 4.5g。若持续性高热或寒热往来，热在气分者加白虎汤，热在血分者加犀角地黄汤；腹胀者加青皮 12g、厚朴 10g；腹痛剧烈者加元胡 9g、广木香 15g；口干舌燥者加生地 10g、玄参 9g、天花粉 12g；大便秘结者加甘遂末 1g，冲服。

煎服法：水煎服，每日一剂，分两次服。

1.2 经方验方治疗

（1）蒿芩清胆汤　黄芩 10g，半夏 10g，陈皮 10g，枳实 10g，竹茹 10g，青蒿 15g，茯苓 15g，滑石 20g，青黛 10g。水煎服，每日一剂，分两次服。功效：清透三焦，利湿行气止痛。适用于湿热内郁，弥漫三焦的急性阑尾炎。（山东省聊城地区中医院经验方剂，王桂枝）

（2）红藤饮　红藤 30g，桔梗 15g，薏苡仁 10g，牡丹皮 9g，败酱草 10g，银连翘 15g，紫花地丁 15g，白芍 9g，桃仁 6g，大黄 6g（后下），甘草 6g。水煎服，每日一剂，分两次服。功效：清热利湿，通下祛瘀。适用于急性阑尾炎炎症扩散。（甘肃省中医院，杨宏武）

（3）消痈散　麝香 0.3g，血竭 5g，炒没药 10g，沉香 6g，蜈蚣 3 条，三七 10g，羚羊角 1g，胆汁 3g。水煎服，每日一剂，分两次服。功效：化湿解毒，通里攻下。适用于阑尾周围脓肿形成。（河南省南阳地区中医院，张清智）

1.3 中成药治疗

丹柏四逆颗粒剂　柴胡 15g，枳实 15g，白芍 60g，丹皮 15g，黄柏 15g，蒲公英 30g，红藤 30g，甘草 6g 等。功效：清热解毒，行气解郁，活血化瘀，缓急止痛。主治急性阑尾炎各种类型。（成都中医药大学附属医院院内制剂，何忠莲）

2 中医外治

（1）芙蓉膏右下腹外敷　取芙蓉膏约 15g，平铺于右下腹部，厚度 3～5mm，外用棉纸覆盖，胶布固定，一日两次。功效：清热解毒，消肿散结，通络止痛。适用于单纯性阑尾炎或阑尾周围脓肿。（安徽中医药大学第一附属医院院内制剂，皖药制字 Z20050068）

（2）金黄散　取金黄散粉末，用食醋或蜂蜜调成糊状，将糊剂外敷于右下腹，将大蒜捣碎均匀撒于金黄散上，每日一次，注意过敏性皮炎的发生，严重时停药。功效：清热解毒，消肿止痛。适用于阑尾脓肿。（吉林市双士药业有限公司，国药准字 Z20053444）

（3）芒硝、大蒜外敷　大蒜、芒硝各 30g，共捣成糊状，在右下腹衬一层凡士林油纱布后，敷上大蒜芒硝糊，敷 2 小时后取下，改敷金黄散或者玉露膏，每日更换一次，注意皮肤过敏反应。功效：清热解毒消肿。适用于各期阑尾炎。（四川医科大学附属中医院验方，税利容）

（4）双柏散　侧柏叶、大黄各 60g，黄柏、泽兰、薄荷各 30g。外敷方法：制作 25cm×20cm 白布包打包封口，蒸锅蒸热，腹部（以患者疼痛最明显处为中心）外敷 20 分钟，每日 3 次。功效：温里散寒，清热除湿。适用于急性阑尾炎。（广州中医药大学第一附属医院，翟淑萍）

3　中医针灸治疗

3.1　体针

取主穴阑尾穴，上巨虚，足三里；高热者加曲池、内庭，恶心、呕吐者加内关、中脘，剧痛者加天枢。强刺激，每日 2～4 次，每次留针 30 分钟。功效：清热破瘀，调理脏腑。适用于急性单纯性阑尾炎和轻型化脓性阑尾炎，对其他各类阑尾炎多为辅助疗法。

3.2　耳针

取穴以阑尾、交感、神门、大肠为主穴。选取 2～3 个反应明显穴位，给予强刺激，留针 30 分钟，每日 2 次。功效：泻热镇痛通腑，治疗急性单纯性阑尾炎。

4　中医围手术期治疗

4.1　辨证施治

阑尾切除术后，临床暂无统一辨证论治标准，一般可在阑尾切除术后口服通腑行气中药，以促进患者胃肠功能恢复。具体可按原证型辨证施治，方选上药加大承气汤煎服：大黄（后下）12g，枳实 12g，厚朴 15g，芒硝（冲服）9g。如患者体虚或年老体弱，酌加益气生血之中药：如黄芪 20g、党参 12g 等；如患者术后有血瘀表现，可酌情添加桃仁 6g、红花 6g 等。

4.2　中药灌肠

（1）通腑泄热灌肠合剂　大黄 30g（后下）、龙胆草 30g，栀子 30g，芒硝 20g（冲服），莱菔子 20g，忍冬藤 60g，虎杖 60g。将上煎汤 250ml 保留灌肠，每日 2 次。功效：通里攻下，清热化瘀。适应于促进阑尾炎切除术后早期的胃肠

道功能恢复，预防肠粘连和并发症的发生。（广州中医药大学第一附属医院外科，陈铭）

（2）大黄、芒硝灌肠　大黄 20g、芒硝 20g，加水煎 150ml，术后做保留灌肠，每日 2 次。功效：通里攻下，促进肠功能恢复。适用于阑尾切除术后，未通气通便者，减少肠粘连。

4.3　中药敷脐

（1）单味大黄粉敷脐　选用大黄颗粒剂 12g，用醋或蜜调成糊状，外敷肚脐，每日 2 次。功效：通下攻里，行气通便。适用于阑尾切除手术后早期，即手术后立即用大黄粉敷脐，促进尽早排气排便。

（2）单味芒硝外敷　选用芒硝 250g，以布袋装满，外敷脐周腹部，芒硝干结即更换。功效：泻下通便、消胀。适用于阑尾切除手术后未通气通便、腹胀者。

4.4　针灸治疗

取足三里、合谷、阑尾穴、内关等，每日 1～2 次，每次 20～30 分钟，电针可提高疗效。灸法取足三里、气海、关元等，每次 20～30 分钟。功效：行气通里，促进肠蠕动。适用于手术后患者胃肠功能未恢复，促进胃肠功能恢复。

二、慢性阑尾炎

慢性阑尾炎是由急性阑尾炎转变而来，少数也可以开始即呈慢性过程，多数由阑尾腔内有粪石梗阻，淋巴滤泡过度增生，使管腔变窄，排空障碍引起。慢性阑尾炎患者既往常有急性阑尾炎发作病史，经常有右下腹疼痛。慢性阑尾炎归属为中医“肠痈”范畴，中医认为，本病多由进食厚味、恣食生冷和暴饮暴食等因，以致脾胃受损、胃肠传化功能不利、气机壅塞而成；或因饱食后急暴奔走，或跌仆损伤，导致肠腑血络损伤，瘀血凝滞，肠腑化热，瘀热互结，导致血败肉腐而成痈脓。慢性阑尾炎急性发作期，治疗以疏化导滞，理气行瘀为原则；对腹痛较轻者，治疗上以通腑清热、行瘀止痛为原则。保守治疗效果不佳时，应尽早行阑尾切除术。

【诊断】

1　疾病诊断

慢性阑尾炎患者临床表现为既往常有急性阑尾炎发作病史，经常有右下腹疼痛，或仅有隐痛及不适。阑尾部位的局限性压痛，压痛经常存在，位置固定，左侧卧位时，部分病人在右下腹可扪及阑尾条索。患者血常规检查，白细胞可正常或略高；急性发作时，白细胞升高明显，中性粒细胞比例增加。钡灌肠检查不仅可明确慢性阑尾炎，还可排除与慢性阑尾炎相混淆的其他疾病，如溃疡病、慢性结肠炎、盲肠结核或癌肿、内脏下垂等。B超可以鉴别慢性胆囊炎、女性的慢性附件炎及慢性泌尿系感染等疾病。

2　证候诊断

（1）湿热证　右下腹疼痛，伴有发热，拒按；右足屈而不能伸，伸则痛甚，按压局部无或可有肿块；有轻度发热，恶心，胃纳不香；大便干结，小便微黄；舌苔薄黄或黄腻，脉滑数。

（2）寒湿瘀滞证　腹痛较轻，身无寒热或微热；大便溏薄，小便清长；苔薄白腻，脉迟紧或濡数；病情发展较为缓慢。

【治疗】

1　中医内治

1.1　*辨证施治*

（1）湿热证

治法：泻热破瘀，散结消肿。

方药：大黄牡丹汤加减。大黄10g，芒硝15g，桃仁9g，牡丹皮12g，冬瓜仁10g等。气滞重者加青皮12g、枳实10g等。

煎服法：水煎服，每日一剂，分两次服

（2）寒湿瘀滞证

治法：通腑利湿，行瘀止痛。

方药：薏苡附子败酱散合红藤煎剂加减。薏苡仁12g，附子6g，败酱草10g，红藤12g，银花12g，紫花地丁10g，连翘12g，乳香6g，没药6g，丹皮12g，元胡9g，甘草9g，大黄9g等。热甚者加黄连10g、黄芩12g、牛石青9g等。

煎服法：水煎服，每日一剂，分两次服

1.2　*经方验方治疗*

（1）止痛败毒汤　金银花60g，当归60g，生大黄15g，牛膝15g，甘草15g，制乳没10g，山甲珠10g，皂角刺15g。水煎服，每日一剂，分两次服。功效：清热解毒、通里攻下。适用于慢性阑尾炎。（内蒙古鄂尔多斯中医医院自拟方，辛文华）

（2）阑尾解毒汤　当归10g，三七6g，青皮12g，枳壳12g，木香12g，薏苡仁15g，败酱草12g，金银花15g，连翘15g，黄连10g，牡丹皮9g，冬瓜仁12g，芒硝 9g。水煎服，每日一剂，分两次服。功效：清热解毒，活血消痈。适用于急慢性阑尾炎。（河南省驻马店市中心医院自拟方，赵皓）

2　中医外治

（1）芙蓉膏右下腹外敷　取芙蓉膏约 15g，平铺于右下腹部，厚度 3～5mm，外用棉纸覆盖，胶布固定，一日两次。功效：清热解毒，消肿散结，通络止痛。适用于单纯性阑尾炎或阑尾周围脓肿。（安徽中医药大学第一附属医院院内制剂，皖药制字 Z20050068）

（2）金黄散　取金黄散粉末，用食醋或蜂蜜调成糊状，将糊剂外敷于右下腹，将大蒜捣碎均匀撒于金黄散上，每日一次，注意过敏性皮炎的发生，严重时停药。功效：清热解毒，消肿止痛。适用于阑尾脓肿。（吉林市双士药业有限公司，国药准字 Z20053444）

3　中医针灸治疗

（1）取穴上巨虚、阑尾穴、曲池、足三里。采用平补平泻下进针，深度以患者有肿胀感为宜，留针 30 分钟，连续针灸 2 周。功效：泻热破瘀，散结消肿。适用于慢性阑尾炎迁延不愈。

（2）取穴合谷穴、天枢穴、阑尾穴、足三里，采用平补平泻下进针，深度以患者有肿胀感为宜，留针 30 分钟，连续针灸 3 周。功效：通腑利湿，行瘀止痛。适用于慢性阑尾炎保守治疗。

（于庆生、王　振、周富海、袁以洋）

【专家点评】

对于急性阑尾炎的治疗，首先应该把控好手术指征和适合中医中药治疗指征。中医中药治疗主要适用于：急性单纯性阑尾炎、阑尾周围脓肿，以及某些不能经受手术的轻型化脓性阑尾炎。其次，中医中药治疗急性阑尾炎主张多种方法联合应用，即内治与外治结合，针灸与药物结合。再次，对于某些感染重的病人，主张中西医结合治疗。

中医中药治疗急性阑尾炎的主要内治方法是辨证施治，阳明腑实、湿热或实热内结以及气滞血瘀是其常见证候，因此，组方也常从通里攻下、清热解毒或利湿、行气活血入手。中药灌肠和外敷，是其常用外治方法。灌肠可以借鉴上述内治的辨证方法和组方用药原则，也可以大黄、芒硝联合应用。外敷可以把药物敷在局部右下腹，也可以外敷脐部；可以选用经方金黄散、玉露散，也可以根据经验选用芒硝等常用中草药。

对于慢性阑尾炎，如果反复发作，还是选择手术切除为主。没有条件的病人，可以参照急性阑尾炎治疗。不过，活血化瘀、理气止痛药物需要加强。

（于庆生，教授，主任医师，博士生导师。安徽中医药大学第一附属医院普外科主任，安徽中医药大学外科教研室主任，安徽省中医药科学院中医外科研究所所长。国家临床重点专科负责人和带头人，国家中医药管理局重点学科和安徽省重点学科负责人和带头人）

第十章　肛肠疾病

第一节　便　　秘

便秘是指粪便在肠内滞留过久，秘结不通，排便周期延长，或周期不长，但粪质干结，排出艰涩，或粪质不硬，虽有便意，但便而不畅的病证。随着现代社会人们饮食结构的改变和生活节奏的加快，便秘的发病率呈上升的趋势，便秘在人群中的患病率高达27%。中医称便秘为“大便难”“脾约”“后不利”“秘结”“秘涩”“阴结”“阳结”“肠结”等。中医认为，因饮食不节、情志失调、年老体虚、感受外邪，引起大肠传导失常、气机不畅、糟粕内停，可导致本病的发生。燥热内结于肠胃，属热秘；气机郁滞者，属实秘；气血阴阳亏虚者，为虚秘；阴寒积滞者，为冷秘或寒秘。根据不同的中医证型，主要治疗原则为泻热导滞、温里散寒、润肠通便、滋阴温阳等。

【诊断】

1　疾病诊断

主要症状是排便间隔时间超过自己的习惯1天以上，或两次排便时间间隔3天以上。大便粪质干结，排出困难，或欲大便而艰涩不畅。常伴腹胀、腹痛、口臭、纳差及神疲乏力、头眩心悸等症，本病常有饮食不节、情志内伤、劳倦多度等病史。便秘的主要检查方法有钡灌肠、排粪造影等。钡灌肠助于了解钡剂通过胃肠道的时间、小肠与结肠的功能形态；排粪造影观察肛管直肠形态及排粪的动态过程、排便速度和粪便排空程度。

2　证候诊断

2.1　实秘

(1) 热秘　大便干结，腹胀腹痛，口干口渴，面红心烦，或有身热，小便短赤，舌红，苔黄燥，脉滑数。

（2）气秘　大便干结，或不甚干结，欲便不得出，或便而不爽，肠鸣矢气，腹中胀痛，嗳气频作，纳食减少，胸胁痞满，舌苔薄腻，脉弦。

（3）冷秘　大便艰涩，腹痛拘急，胀满拒按，胁下偏痛，手足不温，呃逆呕吐，舌苔白腻，脉弦紧。

2.2　虚秘

（1）气虚秘　大便并不干硬，虽有便意，但排便困难，用力努挣则汗出短气，便后乏力，面白神疲，肢倦懒言，舌淡苔白，脉弱。

（2）血虚秘　大便干结，面色无华，头晕目眩，心悸气短，健忘，口唇色淡，舌淡苔白，脉细。

（3）阴虚秘　大便干结，如羊屎状，形体消瘦，头晕耳鸣，两颧红赤，心烦少眠，潮热盗汗，腰膝酸软，舌红少苔，脉细数。

（4）阳虚秘　大便干或不干，排出困难，小便清长，面色㿠白，四肢不温，腹中冷痛，或腰膝酸冷，舌淡苔白，脉沉迟。

【治疗】

1　中医内治

1.1　中药口服

1.1.1　辨证施治

1.1.1.1　实秘

（1）热秘

治法：泻热导滞，润肠通便。

方药：麻子仁丸加减。火麻仁 20g，白芍 15g，枳实 12g，厚朴 15g，杏仁 12g，大黄 6g。若汗出气短、便后乏力、面白神疲、肢倦懒言、舌淡苔白、脉弱等气虚明显者，加黄芪 30g、白术 15g；若面色无华、心悸气短、失眠多梦、口唇色淡、脉细等血虚明显者，加当归 20g、生地黄 15g、枸杞子 15g，若头晕耳鸣、两颧红赤、心烦少眠、潮热盗汗、腰膝酸软、舌红少苔、脉细数等阴虚明显者，加玄参 12g、麦冬 15g。

煎服法：麻子仁丸以蜜和为丸，日服 10 丸，早晚分服。

（2）气秘

治法：顺气导滞。

方药：六磨汤加减。槟榔 10g，沉香 10g，木香 10g，乌药 10g，大黄 5g，枳壳10g。若口苦咽干、苔黄、脉弦数，加黄芩10g、山栀12g，以清热泻火；若气滞明显，加厚朴10g、香附10g；若气郁化火，加龙胆草15g、黄芩10g；若气逆呕吐，加清半夏10g、旋覆花20g（包）；若七情郁结，性郁寡言，加白芍10g、合欢花15g；若血瘀明显，加桃仁、红花各10g；若湿滞明显，加砂仁5g（打碎后下）、藿香10g；若肛门坠胀、乏力明显，加黄芪30g、升麻10g。

煎服法：上药各用水磨取汁，和匀，温服。日一剂，早晚分服。

（3）冷秘

治法：温里散寒，通便止痛。

方药：温脾汤加减。大黄15g，当归9g，干姜9g，附子6g，人参6g，芒硝6g，甘草6g。若便秘腹痛，可加枳实10g、厚朴12g、木香10g，助泻下之力；若腹部冷痛、手足不温，加高良姜5g、小茴香5g，以增散寒之功；若面色㿠白，四肢不温，腹中冷痛，得热者减，小便清长，舌淡苔白，脉沉缓等阳虚明显，则加肉苁蓉12g、牛膝30g。

煎服法：每日一剂，水煎服，早晚分服。

1.1.1.2　虚秘

（1）气虚秘

治法：益气润肠。

方药：黄芪汤加减。黄芪30g，陈皮10g，火麻仁12g，白蜜10g。若气虚明显者，加党参10g、白术12g，以增强补气之力；若气虚下陷、肛门坠胀者，可合用补中益气汤，以益气举陷。

煎服法：每日一剂，水煎服，早晚分服。

（2）血虚秘

治法：养血润燥。

方药：润肠丸加减。肉苁蓉20g，鸡血藤20g，黄芪20g，桃仁10g，枳壳10g，枸杞20g，杏仁10g，甘草10g，熟地20g。若阳虚者加附片10g、鹿角胶10g、吴茱萸10g；若气虚者加党参20g、红参10g；若血虚者加阿胶10g、当归20g；若气滞者加香附10g、厚朴10g；阴液亏虚者加麦冬20g。

煎服法：上药研为细末，加炼蜜为丸，如梧桐子大。每次50～60丸，空腹时用温开水送服，每日2次。

（3）阴虚秘

治法：滋阴通便。

方药：增液汤加减。玄参30g，麦冬24g，细生地黄24g。若口干口臭、脉滑数、舌红苔黄腻者，加用生大黄6g、厚朴10g；若神疲乏力、舌质淡嫩、临厕努挣、面色萎黄、脉细虚者，加用升麻3g、炙黄芪30g；若四肢不温、舌质淡、舌苔白、腹中自觉有冷痛感、脉象沉迟者，加用淡干姜6g、肉苁蓉10g；若阴亏燥结、热盛伤津者，可用增液承气汤（加用大黄9g，芒硝4.5g）增水行舟。

煎服法：日一剂，水煎服，早晚分服。

（4）阳虚秘

治法：温阳通便。

方药：济川煎加减。当归12g，牛膝6g，肉苁蓉9g，泽泻5g，升麻3g，枳壳3g。若寒凝气滞、腹痛较甚者，加肉桂3g、木香6g，治以温中行气止痛；若胃气不和、恶心呕吐者，可加半夏10g、砂仁6g，以和胃降逆。

煎服法：日一剂，水煎服，早晚分服。

1.1.2　经方验方治疗

（1）益气健脾通便方　黄芪15g，当归15g，白术20g，茯苓15g，桔梗5g，党参15g，陈皮10g，火麻仁15g，炒枳实15g，木香10g，炙甘草6g。水煎服，每日一剂，分两次服，疗程4周。功效补气健脾，润肠通便。适用于便秘肺脾气虚型。（安徽中医药大学第一附属医院，王建民）

（2）疏肝通便经验方　柴胡15g，香附15g，郁金15g，枳实20g，木香10g，沉香6g，乌药12g，白芍15g，槟榔15g，陈皮15g，厚朴15g，火麻仁30g，瓜蒌仁30g，莱菔子20g，生甘草6g。水煎服，每日一剂，分两次服，疗程4周。功效：疏肝理气，润肠通便。适用于功能性便秘（气滞型）。（河南中医学院第二临床学院，席作武）

（3）培元丹　当归梢15g，杭白芍20g，何首乌30g，女贞子15g，锁阳15g，韭菜子10g，熟地黄20g，桃仁10g，火麻仁15g，莱菔子15g，生甘草6g。水煎服，每日一剂，分两次服。功效：补脾益胃，强肾益髓，润肺宣滞降浊，消满除胀，润肠通便。适用于脾肾阳虚之便秘。（河南中医学院第一附属医院，张东岳）

（4）通便汤　钩藤10g，茯苓10g，化橘红10g，伏龙肝10g，炙甘草3g。水煎服，每日一剂，分两次服。功效：健脾行气，和胃通便。适用于治疗小儿习惯性便秘。（北京中医药大学，王应麟）

（5）耄塞通　黄芪30g，当归15g，何首乌10g，肉苁蓉10g，黑芝麻9g，胡桃肉9g，炒决明子10g，熟大黄9g，枳实15g，杏仁9g，桃仁9g。水煎服，每日一剂，分两次服。功效：益气养血，补肾通便。适用于老年便秘气虚、血燥、津（精）亏的虚中夹实证。（山西省名老中医，侯振明）

1.1.3　成药治疗

（1）黄枳胶囊　功效为泻热通腑，行气导滞，润肠通便。适用于肠腑燥热之便秘。（安徽中医药大学第一附属医院院内制剂，皖药制字Z20080003）

（2）一清颗粒　功效为清热泻火解毒、化瘀凉血止血。适用于火毒血热所致大便秘结。出现腹泻时可酌情减量。（成都康弘药业集团股份有限公司，国药准字 Z19991047）

（3）黄连上清片　功效为清热通便，散风止痛。适用于上焦风热郁闭，腑气不通所致之便秘。（云南白药集团股份有限公司，国药准字 Z20083351）

（4）麻仁润肠丸　功效为润肠通便。适用于大肠积热引起的津液不足，肠道失润所致的大便秘结。（北京同仁堂股份有限公司同仁堂制药厂，国药准字 Z11020159）

（5）地榆槐角丸　功效为泻热通便，凉血止血。适用于大肠热盛引起的大便秘结或大便下血。（北京同仁堂股份有限公司同仁堂制药厂，国药准字 Z11020004）

（6）当归龙荟丸　功效为泻火通便。适用于肝胆火热所致大便秘结。（北京同仁堂制药有限公司，国药准字 Z11020651）

（7）防风通圣丸　功效为解表通里，清热解毒。适用于外寒入里化热、热结肠道、表里俱实之大便秘结。（广州白云山中一药业有限司，国药准字 Z44020116）

（8）麻仁丸　功效为润肠通便。适用于习惯性便秘、痔漏便秘，属于胃肠燥热者。（南京同仁堂药业有限责任司，国药准字 Z32020097）

（9）苁蓉通便口服液　功效为滋阴补肾，润肠通便。适用于老年习惯性便秘及病后、产后虚弱性便秘。（甘肃天水岐黄药业有限司，国药准字 Z10910032）

1.2　中药灌肠

（1）增液汤加味　黄芪 10g，玄参 15g，当归 10g，生地黄 10g，麦冬 6g。血虚者投以大剂量当归；伴气虚者则重用黄芪；如若患者伴畏寒肢冷、手足不温，可入制炮姜 6g、附子 3g；若伴有口干口臭、面赤身热、舌红苔黄燥诸象，则可投以厚朴 10g、大黄 6g、枳实 10g；若颧红盗汗、烦热少眠者，可入黄柏 10g、知母 10g。以上诸药加水 500ml，浸泡 30 分钟后煎取 150ml，维持温度在 37℃～40℃，通过输液瓶进行直肠点滴，30～60 分钟之内滴完。2 日 1 次，20 日为一个疗程，轻者治疗一个疗程，重者两个疗程。功效：滋养阴液，润肠通便。适用于阴虚便秘。

（2）自拟益气健脾汤　炙黄芪 20g，肉苁蓉 20g，枳壳 10g，枳实 15g，生白术 15g，陈皮 10g，青皮 9g，制何首乌 15g，桃仁 10g，鸡内金 10g。将上述药物采用中药自动煎药包装于 200ml 塑料袋中，文火温热至 37℃～41℃，将药液倒入 250ml 盐水瓶中，接上输液导管，将输液管的另一端连接一次性硅胶管，经肛门导入，每晚 1 次。功效：益气健脾，润肠通便。适用于结肠慢传输性便秘。（盐城市中医院，丁扣珍）

（3）自拟灌肠方　芒硝12g，生大黄（后下）20g，枳实15g，厚朴15g，蒲公英15g，赤芍10g，甘草6g。上方水煎去渣取液200ml，温度为39℃～41℃，倒入可调节的灌肠装置，连接16号单硅胶导尿管。患者每日午饭后2小时，排空小便，取左侧卧位，屈膝，臀下垫10cm软枕。将导尿管前端涂液状石蜡（石蜡油）后，轻轻插入肛门20～25cm，用胶布固定在一侧臀部，打开调节开关缓缓灌入药液，约25分钟灌完。灌完后拔管，清洁肛周，保留30～60分钟。每日1次，持续7天。功效：清热泻下，化瘀消积。适用于气秘、热秘。（福建省肿瘤医院，林惠芳）

2　中医外治

（1）大黄外敷　大黄5～10g，将大黄研为细末，用醋调为稀糊状，取适量置于止痛膏上，贴于双足涌泉穴，压紧，10～15小时后取下。一般用药两次即可见效，亦可配合敷贴于神阙穴。功效：增加肠蠕动，促进排便。适用于实秘。

（2）吴茱萸外敷　吴茱萸180g。将吴茱萸放在微波炉里加热约30秒，后装入热庵包内，外敷患者神阙穴30分钟，每日早晚各1次，10天为1个疗程。功效：散寒止痛，疏肝下气，温中燥湿。适用于肠腑寒凝便秘。（广州市中医医院，吕金丹）

（3）沉香通便散　沉香、白术等。先将患者脐部洗干净，以水调药物3g，敷于脐部，然后用敷料外贴固定。每天更换1次。功效：健脾益气，理气行滞。适用于结肠慢输型便秘（脾虚气滞型）。（北京中医药大学东直门医院，刘仍海）

3　中医针灸治疗

3.1　针刺治疗

（1）体针治疗　取穴天枢、支沟、大横、丰隆。局部皮肤消毒后，用28号2寸毫针直刺1～1.5寸。主穴用毫针泻法，配穴按虚补实泻法操作；神阙、关元用灸法。功效：调理肠胃，行滞通便。热秘者加合谷、内庭，气秘者加太冲、中脘，气虚秘者加脾俞、气海，血虚秘者加足三里、三阴交，寒秘者加神阙、内关。

（2）电针治疗　取穴天枢、支沟、丰隆、委中、阳陵泉、八髎。局部皮肤消毒后，用28号2寸毫针刺入1～1.5寸。待得气后连接G6805－N型电针治疗仪，体虚者可减弱刺激，以患者耐受为度，每日一次，每次治疗30～45分钟。功效：调理肠胃，行滞通便。适用于各型便秘。

（3）耳针治疗　取穴大肠、直肠下段、脾、肝、便秘点、交感等穴。局部皮肤消毒后针刺，要强刺激后留针 30 分钟，留针期间捻转 2 次；或埋针，过去用特制的环形小耳针用胶布固定，现多用中药王不留行埋压，或用小磁石丸（磨成粟米大）埋压。埋针或埋压法均 1 周换 1 次。功效：调理肠胃，行滞通便。适用于各型便秘。

3.2　穴位治疗

（1）穴位按压　取承山穴、迎香穴、天枢穴、通便穴。中指按，每次 3～5 分钟。两者交替进行 20 分钟，每日 1～2 次。功效调理胃肠气机，有益于肠道排便功能的恢复。

（2）穴位注射：选用尺泽、上巨虚、神门为主，药物可选用生理盐水或维生素 B_1 等。手法按穴法注射操作常规，在尺泽、上巨虚各注入生理盐水 4～6ml，神门注入 1～2ml，若用维生素 B_1 则各穴注入 0.5ml，每天或隔天注射一次。功效促进肠胃蠕动，行滞通便。适用于各型便秘。

（3）埋线疗法　取穴巨虚、大肠俞、天枢，部分病人配以足三里、三阴交穴，用 9 号腰穿针将 0 号 2cm 长的医用羊肠线，垂直植入上述诸穴内。隔 15～30 天重复埋线 1 次，一般治疗 1～8 次。利用羊肠线对腧穴的持续刺激作用，激发全身经气运行，调节机体脏腑功能，调和气血，达到治疗疾病的目的。

3.3　艾灸治疗

（1）取穴上巨虚、大椎、归来、水道、天枢、内庭。用药艾条温和灸之，以穴位及周围皮肤潮红、不起泡为度，每穴灸 10～15 分钟左右，每次 4～5 个穴，每天 1 次。功效：泻热、导滞、通便。适用于肠道实热证。

（2）取穴太冲、大敦、大都、支沟、天枢。用药艾条温和灸之，以穴位及周围皮肤潮红、不起泡为度，每穴灸 10～15 分钟左右，每次 4～5 个穴，每天 1 次。功效为顺气导滞。适用于肠道气秘证。

（3）取穴脾俞、气海、太白、三阴交、足三里。用药艾条温和灸之，以穴位及周围皮肤潮红、不起泡为度，每穴灸 10～15 分钟左右，每次 4～5 个穴，每天 1 次。功效为益气健脾。适用于脾弱气虚证。

（4）取穴肾俞、大钟、关元、承山、太溪。用药艾条温和灸之，以穴位及周围皮肤潮红、不起泡为度，每穴灸 10～15 分钟左右，每次 4～5 个穴，每天 1 次。功效为温阳通便。适用于脾肾阳虚证。

（5）取穴肠俞、天枢、支沟、上巨虚。用药艾条温和灸之，以穴位及周围皮肤潮红、不起泡为度，每穴灸 10～15 分钟左右，每次 4～5 个穴，每天 1 次。功效为滋阴、润肠、通便。适用于阴虚肠燥证。

4 中医推拿和按摩治疗

4.1 推拿疗法

（1）俯卧位 腰骼部脊柱两侧推、揉各7～9次，施压华佗夹脊穴6次，再以双手掌重叠揉按八髎穴，以透热为度，取命门、双侧肾俞、双侧大肠俞、双侧次髎、长强穴各按压1分钟，按压脊柱两侧各12遍，单掌空拳叩击八髎部12次。

（2）仰卧位 以右手掌顺时针方向摩擦腹部6圈，揉按12圈，再以双手波形揉按5分钟，以脐周、下腹部为主，双手拇指交替按压髂前上棘到耻骨联合6遍，取双侧中府、双侧天枢、中脘、双侧大横、双侧足三里、关元、中极、双侧支沟穴，各点按压约半分钟，再以右手掌顺时针摩擦腹部6圈。

推拿疗法每日治疗1次，10天为一个疗程，每个疗程间隔3～5天，共治疗三个疗程。

4.2 拔罐法

用大号火罐以闪火法将火罐置于神阙穴上，留罐2～3分钟，以局部充血为度，隔日再予治疗1次，每3次为一个疗程。功效为促进肠道蠕动。适用于各型便秘。

（解伟华、吴旻娜、李悠然、刘 芳、唐 冉、陈赛赛）

【专家点评】

便秘在中医古代文献中有诸多称谓。《黄帝内经·素问》首称之为“大便难”或“后不利”等，中医药治疗便秘有独特的优势，其标本兼治，疗效较高。目前中医药治疗便秘方法多样，主要分药物、手法、针灸三大方面或几种方法的综合治疗。各代医家们多采用辨证分型的方法治疗，运用藏腑辨证、气血津液辨证、八纲辨证等方法，将此证分型论治。这种分类的方法，经后世医家不断充实归纳，成为便秘临床辨证的纲领，有效地指导着临床实践。从众多的古代方剂中可以了解到，医家对于便秘的治疗方药种类繁多，配伍讲究，用药各有巧妙，开拓了后世便秘治疗的思路。最为值得称赞的是汉代张仲景，传下了大小承气汤、厚朴三物汤、麻子仁丸等著名方药，迄今为临床所广泛应用，为治疗便秘的理法方药树立典范。祖国医学以中医学基本理论为依据，凭借望、闻、问、切四诊合参为诊断手段，对便秘的病因病机的认识有很好把握。中医药治疗本病具有独特的特色与优势。

虽然中医药治疗便秘疗效肯定、副作用少，但目前许多医家在诊断便秘时，往往依靠患者主观症状，未采用统一的病例纳入标准。如目前国际罗马标准，在辨证方面，各医家多根据自己的临床经验进行辨证分型，比较混乱，且患者的病情没有正确的分级分度，在疗效评价上更是没有严格的对比性和统一标准，疗效缺乏说服力，远期疗效更不能肯定。所以应加强对便秘中医文献的整理工作，积极开展相关文献理论的创造性研究，统一诊断、辨证分型及疗效标准，进行规范、科学而严谨的科研设计，使治疗结果更具说服力，为临床诊治提供思路。

（谷云飞，主任中医师，教授，博士研究生导师，江苏省中医院大外科副主任，江苏省重点专科——江苏省中医院肛肠科主任，江苏省重点学科——南京中医药大学中医外科学教研室主任。现任全国中医药学会肛肠分会常务理事，全国中西医结合学会肛门大肠病专业委员会常委，中国医师协会肛肠专业委员会常委，世界中医联合会肛肠专业委员会常委，全国中医药高等教育研究会肛肠分会副会长，江苏省中西医结合学会大肠肛门病专业委员会主任委员）

第二节 肛 瘘

肛瘘是指肛管直肠与皮肤表面或邻近的空腔脏器之间有异常的通道，在我国发病占肛门直肠疾病的1.67%～3.6%，国外为8%～25%。发病年龄以20～40岁青壮年为主。引起肛瘘的主要原因是肛门直肠周围急性炎症的常见后遗症，分为低位单纯性肛瘘、低位复杂性肛瘘、高位单纯性肛瘘、高位复杂性肛瘘。中医隶属于“牡痔”“痔瘘”“肛漏”等范畴。中医学认为，肛瘘的形成多由肛痈破溃后，余毒未尽，蕴结不散所致；或由肛裂，痔疮诱发而成。主要治疗原则包括：清热解毒透脓，清热利湿，养阴清热，利湿解毒等。治疗的方法分为内治法、外治手术法。内治法为中药内服，外治法有中药熏洗、药物外用法（油膏、箍围药、掺药）、冲洗法（瘘管冲洗法、创腔冲洗法）、手术等，其中以手术疗法为主。

【诊断】

1 疾病诊断

肛瘘的主要症状是流脓、肿块、疼痛、瘙痒，伴有排便困难、贫血、身体消瘦、精神萎靡等症状。肛瘘在不同的阶段，有不同的临床表现。肛瘘静止期时内口暂时闭合，管道引流通畅，局部炎症消散，可以无任何症状或只有轻微不适。在肛瘘慢性活动期，因有感染物不断从内口进入，或管道引流不畅，而呈持续感染状态，有肛瘘典型的流脓、肛门潮湿、瘙痒等症状。肛瘘急性炎症期则是因外口闭合、或引流不畅而感染物不断从内口进入，脓液积聚所形成，症状体征似脓肿，有发热，局部红、肿、热、痛等症状，重新溃破或切开引流后，症状缓解。肛瘘的检查方法主要包括肛门视诊、触诊、探针、病理检查、注射色素、直肠彩超等。

2 证候诊断

（1）湿热下注证　肛周经常流脓液，脓液黄白稠厚，有臭味，肛门肿胀疼痛，局部灼热，肛周有溃口，按之条索状通向肛门，大便不畅，小便短赤，舌红，苔黄腻，脉弦或滑。

（2）肝肾阴亏证　肛周溃口，外口凹陷，周围颜色暗淡，脓水清稀，漏管潜行，局部常无硬索状物可扪及；形体消瘦，潮热盗汗，失眠少寐；食欲不振，舌红少苔，脉细数。

（3）正虚邪恋证　肛周流脓液，质地稀薄，肛周隐隐作痛，外口皮肤暗淡，漏口时溃时愈，肛周有溃口，按之较硬，或有脓液从溃口流出，且多有索状物通向肛门；舌淡、苔白，脉濡。

（4）气血两虚证　肛漏经久不愈，脓水稀薄，外口肉不鲜，色皖白，少气懒言，四肢乏力；舌淡，苔白，脉细弱。

【治疗】

1 中医内治

1.1 湿热下注证

治法：清热利湿。

方药：二妙丸合革薢渗湿汤加减。黄柏 15g，苍术 15g，革薢 30g，薏苡仁 30g，赤茯苓 15g，丹皮 15g，泽泻 15g，滑石 30g，通草 6g。便秘者，加大黄 12～15g（后下）；湿热较盛者，加龙胆草、栀子各 12g；剧痒者，加浮萍 9g、白蒺藜 15g。

煎服法：水煎服，每日一剂，分两次服。

1.2 肝肾阴亏证

治法：滋阴清热。

方药：青蒿鳖甲汤加减。青蒿 6g，鳖甲 15g，细生地 12g，知母 6g，丹皮 9g。若暮夜早凉，渴饮，去生地，加天花粉 12g，以清热生津止渴；若兼肺虚，加沙参 9g、麦冬 12g，以滋阴润肺。

煎服法：水煎服，每日一剂，分两次服。

1.3 正虚邪恋证

治法：托里透脓。

方药：托里消毒散加减。党参 18g，生黄苗 20g，白术 15g，白芷 15g，升麻 8g，当归 15g，枳壳 12g，甘草 6g，细辛 4g。若热毒壅盛者，加银花 12g、野菊花 12g、蒲公英 15g；若湿热重、苔黄腻者，加栀子 12g、黄连 5g、胆草 6g、滑石 15g。

煎服法：水煎服，每日一剂，分两次服。

1.4 气血两虚证

治法：气血双补。

方药：八珍汤加减。人参 30g，白术 30g，白茯苓 30g，当归 30g，川芎 30g，白芍药 30g，熟地黄 30g，甘草 30g。若以血虚为主、眩晕心悸明显者，可加大地黄、芍药用量；以气虚为主、气短乏力明显者，可加大人参、白术用量；兼见不寐者，可加酸枣仁 15g、五味子 9g。

煎服法：水煎服，每日一剂，分两次服。

2 中医外治

中医外治以手术治疗为主，手术治疗肛漏，中医学亦早有记载。如《外科图说》记载："若久年漏症，初诊探以银丝方能知其横飘直柱，以及浅深曲直之由通肛过桥之重症。然后每日用柳叶刀开其二三分……通肛则弯刀，若素有血证不可开，劳病脉数个可并，肛门前后不可开。此治横飘之法也行。"

2.1 手术治疗

2.1.1 切开疗法

中国古代《五十二病方》中即备"杀狗、取其脖、穿签、入直（直肠）中，次（吹）之。"再牵拉使肛瘘病灶暴露之后，加以切除的肛瘘牵引切开术。切开法是一种靠肉芽使伤口愈合的开放式手术，并且是一种传统的经典手术方法，从古至今为临床所普遍习用的可靠方法之一。

适应证：瘘管在肛管直肠环下方和通过环下 1/3 的瘘管，均采用切开法。包括皮下瘘、肛裂合并皮下瘘、外括约肌浅部皮下部间瘘、外括约肌深层与浅层间漏。

2.1.2 切开挂线法

祖国医学远在明代就采用了挂线疗法。《古今医统》记载："药线日下，肠肌随长，僻处既补，水逐线流，鹅管内消。"此法是在继承传统挂线疗法基础上，吸取现代医学解剖知识发展起来的中西医结合方法，使挂线疗法有很大改进。

适应证：瘘管在肛管直肠环上方或通过环上2/3的肛瘘，包括外括约肌深部与提肛肌间瘘或提肛肌以上的肛瘘，宜用切开挂线法治疗。

挂线原理：通过线或橡皮条的结扎，将肌肉缓慢地断开，通过炎症反应引起的纤维化，使肌肉断端以生长相与周围组织粘连机会，从而防止肛管直肠环断裂回缩，避免大便失禁。

2.2 术后中医治疗

肛瘘术后中药的运用极为广泛，且效果良好，能够起到消炎止痛、促进创口愈合的作用。

2.2.1 中药熏洗法

在肛瘘手术后，根据症情可选用具有清热解毒、行气活血、利湿杀虫、软坚散结、消肿止痛、收敛生肌、祛风止痒作用的药物煎水，熏洗肛门部以起相应的治疗作用，减轻患者的痛苦、提高疗效。常用的熏洗剂有祛毒汤、苦参汤、五倍子汤、加减止痛如神汤、痔瘘洗剂、金玄痔科熏洗散等。常用的药物有黄柏、金银花、野菊花、鱼腥草、荔枝草、虎杖、苍术、苦参、蛇床子、地肤子、白鲜皮、石菖蒲、红花、五倍子、明矾、芒硝、茜草、冰片等。

2.2.2 中药外敷

根据肛瘘的辨证分型，选用适当的药物和剂型敷于患处，以达到消炎止痛，促进局部肿痛消散、去腐生肌的目的。常用的方法有油膏、箍围药和掺药等。

(1) 油膏　适用于瘘闭合或引流不畅，局部红肿热痛者。常用方药如九华膏、如意金黄散、黄连膏、清凉促愈膏、黄连紫草膏、生肌红粉膏、生肌玉红膏等。

(2) 箍围药　是将药粉调制成糊状，外敷局部。可选用醋或酒、茶汁、蜂蜜、鸡蛋清、葱计、姜汁、韭菜汁等调制。适用于肛瘘局部红肿热痛者。常用方药如活血散、改良月白散等。

(3) 掺药　将各种不同的药物研成粉末，根据制方规则配伍成方，直接撒布于患处，或撒布于油膏上敷贴。或粘附于纸捻上，再插入瘘口内。掺药种类很多. 作用各不相同，提脓化腐药：适用于脓肿溃后，脓水未净。腐肉未脱，或瘘管引流不干净，常用方药如渴龙奔江丹、九一丹。生肌收口药：适用于肛瘘术后，生肌收口，促进创面愈合，常用方药如生肌散。据研究白竭散可以明显减少肛瘘术后疤痕形成，提高愈合质量。

使用掺药时应注意：①药物直接用棉纸包敷、保持湿润、以充分发挥药效、并可防止干落；②如患者涂敷药物后皮肤发痒、发红、起疹、起泡，多为皮肤过敏，应立即停药，改用其他治疗方法。

（解伟华、吴旻娜、李悠然、刘　芳、唐　冉、陈赛赛）

【专家点评】

中国传统中医对肛瘘的治法由来已久，早在春秋战国时期就有了对“漏”的记载，在历代的医家专著中亦不乏对肛瘘病因、治疗的阐述，具有重要的中医特色。中医对于肛瘘的治法分为外治法和内治法：内治法主要用于不能手术者及术前、术后的辅助治疗；而外治法则包括了前文中所论述的切开、挂线、插药脱管以及中药熏洗及外敷疗法。其中肛瘘高位挂线疗法是在继承传统挂线疗法基础上，吸取现代医学解剖知识发展起来的中西医结合方法，对于治疗高位复杂性肛瘘具有重大的意义。

中医认为，肛瘘手术后虽然病灶已除，但肌肤、肌肉受损，致使脉络断裂，经气被其所激，气血郁滞于络外，经脉气血不畅，加之大便摩擦，或气血虚弱，不能濡养，致新肉生成缓慢。且肛门部术后疼痛较著，故宜以活血止痛，祛瘀生肌为主，应用中医疮疡理论“祛腐生肌，煨脓长肉”来指导具体用药，可取得较好的疗效。中医有外用中药进行换药的丰富经验，并认识到创面分泌物对创面修复有促进作用。明代《外科启玄·明疮疡宜贴膏药论》所云：“肌肉未生……将膏药贴之则偎脓长肉，风邪不能侵内，当补托里使其气血和畅。”在治疗上，中医传统理论认为，运用中药膏剂保持创面的湿润环境，并且根据溃疡形成的病机，多选用活血消肿、去腐生新、敛疮生肌及清热燥湿收脓药物，以更好地促进创面愈合。

大多数祛邪药物有苦寒败胃之弊，而某些扶正药物又有助湿恋邪之害，如何选择临床有效的药物，勿人为造成阴阳失衡、矫枉过正，伤害机体，是选药与酌定用量的关键。结合临床经验，在治疗上应以祛邪为主，同时注重攻伐不伤正，兼以补益。故选择药物时药味平和，不急于近功，缓缓取效：一是多选药性平和，毒副作用小的药物。二是根据传统中医理论选药，以“通则不痛”为原则，强调辛温通利，以温通血脉、行气止痛，兼以补益。三是借鉴现代研究成果，如能扩张血管，增加血流量，改善血流动力学以及可增强机体的非特异性和特异性免疫功能的药物。在用量上，使量重之攻剂勿伤正，量轻之补剂勿留邪；攻邪逐瘀之药量重，滋补之药量轻。诸药合用，祛癖行气无伤正，补益而不恋邪留寇。

值得注意的是，中医对手术后创面换药通常所使用的药物如九一丹、八二丹、九华膏等祛腐作用虽强，但含有汞等有毒物质，使用过多后，可能会引起毒性反应。生肌类药物如珍珠散、生肌白玉膏等，以珍珠、琥珀、龙骨等为主，价格昂贵，不易获得，一般患者难以承受。所以如何选用经济安全的药物有效地促进肛瘘手术后创面愈合，是值得研究的课题之一。同时，目前中医中药对于肛瘘手术后创面的愈合的临床研究也只是做了初步的观察和探讨，关于其进一步的修复机制还不是十分明了，仍需深入研究。另外，创面愈合是一个相当复杂的生理过程，很多机制尚不十分明了，也有待研究。作为医者，应结合现代高科技及分子生物学研究，运用先进的仪器和方法进一步进行研究和改进，充分发挥中药的双向调节作用，努力使其成为符合国际标准和要求的高效药物，广泛应用于临床，造福于患者。

（谷云飞，主任中医师，教授，博士研究生导师，江苏省中医院大外科副主任，江苏省重点专科——江苏省中医院肛肠科主任，江苏省重点学科——南京中医药大学中医外科学教研室主任。现任全国中医药学会肛肠分会常务理事，全国中西医结合学会肛门大肠病专业委员会常委，中国医师协会肛肠专业委员会常委，世界中医联合会肛肠专业委员会常委，全国中医药高等教育研究会肛肠分会副会长，江苏省中西医结合学会大肠肛门病专业委员会主任委员）

第三节　痔　　病

痔是人体的正常组成部分，由黏膜、平滑肌纤维、动脉、静脉、Treitz’s肌、神经纤维、淋巴管、弹性纤维、脂肪及其他组织的复合体所构成，只有当痔合并出血、脱垂等不适症状时才能称为痔病。痔属常见病，约占肛肠科疾病的87.25%，居首位，故有“十人九痔”之说。主要表现为便血、肛门异物脱出、坠胀、肿痛。中医学认为本病的发生多因脏腑本虚，兼因久坐久立，负重远行，或长期便秘，或泻痢日久，或临厕久蹲，或饮食不节，过食辛辣醇酒厚味，都可导致脏腑功能失调，风湿燥热下迫大肠，瘀阻魄门，瘀血浊气结滞不散，筋脉懈纵成痔。日久气虚，中气下陷，不能摄纳则痔核脱出。治疗方法主张内外合治，内治方法以中医口服为主，其主要治则是清热凉血、清热利湿、活血化瘀、生津润燥、补中升陷等；外治方法主要是中药外敷、中药熏洗、枯痔法、垫衬法、塞药法、手术治疗，其中以手术治疗为主。

【诊断】

1　疾病诊断

痔疮的主要症状是便血、肛门异物脱出、坠胀、肿痛。内痔主要表现是出血和脱出，无痛性间歇性便后出鲜血为其主要症状，好发部位为截石位 3、7、11 点。肛门指诊可触及柔软、表面光滑、无压痛的黏膜隆起，肛门镜下见齿线上黏膜呈半球状隆起，色紫暗或深红，表面可有糜烂或出血点。外痔主要表现为肛门不适、潮湿不洁，时有瘙痒，有异物感，临床上又分为血栓性外痔、炎性外痔、结缔组织性外痔、静脉曲张性外痔。混合痔表现为内痔和外痔的症状同时存在，其逐渐加重，呈环状脱出肛门外，脱出的痔块在肛周呈梅花状，称为环状痔。脱出痔块若被痉挛的括约肌嵌顿，以致水肿、瘀血甚至坏死，临床称为嵌顿性痔或绞窄性痔。痔的检查方法主要靠肛门直肠检查（肛门视诊、直肠指诊、肛门镜检查、电子结肠镜检查）。

2　证候诊断

（1）血热风燥证　便血色鲜红，滴血或射血，时作时止，或内痔脱出、糜烂渗血，或外痔红肿充血、被痈，或伴口渴喜饮、大便秘结、小便短赤；舌质红、苔黄、脉洪数。

（2）肺热下迫证　肛内肿物脱出肛缘，不能自行纳入，肛门疼痛剧烈，行走不便，大便秘结，喘促不宁，或痰涎壅盛，肛内有肿物嵌顿；舌苔黄腻，脉滑数。

（3）湿热下注证　外痔红肿或有糜烂，坚硬肿痛，坐卧不安，或便血色鲜，或内痔脱出、黏膜糜烂、分泌物较多，或伴大便黏滞不畅，肛门坠胀，潮湿不适；舌质红，苔黄腻，脉滑数。

（4）气血瘀滞证　肛门肿胀，隐见紫色，质硬，压痛明显，或内痔嵌顿表而紫暗糜烂；舌质红，脉弦微数。

（5）气不摄血证　内痔出血，量多色淡，内痔易脱出，而不易回纳，肛门坠胀较甚，声低气怯，神疲乏力，心悸失眠等。内痔黏膜渗血较多而色淡。舌质淡、苔白、脉细弱。

（6）脾不统血证　便血日久，色淡红，量较多，患者面色萎黄，形寒肢冷，疲软乏力，内痔易脱出而色淡；苔薄，舌质淡红，脉沉迟弱。

（7）气血两虚证　内痔便血日久，患者面色苍白或萎黄无华，神疲乏力，心悸失眠，纳呆食少；内痔脱出而色淡；舌质淡，苔薄，脉细弱。

（8）气虚下陷证　内痔脱出或脱出后不易复位．肛门松弛，肛周皮肤静脉曲张松弛明显。患者少气懒言、肛门坠胀而色萎黄无华；舌质淡，苔薄，脉细无力或细弱。

（9）阴虚肠燥证　便血色鲜，量少，大便干结难解，形体瘦弱或伴口干咽燥，潮热盗汗；舌质红，苔薄，脉细数。

【治疗】

1　中医内治

1.1 中药口服

1.1.1　辨证施治

（1）血热风燥证

治法：清热凉血，祛风润燥。

方药：凉血地黄汤加减。生地黄 9g，当归尾 6g，赤芍 3g，枳壳 3g，地榆炭 6g，荆芥炭 3g，天花粉 3g，生大黄（后下）3g，甘草 1.5g。若排便时喷射状出血者，加大地榆炭用量，并加侧柏叶 10g；若排便困难者，生大黄加至 6g。

煎服法：水煎服，每日一剂，分两次服。

（2）肺热下迫证

治法：宣肺泄热，调畅气机。

方药：麻杏石甘汤合宣白承气汤。麻黄 9g，杏仁 9g，甘草 6g，石膏 24g，瓜蒌皮 4.5g。因肺中热甚，津液大伤，汗少或无汗者，加重石膏用量，或加炙桑皮 9g、芦根 9g、知母 9g；若表邪偏重，无汗而见恶寒，当酌加解表之品，如荆芥 10g、薄荷 15g、淡豆豉 12g、牛蒡子 12g 之类。若痰黏稠、胸闷者，加瓜蒌 12g、贝母 10g、黄芩 10g，以清热化痰，宽胸利膈。

煎服法：水煎服，每日一剂，分两次服。

（3）湿热下注证

治法：清热利湿，消肿止痛。

方药：脏连丸加减。黄连 25g，黄芩 150g，地黄 75g，赤芍 50g，当归 50g，槐角 100g，槐花 75g，荆芥穗 50g，地榆（炭）75g，阿胶 50g。出血量多者，加仙鹤草 10g；热毒较盛者，加白头翁 15g。

煎服法：醋服为丸，梧桐子大，每服 20 丸，饭饮吞下。

（4）气血瘀滞证

治法：行气止痛、活血化瘀。

方药：红花桃仁汤合血府逐瘀汤。桃仁 12g，红花 9g，当归 9g，生地黄 9g，牛膝 9g，川芎 4.5g，桔梗各 4.5g，赤芍 6g，枳壳 6g，甘草 6g，柴胡 3g。气机郁滞较重者，加川楝子 9g、香附 9g、青皮 9g 等，以疏肝理气止痛。

煎服法：水煎服，每日一剂，分两次服。

（5）气不摄血证

治法：益气摄血。

方药：归脾汤合四君子丸。白术 9g，当归 9g，白茯苓 9g，黄芪（炒）9g，龙眼肉 9g，远志 9g，酸枣仁（炒）9g，人参 9g，木香 6g，甘草（炙）6g。偏热者，加生地炭 10g、阿胶珠 10g、棕榈炭 10g，以清热止血。

煎服法：归脾汤水煎服，每日一剂，分两次服。四君子丸日服八粒，日三服，渐加。

（6）脾不统血证

治法：温脾统血。

方药；黄土汤加减。甘草 9g，干地黄 9g，白术 9g，附子（炮）9g，阿胶 9g，黄芩 9g，灶心黄土 30g。出血多者，酌加三七 9g、白及 9g 等以止血；若气虚甚者，可加人参 9g 以益气摄血；胃纳较差者，阿胶可改为阿胶珠，以减其滋腻之性。脾胃虚寒较甚者，可加炮姜炭 10g，以温中止血。方中灶心黄土缺时，可以赤石脂代之。

煎服法：黄土汤水煎服，先煎灶心土，过滤取汁代水，再煎余药，阿胶烊化冲服，每日一剂，分两次服。

（7）气血两虚证

治法：益气养血。

方药：八珍汤加减。人参 30g，白术 30g，白茯苓 30g，当归 30g，川芎 30g，白芍药 30g，熟地黄 30g，甘草 30g。若以血虚为主，眩晕心悸明显者，可加大地黄、芍药用量。以气虚为主，气短乏力明显者，可加大人参、白术用量；兼见不寐者，可加酸枣仁 12g、五味子 12g。

煎服法：八珍汤水煎服，加姜三片，大枣一枚，水煎服，每日一剂，分两次服。

（8）气虚下陷证

治法：补气升陷。

方药：补中益气汤。黄芪 15g，人参 15g，白术 10g，炙甘草 15g，当归 10g，陈皮 6g，升麻 6g，柴胡 12g，生姜 9 片，大枣 6 枚。若兼腹中痛者，加白芍 10g 以柔肝止痛；头痛者，加蔓荆子 9g、川芎 9g、藁本 9g，细辛 3g，以疏风止痛；咳嗽者，加五味子 9g、麦冬 12g，以敛肺止咳；兼气滞者，加木香 10g、枳壳 10g，以理气解郁。

煎服法：水煎服，每日一剂，分两次服。

(9) 阴虚肠燥证

治法：滋阴清热，润肠通便。

方药：增液承气汤加减。玄参30g，麦冬24g，细生地24g，大黄9g，芒硝4.5g。偏于阴亏者，应重用玄参、麦冬、生地；偏于积滞者，则重用大黄、芒硝。

煎服法：水煎服，每日一剂，分两次服。

1.1.2　经方验方治疗

(1) 消肿活血定痛汤　泽泻9g，赤小豆30g，木通9g，白芷9g，乳香9g，没药9g，牛膝9g，丹皮9g。实热重者加大黄9g，瘀血形成者加芒硝9g、桃仁5g、三棱5g。水煎服，每日一剂，分两次服。功效：活血化瘀，除湿止痛。适用于炎性外痔，红肿热痛，大便燥结。(福建省人民医院肛肠科)

(2) 上海中医药大学附属曙光医院经验方　黄芪20g，升麻10g，青箕（辣椒梗）60g，洛山药15g。水煎服，每日一剂，分两次服。功效：益气升提，养血止血。适用于三期内痔，痔核脱出不易回纳者。

(3) 痔灵丸　刺猬皮1000g，生地1500g，赤芍1000g，槐花1500g，黑地榆1500g，当归1000g，防风1000g，丹参1000g，五倍子1000g，大黄500g。制成10g重蜜丸。每日三丸，早中晚各服一次，十五天为一个疗程。功效：止血消肿，润肠通便。适用于痔疮出血，肛门肿痛等。(福建龙溪地区中医院肛肠科)

(4) 消痔汤　血竭15g，当归尾12g，桃仁10g，大黄10g，赤芍药12g，槐花12g，侧柏叶10g，秦艽12g，地榆12g，茯苓12g，忍冬藤12g，泽泻12g，甘草5g。水煎服，每日一剂，分两次服。功效：活血化瘀，消肿止痛。适用于痔疮的瘀血、水肿、出血等。(四川省成都市第六人民医院肛肠科)

(5) 痔瘘内消丸　生地500g，当归500g，生黄芪500g，赤芍500g，生地榆1000g，槐角500g，黄芩500g，赤小豆1500g，桃仁250g，皂角子250g。研末蜜丸，每丸l0g重。每晚服2丸，睡前服用，1个月为1个疗程。功效：止血消肿，润肠通便。适用于痔疮出血，肛门肿痛等，中期内痔可使症状消失，晚期内痔可减轻症状。(山东中医药大学名老中医，黄乃健)

(6) 郑明印经验方1号方　黄芩10g，大黄9g，防风9g，地榆15g，槐花15g，生甘草6g。病久则加生芪30g、当归15g。水煎服，每日一剂，分两次服。功效：泻火疏风，凉血止血。适用于内痔出血，色红量多者。(山西太原市中医研究所肛肠科)

(7) 郑明印经验方2号方　防风9g，黄柏10g，桃仁9g，槟榔9g，皂角子6g，苍术9g，秦艽9g，泽泻12g，大黄9g。水煎服，每日一剂，分两次服。功效：疏风利湿、清热化瘀。适用于血栓外痔，伴肛门胀痛不适，表面颜色稍暗或呈紫红色，触痛明显者。（山西太原市中医研究所肛肠科）

1.1.3　成药治疗

（1）黄枳胶囊　功效为润肠通便。适用于肠燥便秘。（安徽中医药大学第一附属医院院内制剂，皖药制字 Z20080003）

（2）安中通便胶囊　功效为生津润燥、润肠通便。适用于肠燥便秘。（安徽中医药大学第一附属医院院内制剂）

（3）消痔 2 号方　功效为活血化瘀、消炎止痛。适用于治疗各期内痔，缓解痔疮出血，肛门瘙痒。（贵阳中医学院肛肠科）

2　中医外治

2.1　中药外敷

（1）芙蓉膏　取芙蓉膏均匀涂于痔核处，药膏厚 5～8mm，上敷无菌纱布，以宽胶布密封，以防药外漏。每日更换 1 次，1 周为一个疗程。功效：清热解毒，活血化瘀。消肿定痛。适用于血热瘀阻型痔病。（安徽中医药大学第一附属医院院内制剂）

（2）双柏散　取双柏散 100g，用水蜜煮调，外敷患处，每日 2 次，每次 40 分钟。功效：活血化瘀，清热除湿，消肿止痛。适用于湿热下注、气滞血瘀型痔病。（广州中医药大学第一附属医院院内制剂）

2.2　中药熏洗

（1）痔瘘洗剂　患者便后以痔瘘洗剂 150ml 加热水 100ml 熏 20 分钟，待冷却后坐浴 20 分钟。功效：清热解毒，消肿止痛，除湿止痒。适用于湿热下注、气滞血瘀型痔病。（安徽中医药大学第一附属医院肛肠科）

（2）荆防散　煎汤熏洗坐浴并用，以纱布包裹药渣，热敷痔疮。功效：清热解毒，消肿止血。适用于炎性外痔和肛缘水肿。（武汉市一院痔瘘科）

（3）消肿化瘀汤　煎汤熏洗或者坐浴 15 到 20 分钟，每次 150ml，每日两次。功效：活血化瘀，消肿止痛。适用于痔嵌顿、发炎、水肿、感染。（内蒙古通辽市扎旗人民医院肛肠科）

2.3　中药敷脐

（1）手拈散　延胡索 10g，五灵脂 10g，没药 10g，草果 10g，冰片 1g。常规消毒脐孔，中药研成粉末后，用适量温水及少许蜜糖调成糊状，外敷脐部，覆盖范围为 5.0cm×5.0cm，厚 0.5cm。7 天为一个疗程。功效：清热燥湿，消肿止痛。适用于痔疮术后疼痛、出血、水肿、小便困难等。（广州中医药大学第一附属医院肛肠科）

(2) 莱菔子外敷 莱菔子400g。将莱菔子装入特制治疗布袋中加热至40℃～45℃敷于患者脐部，连续治疗2个小时，间断2小时后再将莱菔子治疗袋加热40℃～45℃进行下一疗程治疗，一共进行4个疗程治疗。功效：行气、利水、止痛。适用于痔疮术后疼痛、尿潴留。(广州中医药大学第一附属医院肛肠科)

(3) 愈痔散 诃子、五倍子、地榆炭、槐花、三七粉、枯矾、黄连、大黄炭各等份。以上药物共研为末，以75%的酒精棉球消毒脐部，取适量药粉，用醋调成糊状敷于脐部，以塑料薄膜覆盖，外用胶布或肤疾宁贴膏固定，每日换药1次，7日为1个疗程。功效：清热泻火，收敛止血。适用于内痔出血。(山东省章丘市中医医院肛肠科)

2.4 枯痔钉疗法

明矾、大黄、黄芩等。枯痔钉长约3cm，直径1.5mm。质硬而脆，两端尖锐，先将痔体拉出，消毒肛门和黏膜。用手指和纱布压在痔体根部固定痔体；右手持药钉，将药钉与肛门平行或稍斜15℃～45℃，在齿状线上方插入痔体。直插、向同一个方向转动使钉插入，不可左右旋转。插入深度一般是药钉的1/3～1/2。各药钉之间的距离为2～5mm。插钉的数量应根据痔体的大小而异，一船可插入1～6个。一次不超过20个半根。插完后在距黏膜上1～2mm处将多余在痔外的钉剪除，涂消塞掖后将痔体推入肛内。1～2个痔核可一次治愈，若数目较多时应先治大者。手术后一般不需换药，每日服麻仁润肠丸，休息2～3日，1周内禁止参加重体力劳动和大运动量活动，10～14天可痊愈。功效：清热利湿，腐蚀痔核。适用于二、三、四期内痔，内痔出血。

2.5 中药垫衬法

鸡冠花、地绵等。将以上药物研末炒热，用布包裹，患者坐于药包上，使肛门、会阴部接触药包。更换药垫时将前一天用过的药垫剥掉无纺布层，开水冲泡药芯后，待温热后，坐浴15分钟，每天1次。功效：活血化瘀，除湿止痒，消肿止痛。适用于各型痔病、直肠脱垂、肛门瘙痒。

2.6 中药肛门塞药

五倍子40g，黄柏50g，蒲公英40g，紫花地丁50g，芒硝20g。将以上药物研末，加入适量蜜蜡，调制成栓剂。纳入肛内，每天2次。功效：收敛止血，消肿止痛。适用于内痔出血、疼痛。

3 中医针灸治疗

3.1 针刺治疗

(1) 体针治疗 取穴次髎、承山、会阴、长强、二白、阴陵泉、三阴交。局部皮肤用75%乙醇消毒，取双侧穴位，用28号2寸毫针刺入1～1.5寸，施以泻法。留针30分钟，每天2次。气虚下陷者宜用补法，可灸神阙、百会；肛周肿痛者配秩边、飞扬。功效：清热利湿。适用于湿热下注型痔病。

（2）电针治疗　取穴承山、长强、白环俞、腰俞。患者取俯卧位，所有穴位常规消毒，采用0.35mm毫针，用提插捻转法平补平泻得气，将韩氏电针仪（LH－202－H）连接于承山、长强、白环俞、腰俞穴的针柄上，取频率2/100Hz的疏密波，电流强度为3～12mA恒流输出，强度以患者穴位肌肉轻度颤动并自觉微痛为度，电针持续刺激30分钟。每日治疗1次，共治疗5次。功效：行气止痛，活血祛瘀。适用于气滞血瘀型痔病，用于痔病疼痛效果尤为显著。

（3）耳针治疗　取穴：肛门、直肠、大肠、皮质下、内分泌穴、肾上腺、脾、神门。2％碘伏消毒后75％酒精脱碘，取图钉形皮内针，刺入深度为穿入软骨，但对侧皮肤未透过为度，用胶布固定好后留置4天，每次只选取一侧耳郭，双耳交替进行，嘱患者自行按压，每天3次，每次2分钟，以穴位发热、发痛、发胀为宜，1个疗程为8天，每进行1个疗程则休息4天。适用于各期痔病。

（4）火针治疗　取穴：承山、长强。令病人取俯卧位。医者用1.5寸长毫针，将针身前1/3放酒精灯火烧后迅速刺入长强0.5～1寸，并将针速捻3～5下即出针；承山穴向上呈45°斜刺0.5～0.8寸，用捻转手法持续行针3～5分钟。1次不愈者隔3～5天针第2次。适用于各期痔病。

（5）挑治法　取穴大肠俞、第7胸椎两侧至骶尾间紫红色或粉红色丘疹（即痔点）。常规消毒，用粗针将挑刺部位的表皮纵行挑破2～3mm，然后再向深部挑断皮下白色纤维样组织。7天挑治1次，连续3～4次。适用于各期痔病。

3.2　穴位治疗

（1）耳穴按压　取穴大肠、直肠、肛门、脾穴。用王不留行籽贴于穴位处按压，每天3～5次。2天为一个疗程，共两个疗程。功效为行气止痛。适用于各期痔病。

（2）穴位注射　取穴孔最、二白穴。抽取丹参和山莨菪碱注射液各2ml，常规消毒后，直刺上述穴位约2.5～3cm，待局部有酸、麻、胀感后推入药液，次日换对侧穴，5天为一个疗程，重者可连续治疗2个疗程。适用于痔病手术后疼痛者。

3.3　艾灸治疗

取穴：长强穴。患者正坐于艾灸痔疮椅，调整好艾条高度，点燃艾条，热度以患者能耐受为度。每次艾灸40分钟，每天1次，7次为一个疗程，三个疗程后评价疗效。每个疗程中间可休息2天。适用于各期痔病。

4　中医手术及其围手术期治疗

4.1　手术治疗

(1) 结扎疗法

结扎疗法是中医传统外治法，除丝线结扎外，也可用药制丝线、纸裹药线缠扎痔核根部，以阻断痔核的气血流通，使痔核坏死脱落，遗留创面修复自愈。早在宋代《太平圣惠方》中就有记载："用蜘蛛丝，缠系痔鼠乳头，不觉自落。"临床上常用的有单纯结扎法、贯穿结扎法和胶圈套扎法。

① 单纯结扎法。适应证：Ⅰ、Ⅱ期内痔。

② 贯穿结扎法。适应证：Ⅱ、Ⅲ期内痔，对纤维型内痔更为适宜。

③ 胶圈套扎法。适应证：Ⅱ、Ⅲ期内痔及混合痔的内痔部分。

(2) 外痔切除术

适应证：外痔反复发炎，痔体较大影响行走者。

(3) 血栓剥离术

适应证：血栓性外痔较大，血块不易吸收，炎症水肿局限者。

(4) 静脉丛剥离切除术

适应证：单纯性静脉曲张性外痔，静脉曲张性混合痔的外痔部分。

(5) 外痔剥离、内痔结扎术

适应证：混合痔。

4.2　手术后治疗

4.2.1　术后针灸治疗

(1) 取穴外关、三阴交、阴陵泉、气海、中极。局部皮肤用75%的乙醇消毒，用28号2寸的毫针刺出，各穴用平补平泻手法，患者出现酸麻重胀感后留针30分钟。功效：疏通经络，行气利水。适用于痔疮手术后引起的尿潴留。

(2) 取穴：关元、气海、中脘、水分、气海、天枢。患者取仰卧位，针刺前对其局部皮肤进行常规消毒（70%酒精棉球擦拭，医生手指也应用上述方法严格消毒），施术手法为只捻转不提插或轻捻转慢提插，进针后停留3～5分钟（候气），之后捻转使进针局部出现针感（行气），待5分钟后再次行针增强针感，目的在于使针感向四周扩散（催气），留针30分钟后起针。适用于痔疮术后疼痛。

4.2.2　术后局部熏洗

(1) 花子叶汤　双花，艾叶，花椒各30g。开水2000ml冲泡，熏洗、坐浴肛门患处约20分钟。功效：消肿止痛，活血化瘀，清热解毒。适用于痔疾等肛门病手术后。（山东中医药大学附属医院肛肠科）

（2）痔瘘洗剂　玄明粉、花椒、黄柏、苦参、冰片、樟脑。开水2000ml冲泡，熏洗、坐浴肛门患处约15分钟。功效：清热解毒，消肿止痛，除湿止痒。适用于用于痔手术后。（安徽中医药大学第一附属医院肛肠科）

4.2.3　术后外敷

（1）生肌玉红油膏　当归、白蜡各60g，白芷15g，轻粉、血竭各12g，紫草6g，麻油500g。外用，涂于患处。功效：活血祛腐，解毒止痛，润肤生肌。适用于肛周疾病手术后新肉生长缓慢者。（山东中医药大学附属医院肛肠科）

（2）吉林市昌邑区肛肠医院经验方：海螵蛸、象皮、汉三七、龙骨各30g，白及、马勃各40g，研细为散。外用，涂于患处，每天换药一次。功效：收敛止血，收湿止痒。适用于痔核手术后出血。

4.2.4　术后局部埋线法

选穴长强。镊取一段长1.5cm的2/0号羊肠线放入自制埋线器针头的前端。患者取侧卧位，暴露肛门，肛周皮肤常规消毒，2%利多卡因局部浸润麻醉，麻醉满意后，左手示指插入肛门做引导，以免针刺破肠壁；右手持针自尾骨尖端与肛门连线的中点长强穴垂直进针，快速刺至皮下，然后以左手示指引导，沿肌肉层将针尖向尾骨尖方向缓慢推进约3cm，试抽无回血时注入药线。适用于痔疮术后肛门疼痛明显者。

（解伟华、吴旻娜、李悠然、刘　芳、唐　冉、陈赛赛）

【专家点评】

中医药治疗痔病有悠久的历史，且作用疗效确切。中医外治法治疗痔病的主要作用主要体现在以下两个方面：

（1）中药局部外敷以及熏洗在非手术治疗中的作用。从传统医学的整体观念来看，中药局部外敷以及熏洗疗法是药物透过皮肤、穴位和孔窍等部位直接吸收，通过经络传导而输布全身。其基本原理基于《内经》中“从内之外者，调其内；从外之内者，治其外；从内之外而盛于外，先调其内而后治其外；从外之内而盛于内者，先治其外，而后调其内；中外不相及，则治主病”之旨。由于温热和药物作用，能刺激神经系统和心血管系统，疏通经络，调和气血，改善局部营养状况和全身机能，从而达到治愈疾病的目的。在越来越重视保守治疗方案的今天，用膏剂、洗剂有着得天独厚的优势，临床应用十分广泛，经过千百年的实践证明，中药局部外敷以及熏洗疗法是行之有效的防病治病的方法，而且该疗法具有操作简单易行、效果好、费用低、副作用小、身体虚弱和患慢性疾病的人均可采用、院内外均可采用、患者乐于接受等优点（对于惧怕手术及年老体弱多病者尤甚），为历代医家和患者重视并广泛使用。

（2）外科手术治疗之后对术后创面的愈合具有促进作用。中药局部外敷以及熏洗疗法主要通过以下三种途径发挥作用：一是通过中药的不同配伍而产生不同的治疗作用，在熏洗过程中，药物直接作用于病变局部，药液中的部分有效成分可透过皮肤或创面的肉芽组织吸收而发挥药理作用；二是部分中药材的有效成分具有保持局部清洁，达到控制病菌、减少不良刺激、促进创面修复愈合的功效；三是温热蒸气和药膏、药液的直接作用使局部气血经络得到温通，促进局部血运，增强局部组织的抗病能力，使局部功能改善和恢复，从而达到止痛、止血、消肿之功效。总之，以上诸药合用，可清利湿热、活血通络、解毒消肿、祛瘀止痛，使经脉复通、疲血消散、气血调和，从而促进痔疮手术后患者的炎症吸收，预防感染水肿，减轻疼痛，加速创面愈合。

中医治疗缺陷性评价：尽管中药熏蒸疗法历史悠久、运用广泛，并取得了较好的效果，但是，回顾以往文献以及临床实践中可以看出，中药熏洗疗法的应用大多还只是凭借经验，如操作规范应如何具体把握，不同疾病、不同证型的病人进行中药外敷、熏洗时，方剂的选择、时间和温度应如何控制等诸多问题困扰着医务工作者，导致临床疗效受到影响、不易进一步推广等。

（谷云飞，主任中医师，教授，博士研究生导师，江苏省中医院大外科副主任，江苏省重点专科——江苏省中医院肛肠科主任，江苏省重点学科——南京中医药大学中医外科学教研室主任。现任全国中医药学会肛肠分会常务理事，全国中西医结合学会肛门大肠病专业委员会常委，中国医师协会肛肠专业委员会常委，世界中医联合会肛肠专业委员会常委，全国中医药高等教育研究会肛肠分会副会长，江苏省中西医结合学会大肠肛门病专业委员会主任委员）

第四节　肛　裂

肛裂是指肛管齿状线以下肛管皮肤全层破裂形成的纵向梱圆形溃疡，常引起剧烈的疼痛、便血、便秘三大症状。发病率在肛门直肠疾病中仅次于痔，位居第二位。排便时尤其是排便后的肛门疼痛是肛裂典型的临床特征。此外，慢性肛裂典型的炎症表现为：裂口远端的哨兵痔和裂口近端的肛乳头肥大。肛裂在中医中属于“脉痔”“钩肠痔”“裂肛痔”等范畴。中医认为由于过食辛辣、炙博之品，实热内生，热结肠腑；或久病体弱，阴血亏虚，津液不足，肠失濡润而致粪便秘结，粪便粗硬，排便努挣，擦破肛门皮肤，复染邪毒，长久不愈，湿热蕴阻形成慢性溃疡。治疗方法主张内外合治，内治方法主要是清热养阴、理气活血，外治方法主要是中药外敷、手术治疗。

【诊断】

1　疾病诊断

肛裂主要症状为大便时肛门疼痛剧烈，排便后数分钟内疼痛减轻或消失，称疼痛间歇期，随后又因括约肌痉挛而剧烈疼痛，疼痛持续数小时至十多小时。每次排便时这一疼痛过程称周期性疼痛。同时大便表面带血，或滴血，大便秘结，可伴有肛门分泌物、肛门瘙痒等。肛门视诊可见肛管纵行裂口或者纵行梭形溃疡，多见于截石位 6 点和 12 点处。根据病史长短，裂口基底深浅、颜色、边缘形状，以及有无肛裂“三联征”等，可以分辨出早期肛裂或是陈旧性肛裂。已确诊肛裂一般不宜做肛门指检及肛门镜检，以免引起剧烈疼痛。血、尿常规检查多无变化，肛管直肠压检查静息压和收缩压均明显增高。

2　证候诊断

（1）血热肠燥证　大便两三日一次，粪质干硬，排出时有剧痛，便后滴血或手纸染血，色鲜红，肛门裂口鲜红，肛门灼热瘙痒；小便短赤，腹满胀痛，舌质红，苔黄燥，脉象弦数。

（2）阴虚津亏证　大便数日一行，质地干燥，常呈粪球状，排便疼痛，点滴下血，裂口深红；口黏干燥，纳食差，五心烦热，或失眠盗汗；舌质红，苔少或无苔，脉象细数。

（3）气滞血瘀证　肛门刺痛明显，排便时和便后尤甚；平时可见肛门裂口紫暗，肛门紧缩，外有裂痔，便时可有条状肿物脱出；舌紫暗，苔薄，脉弦或涩。

【治疗】

1　中医内治

1.1　辨证施治

（1）血热肠燥证

治法：泻热通便，滋阴凉血。

方药：凉血地黄汤合脾约麻仁丸。当归 15g，生地 20g，赤巧 10g，牡丹皮 15g，地榆炭 15g，血竭 10g，黄芩 10g，冰片 15g。排便时呈喷射状出血者，地榆炭加倍，并加侧柏叶 10g；若排便困难者，生大黄加倍。

煎服法：凉血地黄汤水煎服，每日一剂，分两次服。麻仁丸，口服，一次 4 丸，一日 3 次。

（2）阴虚津亏证

治法：补血养阴，润肠通便。

方药：润肠丸加减。肉苁蓉 20g，鸡血藤 20g，黄芪 20g，桃仁 10g，枳壳 10g，枸杞于 20g，杏仁 10g，甘草 10g，熟地 20g。若面白、眩晕甚者，加玄参 10g、何首乌 15g、枸杞子 10g，以养血润肠；若手足心热、午后潮热者，可加知母 10g、胡黄连 6g 等，以清虚热。

煎服法：口服，一次 4 丸，一日 3 次。

（3）气滞血瘀证

治法：行气活血，润肠通便。

方药：六磨汤加减。槟榔 10g，沉香 10g，木香 10g，乌药 10g，大黄 5g，枳壳 10g。若气滞明显者，加厚朴 10g、香附 10g；若气郁化火者，加龙胆草 15g、黄芩 10g；若血瘀明显者，加桃仁、红花各 10g；若湿滞明显者，加砂仁 5g（打碎后下）、藿香 10g；若肛门坠胀、乏力明显者，加黄芪 30g、升麻 10g。

煎服法：水煎服，每日一剂，分两次服。

1.2 经方验方治疗

（1）经验方　玄参 15g，麦冬 15g，生地 12g，鬼针草 15g，黄柏 9g，白芷 9g，甘草 6g。水煎服，每日一剂，分两次服。功效：滋阴润燥，清热止痛。适用于早期肛裂。（福建中医药大学，陈民藩）

（2）愈裂汤　白芍 30g，玄胡、生首乌、桃仁、杏仁、地榆、槐米、炙甘草、防风各 15g，川楝子、大黄、锁阳、枳壳、仙鹤草、白芷、秦艽各 10g。水煎服，每日一剂，分两次服。功效：润肠通便，活血化瘀。适用于早期肛裂。（河北医科大学中医院肛肠科）

1.3 成药治疗

（1）黄枳胶囊　功效为泻热通腑、行气导滞、润肠通便。主治各期肛裂便秘者。（安徽中医药大学第一附属医院院内制剂，皖药制字 Z20080003）

（2）槐角丸　功效为清肠疏风、凉血止血。主治血热肠燥、气滞血瘀证。（北京宝树堂科技药业有限公司，国药准字 Z11020388）

（3）麻仁丸　功效为润肠泄热、行气通便。主治肛裂之胃肠燥热，脾津不足之便秘者。（南京同仁堂药业有限责任公司，国药准字 Z32020097）

2 中医外治

2.1 中药外敷

（1）敛裂膏　血竭、制炉甘石、冰片、黄连、黄柏、黄芩、大黄、凡士林油等。排便后温水坐浴 20 分钟，用棉签蘸适量敛裂膏涂于肛裂溃疡处，7 天为一

个疗程。功效：清热止血，祛瘀镇痛，生肌收口。适用于II期肛裂者。（上海市金山区中西医结合医院肛肠科制剂）

（2）生肌玉红膏油纱布　白芷、虫白蜡、当归、甘草、轻粉、血竭、紫草。每日用温水坐浴后，将油纱布置于创面处。功效：解毒消肿，生肌止痛。适用于新鲜单纯性肛裂。（江苏省中医院制药厂，苏药制药Z0400396）

（3）九华膏　滑石粉15g，龙骨15g，硼砂9g，浙贝母9g，朱砂3g，冰片6g，麝香1g。每日用温水坐浴后，取膏药外涂裂损处，早、晚各1次。功效：消炎止痛，生肌收口。适用于II期肛裂者。（山东中医药大学附属医院肛肠科）

2.2　中药熏洗

（1）止痛如神汤　当归10g，黄柏10g，桃仁10g，槟榔10g，皂角刺10g，苍术10g，防风10g，泽泻10g，秦艽6g，生大黄6g（后下）。药物煮沸，兑水熏洗。或用药液作热湿敷，或坐浴。功效：清热燥湿，活血止痛。适用于各期肛裂局部肿痛、便血。

（2）苦参汤加味　苦参40g，黄柏15g，蛇床子15g，地肤子15g，野菊花15g，白芷15g，萹蓄15g，白矾15g，延胡索15g，生地15g，地榆15g，槐角15g。药物煮沸，兑水熏洗。或用药液作热湿敷，或坐浴。功效：清热解毒，燥湿止痛，凉血止血、生肌。适用于各期肛裂局部肿痛、便血。

3　中医针灸治疗

3.1　针刺治疗

（1）体针治疗　取穴长强、次髎、承山、大肠俞、白环俞。常规消毒，毫针刺1～2寸，手法以泻法为主。功效：清热泻火，疏通经络。适用于以疼痛和出血为主症的肛裂。

（2）挑治疗法　取穴背部穴位挑治和齿龈穴挑治。（在第7胸椎以下骶以上，两侧腋后线之间范围寻找痔点或明显疼痛点，大肠俞。或同时取龈交穴。）常规消毒，龈交穴处寻找阳性反应点，用手术刀迅速割除。大肠俞及背部痔点或疼痛点用针横行挑破皮肤5mm。功效：清热去火。适用于各期肛裂。

3.2　穴位治疗

取穴长强穴：患者取右侧卧位，常规消毒皮肤。于长强穴向骶尾方向斜刺进针（约3cm），得气后，用亚甲蓝1ml、当归寄生注射液2ml、维生素B_1注射液2ml、维生素B_{12}注射液2ml、2%利多卡因注射液5ml配成混合液，注入穴位中，用无菌棉球压迫片刻，并轻轻按摩使药液均匀分布即可。功效：缓解疼痛，促进伤口愈合。适用于早期肛裂。

4　中医推拿治疗

4.1　推拿治疗

一般可由医生先行双拇指推拿法，待病情好转后可指导患者自行单手推拿。双拇指推拿，患者以胸膝位或左侧卧位。胸膝位时推拿者立于患者臀部，左侧卧位时立于患者背侧。推拿者先按长强穴数秒钟，再用两拇指分别沿肛周移动推压，至会阴穴会合，按压数秒。如此重复推拿5～10分钟，再揉摩肛周一分钟。单手推拿法则由患者自行推拿。患者左（或右）侧肛周移动推压至长强穴，按压长强穴数秒，重复5～10分钟，最后揉摩肛周一分钟。

4.2　按摩治疗

在局麻下用手指在肛裂处轻轻按摩30次约2分钟，再以肛裂为中心作半圆状按摩15次，然后对内括约肌作上下按摩，尽可能使内括约肌和外括约肌粘连分离。

注意事项：推拿前患者应排空大、小便，推拿时患者全身肌肉要放松，自由呼吸，避免屏气。操作手法应遵循先轻、再重、后轻，不得暴力。本法亦可用于孕妇，单手法宜轻。

5　中医手术及其围手术期治疗

5.1　手术治疗

（1）扩肛法

适应证：适用于早期肛裂，无结缔组织外痔、肛乳头肥大等合并症者。

（2）切开疗法

适应证：适用于陈旧性肛裂伴有结缔组织性外痔、肛乳头肥大者。

（3）肛裂侧切术

适应证：适用于不伴有结缔组织性外痔、皮下瘘等的陈旧性肛裂。

（4）纵切横缝法

适应证：适用于陈旧性肛裂伴有肛管狭窄者。

5.2　中医术后治疗

5.2.1　中药口服

麻杏滋脾胶囊　炒火麻仁、炒苦杏仁、大黄、炒白芍、麸炒枳实、厚朴。使用方法：每次2粒，每天2次。功效：滋阴泻热，润肠通便。适用于肛裂手术后便秘。（唐山市中医院，冀药制字Z20050844）

5.2.2　中药外敷

（1）紫归解毒膏纱条　紫草、当归、蜂蜡。使用方法：换药前给予1∶5000

高锰酸钾温水坐浴，然后将紫草归解毒膏纱条覆盖于创面。功效：清热解毒，活血化瘀，消肿生肌。适用于肛裂术后创面水肿、渗液、出血、疼痛。（石家庄中医院生产，翼字药制字：Z20051128）

5.2.3　中药熏洗

中药熏洗液：当归、黄芩、地榆、花椒、大黄。使用方法：上述药煎液自备。取药液约100ml，加热水至1000ml，熏蒸，待温度冷却后，用无菌纱布，边熏边洗。功效：清热解毒，消肿止痛，收敛止血，生肌止痒。适用于肛裂手术后创面水肿、渗液、出血、疼痛。

5.2.4　耳穴治疗

取穴便秘点、直肠下端、大肠、脾、皮质、三焦。操作方法：用75%的酒精消毒，选用约5mm×5mm的胶布将王不留行籽贴压在耳穴上，按压每穴2分钟，每日3次，使双耳产生热、胀、麻的感觉。3天更换1次。功效调节阴阳，疏通气血，可达润肠通便之效。适用于肛裂手术后便秘。

5.2.5　艾灸治疗

方法：手术后创面用生理盐水棉球清洗干净。用清艾条，燃着端悬于切口上，距创面2～3cm处，并停留10分钟，然后创面用凡士林填入。每天1次。功效：促进局部血液循环，加速局部组织新陈代谢，促进创面肉芽组织增生、加速创面愈合。适用于术后创面难愈者。

（解伟华、吴旻娜、李悠然、刘　芳、唐　冉、陈赛赛）

【专家点评】

肛裂的治疗原则应以解除括约肌痉挛、止痛、软化粪便，终止恶性循环，促使创面愈合为主。对于急性肛裂一般可采用保守治疗。对于慢性肛裂，保守治疗效果欠佳的，还是采用手术治疗。中医药在肛裂急性期的保守治疗中发挥了很大优势，明显优于西医治疗。中药的内治包括个体的辨证论治、专方专药、中成药以及中药的外治，包括熏洗坐浴、外敷、针灸疗法等多种。在临床上，不应该单独使用，应倡导综合治疗。这些方法总和使用可以有效缓解括约肌的痉挛，调节括约肌的收缩功能，改善溃疡面的血供，加快溃疡的愈合，并且可以润肠通便，保持大便的通畅不干燥，缓解排便疼痛，从而达到显著的治疗效果。而对于需要手术的肛裂，在手术后运用中医药的治疗，对于缓解疼痛、促进创面的愈合仍具有较高的治疗效果。但是，对于一些经验用药，缺乏一定的药理毒理研究和大规模的临床试验，缺乏循证医学证据支持。在今后的研究中，对于如何有效治疗急性肛裂，预防其转变为慢性肛裂，以及对于肛裂手术后的治疗，应制订标准的统一的方案，并且需要探究其机理，取得循证医学上的进展。

（谷云飞，主任中医师，教授，博士研究生导师，江苏省中医院大外科副主任，江苏省重点专科——江苏省中医院肛肠科主任，江苏省重点学科——南京中医药大学中医外科学教研室主任。现任全国中医药学会肛肠分会常务理事，全国中西医结合学会肛门大肠病专业委员会常委，中国医师协会肛肠专业委员会常委，世界中医联合会肛肠专业委员会常委，全国中医药高等教育研究会肛肠分会副会长，江苏省中西医结合学会大肠肛门病专业委员会主任委员）

第十一章　周围血管疾病

第一节　动脉硬化性闭塞症

动脉硬化性闭塞症是全身性疾患，发生在大、中动脉，涉及腹主动脉及其远侧主干动脉时，引起下肢动脉缺血。该病女性发病率之比为 6∶1～8∶1，60 岁以上发病率高达 79.9%，61～70 岁为 87%，70 岁以上为 100%。临床表现特征是患肢发冷、麻木、疼痛、间歇性跛行及趾或足发生溃疡或坏疽等。该病相当于中医“脱疽”“脉痹”范畴。中医认为，动脉硬化性闭塞症的病因与脏腑功能衰退、经脉瘀阻、感受寒邪、饮食不节等因素有关，终致病机上导致脉络瘀阻，气血不得通达四肢，末端失于温养，故畏寒肢冷（早期）；瘀久化热，热盛肉腐，故红肿溃烂（中期）；热烁阴液，津枯血燥，故肢端黑死干缩，热毒炽盛，散入营血，内攻脏腑，则高热、神昏（后期）。中医主张内治与外治结合、针刺与药物结合治疗，也主张联合各种手术综合治疗。其主要治法以温经益气、活血通络、化瘀止痛、养阴清热等为主。

【诊断】

1　疾病诊断

动脉硬化性闭塞症的主要症状早期为患肢冷感、苍白，进而出现间歇性跛行。后期为患肢皮温明显降低、色泽苍白或发绀，出现静息痛，肢体远端缺血性坏疽或溃疡。早期慢性缺血引起皮肤及其附件的营养性改变、感觉异常及肌萎缩。患肢上的股、腘、胫后及足背动脉搏动减弱不能扪及。动脉硬化性闭塞症的一般检查为四肢和颈部动脉触诊及听诊，记录间歇性跛行时间与距离，对比测定双侧肢体对应部位皮温差异，肢体抬高试验（Burger 试验）。特殊检查为超声多普勒、X 线平片和动脉造影。应用多普勒听诊器，根据动脉音的强弱判断血流强弱。X 线平片可见病变段动脉有不规则钙化影，而动脉造影、数字减影、血管造影（DSA）、磁共振血管造影（MRA）与三维CT血管重建（CTA），能显示动脉狭窄或闭塞的部位、范围、侧支及阻塞远侧动脉主干的情况，以确定诊断，指导治疗。

2　证候诊断

（1）脉络寒凝证　患肢发凉、麻木、酸胀、疼痛、间歇性跛行。患肢局部皮肤温度下降。皮肤颜色正常（或苍白或苍黄），大中动脉搏动正常或减弱，舌质淡紫，舌苔白润，脉弦紧。

（2）脉络血瘀证　患肢发凉、麻木、酸胀加重，持续性疼痛，夜间加重，间歇性跛行加重。皮肤可呈紫黯色或见紫褐斑，趾（指）甲增厚、变形，生长缓慢，汗毛稀少，或肌肉萎缩。大中动脉搏动减弱或消失；舌质青紫，有瘀点或瘀斑，苔白润；脉沉紧或沉涩。

（3）脉络瘀热证　患肢酸胀麻木，烧灼疼痛，遇热痛甚，遇凉痛缓，夜间痛剧。皮肤呈紫红色，干燥、脱屑，光薄或皲裂，趾（指）增厚、变形，长见缓慢，汗毛稀少或脱落，肌肉萎缩。大中动脉搏动减弱或消失；舌质红或绛，苔黄，脉沉涩或细涩。

（4）脉络热毒证　患肢局部皮肤紫黑，溃破，脓水恶臭，腐肉不鲜，疼痛难忍，夜间痛甚，腐溃可很快蔓延至小腿及小腿以上。范围渐见增大，并深至筋骨，患部严重营养障碍。严重者伴有发热，口渴喜冷饮，大便秘结、小便短赤，大中动脉搏动减弱或消失；舌质红绛有裂纹，苔黄燥或黄腻，脉弦细或滑数。

【治疗】

1　中医内治

1.1　辨证施治

（1）脉络寒凝证

治法：温经益气，活血通络。

方药：阳和汤加减。熟地30g，肉桂（去皮，研粉）3g，麻黄2g，鹿角胶9g，白芥子6g，姜炭2g，生甘草3g。若有血瘀之象，可加桃仁10g、红花10g；发于上肢者，加桂枝10g；发于下肢者，加牛膝10g。

煎服法：水煎服，每日一剂，分两次服。

（2）脉络血瘀证

治法：益气活血，化瘀止痛。

方药：桃红四物汤加减。当归、熟地、川芎、白芍、桃仁、红花各15g。若兼有气虚者加黄芪 20g、党参 10g。

煎服法：水煎服，每日一剂，分两次服。

(3) 脉络瘀热证

治法：养阴清热，活血化瘀。

方药：顾步汤加减。牛膝 30g，金钗石斛 30g，人参 9g，黄芪 30g，当归 30g，金银花 30g。若疼痛明显者加元胡 10g、白芷 10g。

煎服法：水煎服，每日一剂，分两次服。

(4) 脉络热毒证

治法：养阴清热，活血解毒。

方药：四妙勇安汤加减。金银花 90g，玄参 90g，当归 60g，甘草 30g。湿热盛者加茯苓 20g、泽泻 15g；血瘀者加鸡血藤 10g、炒地龙 8g。

煎服法：水煎服，每日一剂，分两次服。

1.2 经方验方治疗

(1) 脱疽 1 号方 鹿角胶 20g，肉桂 15g，干姜 15g，熟地 30g，桃仁 15g，红花 15g，川芎 20g，当归 30g，白芍 20g，附子 10g，牛膝 20g，地龙 15g，水蛭 8g，蜈蚣 2 条。水煎服，每日一剂，分两次服。功效为温阳活血。适用于脉络寒凝证。(辽宁中医药大学附属医院血管外科)

(2) 脱疽 2 号方 熟地 30g，当归 20g，黄芪 30g，党参 20g，山茱萸 20g，山药 20g，丹皮 20g，泽泻 20g，枸杞子 20g，杜仲 30g，牛膝 20g，地龙 15g，水蛭 8g，蜈蚣 2 条，甘草 20g。水煎服，每日一剂，分两次服。功效为活血通脉。适用于血瘀证（相当于动脉硬化性闭塞症中期）。(辽宁中医药大学附属医院血管外科)

(3) 脱疽 3 号方 黄芪 30g，当归 30g，丹参 20g，蒲公英 20g，金银花 20g，玄参 20g，鸡血藤 20g，延胡索 20g，牛膝 20g，桃仁 15g，红花 15g，地龙 15g，水蛭 5g，蜈蚣 2 条，甘草 20g。水煎服，每日一剂，分两次服。功效为解毒活血。适用于热毒证。(辽宁中医药大学附属医院血管外科)

(4) 脉管通汤 当归 15g，鸡血藤 15g，丹参 15g，怀牛膝 15g，延胡索 15g，全蝎 6g，黄芪 15g，三七 5g，红花 10g，穿山甲 10g，皂角刺 12g，地龙 10g，莪术 10g，生牡蛎 12g。水煎服，每日一剂，分两次服。功效：活血化瘀，益气通络。适用于脉络瘀阻。(湖南中医药大学第一附属医院，贺菊乔)

(5) 黄芪桂枝五物汤加减 黄芪 30g，肉桂 10g，桂枝 10g，炒桃仁 10g，牡丹皮 10g，赤芍药 10g，白芍药 10g，鸡血藤 30g，全蝎 3g，酒乌梢蛇 10g，茯苓 15g，生姜 15g，大枣 5 枚。水煎服，每日一剂，分两次服。功效：温阳益气，活血通脉。适用于阳虚寒凝、血瘀阻络。(石家庄市中医院，张建强)

（6）麻黄附子细辛汤加味　熟附片（先）20g，炙麻黄6g，北细辛5g，生白芍15g，炙甘草10g，茯苓15g，白术15g，茵陈30g，垂盆草30g，豨莶草30g。水煎服，每日一剂，分两次服。功效为扶阳散寒。适用于阳虚寒湿（相当于动脉硬化性闭塞症缓解后或恢复期）。（上海市中西医结合医院，奚九一）

（7）化瘀涤痰汤　黄芪60g，丹参、归尾、地龙、僵蚕各15g，半夏、陈皮、胆南星、石菖蒲、桃仁、红花、人参、川芎各10g，甘草5g。水煎服，每日一剂，分两次服。功效：补气扶正，化痰散瘀。适用于正气亏虚，血瘀痰浊。（黑龙江中医药大学附属第一医院，于文慧）

1.3　成药治疗

（1）寒凝血瘀证

① 脉管复康片　功效为活血化瘀、通经活络。主治瘀血阻滞、脉管不通引起的脉管炎、硬皮病、动脉硬化性下肢血管闭塞症。（天津同仁堂集团股份有限公司，国药准字Z12020023）

② 金匮肾气丸　功效为温补肾阳、化气行水。主治肾虚水肿，腰膝酸软，小便不利，畏寒肢冷。（北京主治同仁堂科技发展股份有限公司制药厂，国药准字Z11020147）

③ 银杏叶片　功效为活血化瘀通络。主治瘀血阻络所致的胸痹心痛，中风，半身不遂，舌强语謇；冠心病稳定型心绞痛、脑梗死。（天津飞鹰制药有限公司，国药准字Z20064140）

④ 银杏叶胶囊　功效为活血化瘀通络。主治瘀血阻络所致的胸痹心痛，中风，半身不遂，舌强语謇；冠心病稳定型心绞痛、脑梗死。（湖南汉森制药股份有限公司，国药准字Z20026289）

⑤ 血塞通注射液　功效为活血祛瘀、通脉活络。主治中风偏瘫、瘀血阻络证；动脉粥状硬化性血栓性脑梗死、脑栓塞、视网膜中央静脉阻塞见瘀血阻络证者。（昆明兴中制药有限责任公司，国药准字Z53021499）

⑥ 通脉丸　功效为益气扶正，理脾祛湿，活血消肿，解毒散结。主治脾胃失调，痰瘀阻络所发，气虚血瘀痰互结者。（河南中医学院一附院院内制剂，郑药制剂2001BN－10067）

（2）血脉瘀阻证

① 活血通脉胶囊　功效为破血逐瘀，活血散瘀，通脉止痛。用于症瘕痞块，血瘀闭经，跌打损伤及高脂血症，见有眩晕、胸闷、心痛、体胖等属于痰瘀凝聚者。（新乡恒久远药业有限公司，国药准字Z41020059）

② 脉络疏通颗粒　功效为清热解毒、化瘀通络，祛湿消肿。适用于湿热瘀阻脉络所致的血栓性浅静脉炎，非急性期深静脉血栓形成所致的下肢肢体肿胀、头

痛、肤色暗红或伴有条索状物。(鲁南厚普制药有限公司，国药准字 Z19991025)

(3) 气血亏虚证

① 八珍丸　功效为补气益血。主治气血两虚，面色萎黄，食欲不振，四肢乏力。(九芝堂股份有限公司，国药准字 Z43020920)

② 十全大补丸　功效为温补气血。主治气血两虚，面色苍白，气短心悸，头晕自汗，体倦乏力，四肢不温。(北京同仁堂科技发展股份有限公司制药厂，国药准字 YBZ05332006)

③ 复方丹参片　功效为活血化瘀，理气止痛之功效。主治气滞血瘀所致的胸痹，症见胸闷、心前区刺痛；冠心病心绞痛见上述证候者。(北京同仁堂科技发展股份有限公司制药厂，国药准字 Z44023372)

2　中医外治

2.1　中药熏洗疗法

(1) 通阳散寒汤熏洗　艾叶 15g，白芷 15g，川椒 30g，羌活 12g，红花 15g，细辛 30g，桂枝 15g。先熏后洗，药液煎毕后滤去药渣，置于木桶或瓷盆，利用蒸汽温度熏渍，温度下降至 45℃分左右时，患足浸泡 15 分钟。功效为温经散寒。适用于阴寒型（相当于动脉硬化性闭塞症前期）。

(2) 活血止痛散熏洗　透骨草、延胡索、当归、姜黄、川椒、苏木、乳香、没药、红花、海桐皮、威灵仙、川牛膝、羌活、白芷、五加皮、土茯苓各 10g。先熏后洗，药液煎毕后滤去药渣，置于木桶或瓷盆，利用蒸汽温度熏渍，温度下降至 45℃分左右时，患足浸泡 15 分钟。功效为活血化瘀。适用于血瘀型（相当于动脉硬化性闭塞症中期）

(3) 解毒洗药　蒲公英 30g，苦参、黄柏、连翘、木鳖子各 12g，金银花、白芷、牡丹皮、赤芍药、甘草各 10g。在病情稳定时方可应用外洗法，方法是直接温洗，避免高温熏蒸。每日 1 次。功效：清热解毒，活血消肿。适用于热毒证。

2.2　中药敷贴疗法

(1) 甘草膏　将生甘草晒干、研碎，过 100～120 目细筛，取粉 100g。另将麻油 150ml，放入瓷缸内，文火烧沸，取下，冷却到一定的温度，将甘草粉倒入，搅拌，即成甘草膏。将配好的药膏均匀摊在无菌纱布上，厚约 3mm。将坏疽的指或趾，常规消毒清洗，然后用药膏包住，胶布固定（不宜太紧），每日更换 1 次。有严重感染者，宜先给常规清创，然后再用药膏（如药膏放置时间过长，需定期高温消毒）。功效：清热利湿，活血止痛。适用于脉络瘀热证。

（2）活血止痛散 生川乌、生草乌各10g，路路通20g，透骨草30g，桑枝30g，桂枝20g，姜黄10g，伸筋草30g，木瓜20g，独20g，细辛10g，土牛膝20g。将药物研成细末，调制成糊状制剂，敷贴于所需的穴位或患部。每日1次。功效：温经散寒，散瘀消肿，舒筋活络，活血止痛。适用于脉络血瘀证。

3 中医针灸治疗

3.1 针刺治疗

（1）取穴髀关、血海、足三里、阴陵泉、三阴交、太溪、解溪。局部皮肤用75％乙醇消毒，取双侧穴位，卧位，用28号2寸毫针刺入，髀关、血海、足三里、阴陵泉、三阴交、太溪施提插补法；使针感向足部放射3～4次为度，直刺1.5～2寸，施提插补法；解溪直刺0.5～1寸，施平补平泻针法。留针期间放松、静卧。每天1次，每次留针50分钟。21天为1个治疗周期。功效：温经通络，活血化瘀，散寒止痛。适用于动脉硬化性闭塞症各期。

（2）取穴命门、足三里、三阴交、解溪、太溪、太冲穴。命门穴及其上100mm范围内局部用75％酒精消毒，双手持1mm×100mm粗针，以督脉上命门穴上100mm处为进针点，快速破皮，约成10度进针，沿督脉经向下平刺，直至针根部，使针尖达命门穴。不使用提插捻转等手法，患者无酸胀疼痛感，留针2小时。其余穴位采用毫针常规刺法，双侧足三里加温针。每星期治疗4次，10次为1个疗程。功效：补益肝脾肾，温经通络，活血止痛。适用于动脉硬化性闭塞症一期（局部缺血期）和二期（营养障碍期）。

（3）取穴曲池、合谷、中脘、足三里、阴陵泉、丰隆、三阴交、血海、地机、绝谷、解溪。局部用75％酒精消毒，采用0.30mm×50mm和0.30mm×60mm针灸针。患者取仰卧位，所选穴位常规消毒，针刺深度以得气为度，得气后采用补泻手法，其中曲池、合谷、丰隆、太冲采用泻法；足三里、阴陵泉、三阴交采用补法；中脘、血海、地机、解溪采用平补平泻法。每日针刺2次，每次留针30分钟，10天为一个疗程，疗程间隔为2天，共治疗三个疗程。功效：调理脾胃，化痰祛瘀，活血通络。适用于糖尿病性下肢动脉硬化性闭塞症一期（局部缺血期）和二期（营养障碍期）。

（4）取穴腰部L3－S1夹脊穴，取双侧穴位，脊柱正中旁开各1寸。患者俯卧治疗床，局部用75％酒精消毒，取28号1.5寸毫针，垂直刺入，缓慢进针0.5～0.8寸，以患者有轻度酸胀感为宜，将针柄连接G－6805电针仪，以疏密波型（疏波4Hz，密波60Hz）刺激20分钟，每日1次，连续治疗20次。功效：舒张血管，改善侧支循环，增加肢体血供。适用于动脉硬化性闭塞症中期。

（5）取疼痛患肢同侧小腹肚脐至髂前上棘连线中点为进针点，常规消毒，然后使用静脉留置针以针尖直向患肢，水平进针，整个针体浅置于皮下。以进针点为支点，手握针柄使针体在水平方向上作来回摆动的扇形运动，直至疼痛消失或不再减轻为止。进针完毕，抽出不锈钢针芯，将软套管仍留置皮下，胶布固定露出皮外的与软套管紧密连接的管柄。留置 1 天或数天，将软套管拔出。

3.2 艾灸治疗

(1) 定位热敏点 用点燃的艾条，手持调控，在患肢局部或相应穴位（血海、肾俞、委中、承筋、足三里、阳陵泉、三阴交等），距离皮肤表面 3cm 左右高度施行艾条悬灸。当患者感受到艾热发生透热、传热和扩热感觉，此穴即为热敏点。重复上述步骤，探查所有热敏点。操作方式：选择患者舒适的体位，分别在每个热敏点上实施艾条悬灸，按下述步骤依次进行回旋、雀啄、往返、温和灸四步法操作：先行回旋灸 2 分钟温热局部气血，继以雀啄灸 1 分钟加强敏化，循经往返灸 2 分钟激发经气，再施以温和灸发动感传、开通经络。以完成灸感四个过程为标准，直至透热、扩热甚至感传现象完全消失为止。功效为温经通络。适用于脱疽病未溃期，坏死期不宜使用，局部缺血禁用。

(2) 温和灸 取足三里、丰隆、涌泉，均双侧。将艾条点燃后，火头朝下放进灸盒；选定治疗穴位，用松紧带将灸盒固定在施灸部位；通过通风孔，随时观察燃烧情况，艾条插入灸盒内 2～3cm，距离皮肤约 3cm，上下移动艾条高度，调节热敏灸盒内的温度，以免烫伤。每日治疗 1 次，每次 15 分钟。适用于阳虚寒凝型下肢动脉硬化性闭塞症。

(3) 温针灸 取穴环跳、委中、血海、梁丘、足三里、阴陵泉、三阴交、太溪、解溪、八风。首先令患者侧卧位，取患肢环跳穴直刺 2～3 寸，施提插泻法，使针感向足部放射 1～2 次为度，快针不留针；再令患者仰卧，直腿抬高患肢，取委中穴直刺 0.5～1 寸提插泻法，使针感向足部放射 1～2 次为度，快针不留针；血海、梁丘、足三里、三阴交、阴陵泉、太溪均直刺 1～1. 5 寸，施提插补法；解溪、八风直刺 0.5～1 寸，施平补平泻。针刺后，在针尾处插 2cm 长的艾条，由底部点燃施灸（艾灸与皮肤间垫锡纸片以免烫伤皮肤）。待艾条燃尽，针体温热感消失后起针即可。每日治疗 1 次，15 次为一个疗程，两个疗程后统计疗效。功效：温经散寒，活血化瘀，通络止痛。适用于阳虚寒凝型下肢动脉硬化性闭塞症。

4 穴位注射疗法

4.1 红花注射液穴位注射

取穴两侧下肢四个穴位足三里、丰隆、阳陵泉、三阴交。局部用 75%酒精消毒，用红花注射液1ml，进行穴位注射，每日每穴位用量1ml，隔日1次，应用15次为一个疗程，休息7天，进行下一个疗程，连续治疗三个疗程。功效：活血化瘀、通脉止痛。适用于动脉硬化性闭塞症各期，无严重肝、肾功能障碍、无出血倾向。

4.2 当归注射液及维生素 B_{12} 注射液穴位注射

取穴足三里、三阴交。局部用75%酒精消毒，用5ml注射器抽取当归注射液和维生素 B_{12} 注射液各1ml，将上述穴位常规消毒后，直刺进入1～1.5寸，待刺入部位出现酸、麻、胀感后将药液缓缓注入，每次每穴0.5ml，15次为一个疗程。功效：减轻患者的静息痛发作次数，缩短疼痛时间，提高生活质量，减少住院时间。适用于以疼痛为主症的动脉硬化性闭塞症。

5 中医中药配合手术后治疗

5.1 传统开放手术结合中医治疗

5.1.1 传统开放手术

（1）经皮腔内血管成形术；

（2）内膜剥脱术；

（3）旁路转流术；

（4）腰交感神经节切除术；

（5）大网膜移植术。

5.1.2 术后中医治疗

（1）中医内治

补阳还五汤加减。当归50g，丹参50g，桃仁20g，红花25g，鸡血藤40g，牛膝25g，地龙25g，川芎25g，牡蛎30g，全蝎10g，蜈蚣2条，甘草10g。水煎服，每日一剂，分两次服。功效：活血化瘀，通络止痛。适用于表现为患肢持久性静息痛，尤以夜间痛甚，舌质红或紫暗，苔薄白，脉沉细而涩患者。

（2）成药治疗

六虫胶囊（保定市第五医院，冀药制字Z20051193）：功效为活血破瘀、通脉止痛。预防下肢动脉硬化性闭塞症血管旁路术后血管再堵塞。

5.2 血管腔内介入手术结合中医治疗

5.2.1 血管腔内介入术

（1）经皮腔内血管成形术；

（2）支架植入术。

5.2.2　术后中医治疗

（1）辨证施治治疗

① 气虚血瘀证　肢体发凉、麻木、刺痛，夜间静息疼痛，病位有瘀点瘀斑，脉弦涩或沉细。益气化瘀方。黄芪 60g，当归 15g，赤芍 20g，川芍 15g，地龙 10g，桃仁 6g，红花 5g。水煎服，每日一剂，分两次服。功效：改善足趾微循环。

② 气阴两虚兼血瘀证　肢体发凉、麻木、刺痛，夜间静息疼痛，肌肉萎缩，身体消瘦，四肢乏力，舌淡胖，苔薄白，脉沉细无力。加味补阳还五汤。黄芪 60g、赤芍 9g、川芎 6g、当归 9g、地龙 9g、桃仁 9g、红花 9g。水煎服，每日一剂，分两次服。功效：补气养阴，化瘀止痛。

③ 血瘀证　肢体发凉怕冷，疼痛，肢端小腿有瘀斑，或足紫红色、青紫色。舌有瘀斑或舌质绛，脉弦涩。丹参通脉汤。丹参、赤芍、黄芪、桑寄生、当归、鸡血藤各 30g，郁金、川芍、川牛膝各 15g。水煎服，每日一剂，分两次服。功效：活血化瘀，调和气血。

（2）经方验方治疗

① 归芪通脉汤　当归 15g，黄芪 30g，丹参 15g，鸡血藤 15g，金银花 15g，元参 15g，地龙 15g，全蝎 10g，甘草 6g。水煎服，每日一剂，分两次服。功效：扶助心脾，开气血生化之源。防治手术后再狭窄。（河南省平顶山市中医院，张现峰）

② 透骨通脉饮　生黄芪 30g，牛膝 10g，南蛇藤 30g，党参 10g，珍珠菜 20g，毛冬青 20g，透骨草 30g，生牡蛎 30g，生甘草 5g，路路通 20g，海藻 10g，丹参 10g。水煎服，每日一剂，分两次服。功效：益气，活血，通络。防止术后再狭窄。（浙江中医药大学附属温州市中医院，叶海东）

5.3　自体外周血干细胞移植术结合中医治疗

5.3.1　自体外周血干细胞移植术：采用 CS－3000Plus 血细胞分离机采集自体外周血单个核细胞制成干细胞悬液，按 3cm×3cm 的间距，沿缺血肢体动脉走向，进行多点局部肌肉注射；足部按 1cm×1cm 的间距进行注射，每点注射 0.5～1ml。

5.3.2　术后中药治疗

气虚血瘀：证候表现为患肢发凉、麻木、酸胀加重，持续性疼痛，趾（指）甲增厚、变形，生长缓慢，或肌肉萎缩，舌质青紫，有瘀点或瘀斑，苔白润，脉沉紧或沉涩。身痛逐瘀汤加减。秦艽 6g，川芎 12g，桃仁 10g，红花 10g，甘草 9g，羌活 6g，没药 10g，当归 10g，五灵脂 10g，香附 6g，牛膝 20g，地龙 10g，黄芪 30g，人参 10g。水煎服，每日一剂，分两次服。功效：益气活血行气，祛瘀通络止痛。

（李大勇、李　鑫、李世征、吴振国、冯　辉）

【专家点评】

在祖国医学历代医籍中，虽然没有动脉硬化的名词记载，但有关的论述早有详细的描述。其中有关于血管形态的认识，如“经脉为里，支而横者为络，络之别者为孙”（《灵枢·经水篇》）；在血液、血管的功能上，《素问·五脏生成论》指出：“诸血者皆属于心，……故人卧血归于肝，目受血而能视，足受血而能步，掌受血而能握，指受血而能摄”；有关于“脱疽”的记述：“发于足趾，名曰脱痈。其状赤黑，死不治。不赤黑，不死。不衰，急斩之，不则死矣……”（《灵枢·痈疽篇》）诸如此类的记述在中医典籍中不胜枚举，因此，中医药治疗动脉硬化性闭塞症具有充分的理论及实践基础，在改善肢体功能和保肢等方面的作用不可替代。

现代外科治疗动脉硬化性闭塞症的主要措施是包括腔内治疗、血管移植、干细胞移植等方法在内的各种血管重建治疗，见效快是其主要优势，但每种方法皆有适应证和并发症需要考虑，这些干预措施也只能暂时解决患肢血供问题，围手术期及手术后长期的药物治疗则是调整血液易损状态、维持手术效果的关键，《素问·调经论》就提出了“病在脉，调之血”的观点。因此，在临床上应充分考虑动脉硬化性闭塞症所处的时期来选择治疗方案：如肢体缺血症状体征明显，严重影响患者的日常生活，甚至威胁肢体的生存时，应以现代外科手段为主；当病情稳定，或患者不具备手术的条件时，中医药应是主要的治疗方案。从中医角度看，其治疗机制应是针对发病中邪、瘀、虚三个主要环节，采用急则祛邪为先以治标、缓则化瘀与扶正以善后的分期辨证治疗过程。从现代医学角度来看，中医药治疗动脉硬化性闭塞症的主要机制是改善血液流变和血液循环，调整血液易损状态，促进血管新生。

目前存在的问题和主要研究方向：（1）在临床中活血化瘀药物有和血、活血、破血之分，要结合辨证阴阳、虚实、寒热、因果选择活血化瘀药物力道及配伍。长时间的活血化瘀甚至破血逐瘀治疗能否造成血管内皮细胞的损伤而加重肢体缺血，有待于临床的进一步观察和基础实验研究。（2）对于血管重建术后再狭窄的中医药治疗取得了一定的成绩，但大多是单中心报告，其疗效尚待大样本临床病例的对照研究证实。（3）缺血性创面的中医药治疗效果不理想，祛腐生肌、偎脓长肉等中医外治理论和外用药的制备工艺等方面仍需不断完善。

（李大勇，博士，辽宁中医药大学附属医院血管外科主任，中医外科学教研室主任。教授，主任医师，博士生导师。于2006年和2011年获得国家自然科学基金的资助，发表了30余篇学术论文。于2006年获得“辽宁省普通高等学校优秀青年骨干教师”，2009年获得“第七届辽宁青年科技奖”，并于2015年获得辽宁省百千万人才工程“百人层次”。中华中医药学会外科疮疡专业委员会主任委员，辽宁省中西医结合学会周围血管病专业委员会主任委员，辽宁省细胞生物学学会干细胞与再生医学专业委员会副主任委员，辽宁省中医药学会外科专业委员会副主任委员）

第二节　血栓闭塞性脉管炎

血栓闭塞性脉管炎是血管的炎性、节段性和反复发作的慢性闭塞性疾病。多侵袭四肢中小动静脉，以下肢多见，好发于男性青壮年。我国各地均有发病，但北方较多，发病率在6%左右，且复发率很高，约为33%～60%。主要临床表现为疼痛、发凉和感觉异常。属于中医学“脱疽”的范畴。中医认为本病病因主要是脾气不健、感受寒湿之邪和肾阳不足有关。终致病机上导致脾失运化，四肢肌肉酸软无力。寒邪袭络，经脉收缩牵引，气血凝滞，瘀阻不通，不通则痛。寒为阴邪、易伤阳气，故其为患则肢体发凉、怕冷。肾之阳气亏虚，四末失于温煦而易致寒凝血瘀，且肾主骨，故病之后期甚则骨损而脱。中医的主要治疗治法为温经通络、清热解毒、活血化瘀、补气养血等。

【诊断】

1　疾病诊断

本病起病隐匿，进展缓慢，多次发作后症状逐渐明显和加重。主要临床表现：①患肢怕冷，皮肤温度降低，苍白或发绀。②患肢感觉异常及疼痛，早期起因于血管壁炎症刺激末梢神经，后因动脉阻塞造成缺血性疼痛，即间歇性跛行或静息痛。③长期慢性缺血导致组织营养障碍改变。严重缺血者，患肢末端出现缺血性溃疡或坏疽。④患肢的远端动脉搏动减弱或消失。⑤发病前或发病过程中出现复发性游走性浅静脉炎。动脉硬化性闭塞症的检查方法均适合本病。除此之外通过动脉造影可以明确患肢动脉阻塞的部位、程度、范围及侧支循环建立情况。患肢中小动脉多节段狭窄或闭塞是血栓闭塞性脉管炎的典型X线征象。最常累及小腿的三支主干动脉，后期可以波及腘动脉和股动脉。动脉滋养血管显影，形如细弹簧状，沿闭塞动脉延伸，是重要的侧支动脉，也是本病的特殊征象。

2　证候诊断

（1）阴寒证　患肢冰凉，怕冷明显，肢端皮肤苍白或潮红；创口愈合而寒凝不退，患肢发凉、怕冷；舌苔薄白，舌质淡，脉象沉细。

（2）血瘀证　患肢持续性固定性疼痛，局部皮肤呈紫红、黯红或青紫色；舌质紫黯或有瘀点、瘀斑，苔薄白，脉沉细涩。

（3）湿热证　患肢潮红、紫红、肿胀、疼痛，趾端溃疡或坏疽有轻度炎症表现，或患肢发生游走性血栓性浅静脉炎；舌质红，苔黄厚或黄腻，脉滑数。

（4）热毒证　患肢坏疽、溃疡继发严重感染，红肿热痛，脓液多，恶臭味，疼痛剧烈。患者常抱足而坐，彻夜难眠，伴全身发热或高热、恶寒，烦渴引饮，便秘溲赤；舌质红绛，苔黄燥或黑苔，脉洪数或弦数。

（5）气血两虚证　患者久病虚弱无力，面色萎黄。患肢发凉、怕冷，肌肉消瘦，皮肤干燥，趾（指）甲增厚，生长缓慢，肢端溃疡，创口肉芽灰淡，创面脓液清稀，久不愈合；舌质淡，苔薄白，脉沉细无力。

【治疗】

1　中医内治

1.1　辨证施治

（1）阴寒证

治法：温经散寒，活血通脉。

方药：阳和汤加减。熟地 30g，黄芪 30g，鸡血藤 30g，党参 15g，当归 15g，干姜 15g，赤芍 15g，怀牛膝 15g，肉桂 10g，白芥子 10g，熟附子 10g，炙甘草 10g，地龙 15g，麻黄 6g，鹿角霜（冲）10g。若疼痛者加元胡 10g、忍冬藤 10g；湿重者加萆薢 10g、云苓 15g。

煎服法：水煎服，每日一剂，分两次服。

（2）血瘀证

治法：活血化瘀，通络止痛。

方药：活血通脉饮加减。丹参 30g，赤芍 60g，金银花 30g，土茯苓 60g，当归 15g，川芎 15g，牛膝 15g，鸡血藤 15g，蒲公英 30g，板蓝根 15g。若有寒湿者，加肉桂 10g、白芥子 15g；睡眠不佳者，加远志 15g、酸枣仁 15g。

煎服法：水煎服，每日一剂，分两次服。

（3）湿热证

治法：清热利湿，活血化瘀。

方药：四妙勇安汤加减。金银花30g，玄参30g，当归15g，赤芍15g，牛膝15g，黄柏10g，黄芩10g，栀子10g，连翘10g，苍术10g，紫草10g，生甘草10g。若疼痛者加元胡12g、忍冬藤10g。

煎服法：水煎服，每日一剂，分两次服。

（4）热毒证

治法：清热解毒，养阴活血。

方药：四妙活血汤加减。金银花30g，蒲公英30g，玄参15g，当归15g，黄芪15g，丹参15g，牛膝12g，连翘12g，防己12g，黄柏10g，黄芩10g，红花10g，乳香3g，没药3g，地丁30g，生地15g，漏芦12g，贯众10g。本证多兼有血瘀，可加川芎10g、桃仁15g、红花15g等；若发热重者可加犀角3g、生地10g、蒲公英15g等。

煎服法：水煎服，每日一剂，分两次服。

（5）气血两虚证

治法：补气养血，调和营卫。

方药：顾步汤加减。黄芪30g，党参30g，鸡血藤30g，石斛30g，当归15g，丹参15g，赤芍15g，牛膝15g，白术15g，炙甘草10g。可适当加赤芍10g、王不留行12g等活血药，同时加玄参15g、双花15g等清热解毒药。

煎服法：水煎服，每日一剂，分两次服。

1.2　经方验方治疗

（1）麻黄附子细辛汤加味　熟附片20g（先），炙麻黄10g，细辛5g，干姜6g，炙甘草10g，桂枝12g，炒白芍15g，垂盆草50g，茵陈30g。每日一剂，水煎服，分两次服。功效：扶阳建中清利。适用于血栓闭塞性脉管炎轻中度缺血并感染。（上海市中西医结合医院，奚九一）

（2）阳和通脉汤　制附片10g，炮甲珠10g，砂仁6g，桂枝10g，川牛膝10g，银花30g，丹参30g，地龙10g，甘草6g，鸡血藤30g，神曲10g。每日1剂，水煎服，分2次温服。功效为温阳通脉。适用于血栓闭塞性脉管炎中期阳虚寒凝证。（山西中医学院附属医院，赵尚华）

（3）乌头桂枝汤　第一方：川乌头10g，桂枝10g，生白芍10g，炙甘草6g，生姜10g，蜂蜜15g，红枣4枚。第二方：银花30g，炙甘草6g，当归15g，黄芪30g。第三方：党参17g，白术10g，茯苓10g，甘草5g，熟地18g，肉桂10g，生白芍10g，当归10g，黄芪12g，远志10g，五味子10g，陈皮10g。每方水煎服，分两次服。每日一方，依次轮服。功效为散热通阳。适用于血栓闭塞性脉管炎阳虚寒凝、经脉壅塞证。（山西中西医结合医院，门德纯）

（4）脉通灵Ⅰ号方　双花30g，当归20g，赤芍30g，鸡血藤30g，石斛30g，元参30g，生芪15g，白术12g，蒲公英20g，生地30g，野菊花20g，地丁12g，元胡20g，牛膝12g，天葵子20g，生甘草12g。每日一剂，水煎服，日服两次，饭后服。功效：清热解毒，滋阴通络。适用于血栓闭塞性脉管炎阴虚热毒型。(北京市西城区中医医院，石晶华)

1.3　成药治疗

(1) 脉络宁注射液　功效为清热养阴、活血化瘀。主治各期血栓闭塞性脉管炎。(南京金陵药业股份有限公司生产，国药准字Z32021102)

(2) 蕲蛇酶注射液　功效为去纤、降低血小板和红细胞聚集、降脂、抗凝、溶栓解聚、扩张血管。主治各期血栓闭塞性脉管炎。(福建汇天生物药业有限公司，国药准字H19990362)

(3) 复方丹参片　功效为活血化瘀、理气止痛。主治血瘀型血栓闭塞性脉管炎。(北京同仁堂科技发展股份有限公司制药厂，国药准字Z11021185)

2　中医外治

2.1　中药熏洗疗法

(1) 脱疽熏洗方　伸筋草、透骨草各30g，苏木、川草乌各15g，红花、川椒、附子、干姜各10g。先用超声多普勒或用测量下肢血压的方法确定血栓的大致部位，然后将脱疽熏洗药装入预先缝好的纱布袋中（袋要求扁平），再把药袋放入水中煎沸，趁热用热蒸气熏熥患肢，当水温降至45℃左右时，方可将患肢放入药水中洗之；同时，把药袋稍拧干，趁热放在血栓阻塞的相应部位，每次20～30分钟，熏洗后注意肢体保温。功效为温经散寒。适用于阴寒型、血瘀型血栓闭塞性脉管炎。(山西中医学院附属医院，李晓亮)

(2) 自拟熏洗方　透骨草30g，伸筋草30g，红花25g，川芎20g，川草乌各25g，干姜20g，川椒20g，细辛20g。将上药加水约3000ml，浸泡30分钟后，置中等火焰上煎煮20分钟，取汁2000ml；二煎加水1500ml，煮15分钟，取汁1000ml，两煎药汁混合，趁热将患肢放盆上熏蒸5～10分钟，待药液温度降至40℃～45℃时，再浸泡患肢20～30分钟，每日2次。功效：温经散寒，除湿通络。适用于阴寒型、湿热型血栓闭塞性脉管炎。(山东省威海市文登中心医院，刘佩凤)

2.2　中药膏剂外敷

(1) 自拟中药湿敷　地丁15g，连翘15g，乳香15g，没药15g，防风15g，白芷15g，白蔹15g，蒲公15g，露蜂房15g，水煎30分钟，待药液温度适宜时，用医用纱布蘸药液湿敷30分钟，每日三次。两个月后观察疗效。功效：活血通脉，清热解毒。适用于脉络瘀阻，毒热内盛型血栓闭塞性脉管炎。(河北北方学

院附属第一医院，商月娥）

（2）透骨通脉方　乳香、蒲公英、没药、伸筋草各30g，白蔹、威灵仙、红花、紫花地丁、麻黄各20g，防风、透骨草、白芷、蜂房各15g。水煎，每天1剂，取药汁1500ml。将8～10层无菌纱布在药汁中充分浸渍后，取出纱布略拧干敷于患处。药液温度需控制在45℃左右。每次20分钟，每天3次，30天计1个疗程。功效：疏利气血，宣阳通窍，祛风除湿，散寒止痛。适用于血栓闭塞性脉管炎阴寒型和血瘀型。（杭州市中医院，朱佳清）

3　针灸疗法

3.1　毫针透刺与辨证取穴法

取穴百会、风池、大椎、膻中、关元、气海、血海。百会向双侧曲鬓透刺，快速捻转，使针感向两侧头部传导；风池刺向对侧眼角，大椎爪刺，均不留针；关元、气海补法，膻中血海泻法，留针30分钟。功效：泻瘀热，复阳气，通经络，调气血。适用于血栓闭塞性脉管炎各期。

3.2　理肺通脉针法

（1）取穴经渠、血海、阴陵泉、三阴交、足三里、上巨虚、下巨虚（以上均双侧）。温针行捻转补法，每日二次，每次40分钟；灸太渊。功效：温肺散寒，活血化瘀。适用于血栓闭塞性脉管炎寒湿证。

（2）取穴经渠、列缺、尺泽、血海、足三里、膈俞、上巨虚、下巨虚（均双侧）。采用平补平泻法。每日二次，每次15分钟。功效：宣畅肺气，活血化瘀。适用于血栓闭塞性脉管炎血瘀证。

（3）取穴太溪、复溜、列缺、尺泽、鱼际、经渠、血海、阴陵泉（以上均双侧）。用提插泻法。每日三次，每次20分钟。功效：清解肺气，活血化瘀。适用于血栓闭塞性脉管炎热毒证。

（4）取穴经渠、列缺、鱼际、尺泽、阴陵泉、足三里、上巨虚、血海。行捻转补法。每日一次，每次60分钟。功效：补益肺气，活血化瘀。适用于血栓闭塞性脉管炎气血两虚证。

（5）取穴尺泽、经渠、膻中、隔俞、阴谷、太溪、三阴交、血海。采用捻转补法。每日一次，每次60分钟。功效：补益肺肾，活血化瘀。适用于血栓闭塞性脉管炎肾虚证。

3.3　止痛针法

取穴三阴交、公孙、八风穴。三阴交穴直刺1.5寸，公孙穴直刺1.2寸，均用泻法，留针15分钟；八风穴斜刺0.8寸，采用放血疗法，进针后即见血液流出，呈黑红色，摇大针孔，使瘀血尽出。功效：健脾活血，消炎止痛。适用于血栓闭塞性脉管炎伴剧痛者。

3.4　电针

取穴腰部L3～S1，夹脊穴，取双侧穴位，脊柱正中旁开各1寸。患者俯卧于治疗床，常规穴位皮肤消毒，取28号1.5寸毫针，垂直刺入缓慢进针0.5～0.8寸，以患者有轻度酸胀感为宜，将针柄连接G－6805电针仪，以疏密波型（疏波4Hz，密波60Hz）刺激20分钟。每日1次，连续20次。功效：调节气血，活血化瘀，经脉条达。适用于各期血栓闭塞性脉管炎。

4　穴位注射疗法

4.1　前列腺素E1穴位注射

取穴三阴交（双）。前列腺素E1注射液100mg溶于0.9%生理盐水500ml中，取3ml穴位注射，每日1次，疗程10天。适用于各期血栓闭塞性脉管炎。

4.2　复方丹参注射液穴位注射

取穴患侧肾俞穴、阳陵泉穴。常规消毒后，用带7号针头的10ml注射器，抽取复方丹参注射液，刺入穴位，寻找针感，待病人有较强烈的酸、胀或触电样感觉，回抽针芯，无回血方可注入药物，每穴各注入4ml，隔日1次，5次为1个疗程，疗程间休息5天，再行第2疗程。功效：行气活血，祛瘀止痛。适用于血瘀型血栓闭塞性脉管炎。

5　中医中药配合手术后治疗

5.1　传统开放手术结合中医治疗

5.1.1　传统开放手术

（1）下肢血管重建术；

（2）动静脉转流术；

（3）腰交感神经切除术；

（4）大网膜移植术；

（5）连续骨钻孔术；

（6）截肢术。

5.1.2　术后中医治疗

（1）寒凝脉证　患肢畏寒、怕冷、麻木，疼痛，足部溃烂，患肢足背动脉反射消失。舌紫暗，脉沉涩。黄芪60g，党参20g，当归20g，鸡血藤30g，丹参30g，熟地15g，鹿角胶15g，制附片12g，穿山甲5g，川芎15g，牛膝15g，甘草10g。水煎服，每日一剂，分两次服。功效：益气温阳，化瘀通络。适用于栓闭塞性脉管炎寒凝脉络和气血亏虚型的患者。

(2) 热毒蕴证 患足怕冷麻木，间歇性跛行，静息痛，肢端溃疡，舌红，苔黄，或鲜红无苔，脉弦数或细数。加味顾步汤。党参、当归、赤白芍、丹皮、丹参、玄参、泽兰、泽泻各15g，黄芪、银花各30g，川牛膝、生甘草各10g。加减：肢端疼痛甚，加失笑散20g、延胡索15g；局部破溃，疮面有分泌物，加黄柏10g、黄芩10g、土茯苓15g。水煎服，每日一剂，分两次服。功效：益气活血，清热解毒。适用于栓闭塞性脉管炎热毒型。

5.2 腔内介入治疗结合中医治疗

5.2.1 腔内介入术

(1) 股浅动脉长段闭塞介入支架治疗；

(2) 膝下动脉小球囊扩张.

5.2.2 术后中医治疗

(1) 辨证施治治疗

① 血滞淤证 患肢暗红、紫红，下垂时更甚，肌肉萎缩，皮肤干燥脱屑，舌质淡，脉沉细。生黄芪50～100g，当归10g，赤芍15g，桃仁6g，水蛭5g，丹参30g，川芎6～12g，牛膝15g。水煎服，每日一剂，分两次服。功效：活血化瘀，通络止痛。

② 湿热下证 患肢皮肤暗红而肿，犹如煮熟的红枣，皮肤上起黄疱，渐变紫黑色，呈浸润性蔓延，疼痛异常。并伴有发热、口干、食欲减退、便秘、尿黄赤、苔黄腻、脉洪数或细数。四妙勇安汤加味。金银花30g，玄参30g，当归15g，赤芍15g，牛膝15g，黄柏10g，黄芩10g，山栀子10g，连翘10g，苍术10g，防己10g，紫草10g，生甘草10g，红花6g。功效：清热利湿，活血化瘀。

(2) 成药治疗

血府逐瘀胶囊 功效：活血祛瘀、行气止痛。主治下肢动脉球囊扩张联合动脉取栓术后血管不畅，组织灌流量不足，肢体缺血。(天津宏仁堂药业有限公司，国药准字1022Z2023)

(李大勇、李 鑫、李世征、吴振国、冯 辉)

【专家点评】

血栓闭塞性脉管炎是一种慢性疾病，主要由于阳气本虚，外受寒湿，致使经脉收引，气血凝滞所引起的初起患趾（指）苍白、怕冷、发凉、麻木、步履不便；继则疼痛剧烈，夜间尤甚；日久趾（指）色如煮熟的红枣，渐色黑腐烂，溃烂蔓延，五趾（指）相传，最终导致肢端脱落。亦是中医外科险恶疾病之一。关于“脱疽”，最早见于《灵枢·痈疽》篇：“发于足指，名曰脱痈，其状赤黑，死不治；不赤黑，不死。不衰，急斩之，不则死矣”。指出了本病后期的典型症状、预后特点及手术治疗原则。此后，汉代华佗的《神医秘传》载："此症发生于手指或足趾之端，先痒而后痛，甲现黑色，久则溃败，节节脱落，宜用生甘草研成细末，麻油调敷……内服药用金银花三两、元参三两、当归二两、甘草一两，水煎服。"不但指出了脱疽症状的演变特点，而且首先提出了其内外药物治法。晋代皇甫谧的《针灸甲乙经》则首先将"脱痈"改为"脱疽"……中医文献对脱疽的论述，为本病的辨证论治提供了丰富的经验。

中医药治疗血栓闭塞性脉管炎的研究亦取得了丰硕的成果，有许多有效的方剂一直在广泛地应用，近年又有许多新的方药、制剂和药物应用于临床。在降低截肢率、提高患者的生活质量等方面具有重要的作用，奠定了中医及中西医结合周围血管病学的基础。

血栓闭塞性脉管炎是四肢较小动静脉的病变，现代外科对于本病的主要治疗方法有分期静脉动脉化、交感神经切除术、大网膜移植术、牵拉骨成形术、血管腔内手术、干细胞移植术等，但手术后中远期效果不确定是一个不争的事实，因此，中医药治疗血栓闭塞性脉管炎是现代医学所不能替代的，其主要作用包括缓解血管痉挛、促进侧支血管形成、改善肢体血运、降低血液黏度及纤维蛋白原含量、增强血液纤溶活性、抑制血小板聚集和血栓形成等多靶点的作用。

目前存在的问题和主要研究方向：(1) 以中药为主治疗血栓闭塞性脉管炎的方法很多，但缺乏规范的临床研究资料，临床证据的级别不高。(2) 大多数临床用药为中药复方，组方药味太多，不易掌握而影响推广，进行适当的拆方研究，精简药味，对于进一步的成果转化是有利的。(3) 晚期脉管炎患者的最大痛苦是局部剧烈的缺血性疼痛，止痛成为治疗的关键，迄今为止还没有一种满意的中医药止痛效果的方法，如能从中医药中寻找到一种具有良好的止痛效果的方法，将会是本病治疗上的一个突破。(4) 血栓闭塞性脉管炎是一种免疫机制异常的疾病，调整机体的免疫机能有可能成为控制病情和防止复发的关键。许多中药具有调整免疫机能的作用，筛选出其中作用较好的药物进行研究，将为进一步揭示该病本质和预防复发提供可能。

（李大勇，博士，辽宁中医药大学附属医院血管外科主任，中医外科学教研室主任。教授，主任医师，博士生导师。于 2006 年和 2011 年获得国家自然科学基金的资助，发表了 30 余篇学术论文。于 2006 年获得"辽宁省普通高等学校优秀青年骨干教师"，2009 年获得"第七届辽宁青年科技奖"，并于 2015 年获得辽宁省百千万人才工程"百人层次"。中华中医药学会外科疮疡专业委员会主任委员；辽宁省中西医结合学会周围血管病专业委员会主任委员；辽宁省细胞生物学学会干细胞与再生医学专业委员会副主任委员；辽宁省中医药学会外科专业委员会副主任委员）

第三节　糖尿病足

糖尿病足是糖尿病引起的足部疼痛、皮肤溃疡、肢端坏疽等病变的总称。我国现有糖尿病患者约3000万，居世界第2位，本病发病率为0.9%～14.5%，引起的主要病因是糖尿病血管病变、糖尿病周围神经病变、感染。其临床表现特征是间歇性跛行、静息痛、皮肤感觉异常、肢体营养障碍、坏疽等，属中医“消渴病”“痹”“脱疽”等范畴。中医学认为本病的病因主要是消渴日久，气阴两虚，终致病机上经脉瘀阻，血行不畅，肢端失养，加之湿热下注，热毒血瘀，而成脉痹、脱疽。中医治疗糖尿病足强调中医内治与外治相结合，已形成重视整体调节、重视综合治疗和重视个体化治疗的特色。其主要治法为益阴养血、益气化瘀、活血通脉、清热解毒等。

【诊断】

1　疾病诊断

糖尿病足局部肢体表现可包括肢体缺血、神经营养障碍和组织感染三方面。可有以下临床表现：间歇性跛行、静息痛、皮肤感觉异常、肢体营养障碍、感染、坏疽等。实验室检查通过测定空腹和餐后血糖，以及糖化血红蛋白，可以了解糖尿病控制情况；检查血脂、血黏度确定有无高脂血症、高血液黏滞症；尿蛋白及肾功能检验明确有无糖尿病肾病；坏疽区脓液细菌培养及抗生素药敏试验帮助选用合适的抗生素进行治疗；B超检查可以了解动脉管壁增厚、不光滑；可见斑块、钙化及附壁血栓；管腔不规则、狭窄或闭塞；计算机断层扫描及血管重建（CTA）或动脉造影：可显示动脉狭窄、闭塞的部位程度、侧支循环建立情况。

2　证候诊断

（1）气阴（血）两虚、皮肤失养证　肢体乏力、发凉、易疲劳为主症，足底异样感觉，可见皮肤色暗、瘙痒、干燥、脱屑，或有汗毛稀疏、脱落，舌淡，苔白，脉细。

（2）气虚血瘀、脉络阻滞证　肢体麻木、疼痛为主症，可见间歇性跛行，或静息痛，夜间尤重；皮色紫暗或有瘀斑，感觉迟钝或丧失，刺痛或灼痛，趾端棉絮感，汗毛脱落，爪甲不荣；舌淡紫，有瘀斑，脉弦细涩。

（3）阴虚血瘀、脉阻阴疡证　下肢或足部溃疡、干性坏死为主症；肢体营养状况下降，或见肌肉萎缩，或见足或足趾畸形，肢端动脉搏动减弱或消失；舌质紫暗，脉细或细涩。

（4）湿热瘀滞、脉闭筋骨毒腐证　以湿性坏疽、脓液稠厚为主症，坏疽边周或红或肿，疼痛为重；舌红，苔黄腻，脉滑数。热毒炽盛者，可有高热、憎寒，甚者神昏谵语。舌红绛，苔黄腻，脉洪数。

【治疗】

1　中医内治

1.1　辨证分型

（1）气阴（血）两虚、皮肤失养证

治法：益阴养血，通脉润肤。

方药：增液汤合当归饮子加减。玄参 30g，麦冬 24g，细生地 24g，当归（去芦）、白芍药、川芎各 30g，生地黄（洗），白蒺藜（炒，去尖），防风、荆芥各 30g，何首乌，黄芪（去芦），甘草（炙）各 15g。气血瘀阻可加鸡血藤 10g、鬼箭羽 10g；如局部有脓肿形成，可加生黄芪 20g、皂角 5g、穿山甲 5g。功效为益气脱脓。

煎服法：水煎服，每日一剂，分两次服。

（2）气虚血瘀、脉络阻滞证

治法：益气化瘀，活血通脉。

方药：当归补血汤合桃红四物汤加减。黄芪 30g，当归 6g，当归、熟地、川芎、白芍、桃仁、红花各 15g。若麻木较重者，可加丝瓜络 9g、络石藤 9g 等通络之品，若肢体无力感突出，可加重健脾强肾之品，如党参 10g、白术 15g、云苓 15g、桑寄生 10g。

煎服法：水煎服，每日一剂，分两次服。

（3）阴虚血瘀、脉阻阴疡证

治法：活血化瘀，补气养阴。

方药：生脉散合顾步汤加减。人参 9g，麦门冬 9g，五味子 6g，牛膝 30g，金钗石斛 30g，人参 9g，黄芪 30g，当归 30g，金银花 10g。若肿胀严重，加车前子 10g、防己 10g；脓性分泌物多，气秽，加虎杖 10g、地丁 15g，以增强清热解毒之力；局部潮红焮热，加生地 10g、丹皮 10g、紫草 12g、生石膏 20g，以清热凉血。

煎服法：水煎服，每日一剂，分两次服。

（4）湿热瘀滞、脉闭筋骨毒腐证

治法：清热解毒，活血通脉。

方药：四妙勇安汤合透脓散加减。金银花 90g，玄参 90g，当归 60g，甘草 30g，黄芪 12g，山甲（炒末）3g，川芎 9g，当归 6g，皂角针 4.5g。高热不退、口干喜饮、大便秘结，加生石膏 20g、知母 10g、大黄 5g，以泻热通便。

煎服法：水煎服，每日一剂，分两次服。

1.2　经方验方治疗

(1) 辽宁中医药大学附属医院治疗糖尿病足协定方

① 湿热毒盛证（糖尿病足早期）

治法：清热解毒，利湿通脉

方药：糖足一号。黄芪 30g，黄柏 30g，苍术 20g，天花粉 20g，葛根 30g，金银花 30g，当归 30g，鸡血藤 20g，红花 15g，丹参 20g，牛膝 20g，生地 20g，蜈蚣 2 条，水蛭 8g。

煎服法：水煎服，每日一剂，分两次服。

② 气血两虚证（糖尿病足中后期）

治法：益气养血，温经通脉

方药：糖足二号。黄芪 50g，当归 50g，白术 30g，熟地 30g，党参 30g，白芍 20g，牛膝 20g，鹿角胶 20g，阿胶 10g，丹皮 20g，泽泻 15g，甘草 20g。

煎服法：水煎服，每日一剂，分两次服。

(2) 化浊降糖方　苍术 15g，薏苡仁 15g，白花蛇舌草 15g，鹿衔草 15g，石菖蒲 12g，黄芩 12g，银花 12g，苦丁茶 9g，厚朴 9g，白术 9g，茯苓 9g，姜夏 9g，陈皮 9g，苏梗 9g，砂仁 6g，黄柏 6g。水煎服，每日一剂，分两次服。功效：健脾燥湿，清化热浊，佐以益气养阴活血。主治各型糖尿病足溃疡。（上海中医药大学附属龙华医院，唐汉钧）

(3) 清法方　黄芩 15g，苦参 15g，茵陈 30g，栀子 15g，垂盆草 30g，水牛角片 30g（先煎），金银花 30g，玄参 15g，甘草 10g，生地黄 5g（后下煎服）。水煎服，每日一剂，分两次服。功效：清热凉血解毒。主治糖尿病足筋疽型（深部肌腱变性坏死）。（上海市中西医结合医院，奚九一）

(4) 益气扶阳方　黄芪 50g，白术 15g，薏苡仁 30g，附片 10g（先煎），干姜 10g，甘草 10g，金银花 30g，元参 20g，石斛 15g，豨莶草 30g，海藻 30g，垂盆草 30g（煎服）。水煎服，每日一剂，分两次服。功效：益气、扶阳、托毒。主治糖尿病足后期。（上海市中西医结合医院，奚九一）

(5) 透骨通脉饮　生黄芪 30g，透骨草 20g，胆南星 10g，重楼 10g，黑无参 10g，全虫 4g，蜈蚣 2 条，生煎牡蛎 20g，南蛇藤 20g，葛根 10g，焗服玉桂 1g，生甘草 5g。水煎服，每日一剂，分两次服。功效：益气、化痰、软坚。主治糖尿病足各期。（浙江中医药大学附属温州市中医院，胡胜利）

1.3　成药治疗

（1）复方丹参滴丸　功效为活血化瘀。主治各型糖尿病足。（天士力制药集团股份有限公司，国药准字Z10950111）

（2）通塞脉片　功效为益气养阴、化瘀清热。主治糖尿病足肢端出现坏疽、溃疡，伴有气阴不足脉证者。（江苏康缘阳光药业有限公司，国药准字YBZ08372004）

（3）川芎注射液　功效为常与山莨菪碱合用，抑制血小板聚集、扩张血管、解除痉挛。主治糖尿病足血管病变为主者。（郑州卓峰制药有限公司，国药准字H20055479）

2　中医外治

2.1　中药熏洗疗法

（1）糖尿病足外洗方　大黄30g，黄柏20g，黄芩20g，蛇床子10g，苦参15g，五倍子15g，路路通15g，防风15g，独活15g，王不留行15g，宽筋藤50g。将上述中药煎水2000ml，水温35℃～37℃，每日泡洗患足，早晚各1次，每次30分钟，泡洗患足后进行局部清创，尽量清除坏死组织。功效：活血化瘀，温通经脉，清创解毒，促进愈合。主治各级糖尿病足患者，中医辨证为湿热下注，兼气滞血瘀、经络痹阻。（广西中医学院，李桂文）

（2）拂痛外洗方　生川乌12g，吴茱萸、艾叶、海桐皮各15g，川断、独活、羌活、防风各10g，川红花、当归尾、荆芥各6g，细辛5g，生葱4条（全株洗净）切碎，米酒、米醋各30g。将药液煎成2000ml，分两次，每次用1000ml，药液不重复使用。测药液温度为40℃时，浸洗患足及下肢20分钟。水温下降时，可随时加温，使药液保持温度。每天2次。根据病情需要，药汤可浸到踝关节或膝关节以上部位。功效：活血，通络，生新。主治糖尿病足无开放性病变，但有明显供血不足。（广州中医药大学，邓铁涛）

（3）通痹汤　黄芪30g，桂枝10g，当归20g，鸡血藤20g，乳香10g，没药10g，全蝎5g，丹参30g。以上药物加水1000ml，煎为500ml（浓汤），加清水3000ml浸泡双足（药剂温度为38℃～40℃），药液以泡过足踝为度，每日1次，每次30分钟，睡前进行。足浴后立即用软的干毛巾轻轻拭干双脚，尤其是脚趾间，切莫用力，以免拭破皮肤。功效：活血化瘀，祛湿通络。主治气虚血瘀、脉络阻滞证。（长春中医药大学附属医院，王秀阁）

（4）自拟方足浴方　丹皮15g，蒲公英50g，苦参15g，黄柏15g，白芷10g，大黄20g。先将药装入布袋内，再加入1000ml浸泡30分钟，再煮沸，待药液温度降至35℃～40℃时开始淋洗，泡患足，浸泡中逐渐加入热水，使水温维持在

38℃左右，每次饮浸泡 30 分钟，每天 2 次，在每次创面处理后即可泡脚，4 周为 1 个疗程。功效：活血化瘀，清热解毒，消肿止痛。主治糖尿病足溃疡和坏疽。（兰州市第一人民医院，王淑琴）

2.2　中药膏剂外敷

（1）活肤膏　黄芪 20g，桂枝 6g，白芷 15g，黄连 15g，黄柏 15g，白及 10g，黄蜡 60g，乳香 15g（研极细末），血竭 10g（研极细末），明矾 15g（研极细末），麻油 600g。将麻油置锅中，按以上比例投入黄芪、桂枝、白芷、黄连、黄柏、白及饮片，浸泡 24 小时以上，随后开始加热，待油近沸腾时改用文火，保持油处于微沸状态，以便于提取药物的有效成分，此步约需 2 小时。去药渣后取出药油，用纱布包裹黄蜡至油锅中，待黄蜡溶解后去纱布，将药油放置到温度为 40～50℃，把乳香、血竭、明矾的细粉（过 100 目筛）兑入油膏中，搅拌均匀，冷却备用。第一次使用活肤膏前，对伤口应用双氧水继用生理盐水冲洗，去掉腐烂浮起的易脱落坏死组织，用 0.05％碘伏冲净后的无菌纱布将水吸干，涂以上述中药，厚如硬币，范围大于周围组织发红变色区域，伴有潜行或坑道的伤口，可用中药纱条填塞，外面覆盖无菌纱布。以后换药不必每次冲洗，只需拭掉旧药膏及脱落坏死组织，涂抹上新药膏。清创不要太过，隔日换药 1 次，直至痊愈。功效：逐瘀、清热、除湿，祛腐生肌。主治糖尿病顽固性足溃疡。（晋州市中医院，高改英）

（2）自拟方　将血竭 90g、乳香 90g、没药 90g、煅石膏 90g、煅石决明 750g、冰片 30g、麝香 9g 共研为细末备用，每次取适量调成糊状，敷于创面，每日 1 次。功效：活血化瘀，祛腐解毒。主治糖尿病足溃疡。（泰兴市中医院，李亚美）

（3）自拟方　透骨草 25g，伸筋草 25g，大黄 10g，黄柏 10g，丹参 15g，桂枝 12g，当归 12g，红花 10g，黄芪 15g，冰片 1.5g。取上述药物加水浸泡半小时，煎煮两次，每次煮一小时，后取煎煮液过滤，进一步浓缩后灌装，并做无菌处理。使用时取无菌处理后的中药药液浸湿无菌纱布，在局部清创后填充湿敷疮面，外以清洁干燥敷料包扎，每天换药一次。（南京市中医院，邵鑫）

2.3　中药成药膏剂外敷

（1）生肌橡皮膏　功效为杀菌、生肌、收敛。主治糖尿病足坏死肌腱早期液化、脱落。（天津中医药大学第二附属医院院内制剂，津药制字 Z20070652 号）

（2）生肌玉红膏　功效为解毒消肿、生肌止痛。主治疮疡肿痛，乳痈发背，溃烂流脓，浸淫黄水。（中国北京同仁堂有限责任公司，国药准字 Z11021309）

（3）美宝湿润烧伤膏　功效为清热、解毒、止痛、生肌。主治糖尿病足溃疡。（汕头市美宝制药有限公司，国药准字 Z20000004）

(4) 银翘三黄膏　功效为清热燥湿、消肿散结、生肌敛疮。主治糖尿病足溃疡。(河北省石家庄市中医院，冀药制字 Z20051126)

(5) 一效膏　功效为收湿敛疮、祛腐生肌。主治糖尿病湿热毒盛证、气血两虚证。(辽宁中医药大学附属医院制剂中心生产，辽药制字 Z05010275)

(6) 京万红软膏　功效为消肿活血、祛腐解毒。主治糖尿病足溃疡。(天津达仁堂京红药业有限公司生产，国药准字 Z12020440)

3　中医针灸治疗

3.1　温针灸

取穴主穴分两组：(1) 关元、阳陵泉、阴陵泉、悬钟、太溪；(2) 气海、足三里、丰隆、三阴交。配穴：随坏疽部位不同，在相近部位选择无创伤皮肤局部1～2穴。患者仰卧，充分暴露穴位，用络合碘及75%酒精常规消毒，术者手指及针具亦常规消毒。选用28号2～3寸华佗牌针灸针，快速进针，刺入一定的深度后，行捻转手法，使局部有较强的酸、麻、胀感后停止行针。在针柄上插入2cm长济南中药饮片厂生产的清艾条，艾条与皮肤之间隔以阻燃物及隔热板，以防过热灼伤皮肤。艾炷由近皮端点燃，燃烬无火后换下一炷，每穴三炷。每日一次，两组穴位交替应用，连续治疗6天后休息1天。4周为1个疗程。连续治疗3个疗程。功效：益气养阴，活血化瘀，温阳散寒，清热除湿。主治糖尿病足早期。

3.2　体针加围刺胼胝体

取穴：肺俞、胃俞、肾俞、三阴交、足三里、昆仑、解溪。患者卧位，常规皮肤消毒，选用0.3mm×50mm毫针，背腧穴不可直刺、深刺，以免伤及内脏。应向脊柱方向斜刺1～1.5寸。胼胝体围刺时毫针与皮肤表面呈15度角，针尖朝向胼胝体中心，进针深度为0.5～1寸，中央再直刺一针，深度为0.2～0.5寸。胼胝体围刺、体穴针刺分左右足，每次取同侧针刺，每日一次，交替进行。功效：生津滋阴，清热润燥，促进胼胝体的消散，预防溃疡的形成。主治糖尿病足伴足底胼胝体形成。

3.3　循经穴位艾灸

取穴：足阳明胃经足三里、上巨虚、解溪、内庭，足太阴脾经三阴交、商丘、公孙，足少阴肾经照海、复溜、太溪、涌泉。配穴：足少阳胆经光明、悬钟、丘墟、足窍阴，足厥阴肝经太冲、行间，以及足部疼痛或麻木部位局部穴位。每日于足浴外洗后，取清艾条，对上述穴位采用雀啄灸法，以热为度，杜绝皮肤灼烫伤，每次20～30分钟。功效：益气通络。主治糖尿病足早期。

4　中医中药配合手术后治疗

4.1　中医结合传统开放手术治疗

4.1.1　传统开放手术

（1）切开引流扩创术；

（2）早期离断截肢术。

4.1.2　术后中医治疗

中药外敷：生地 30g，柴胡 15g，当归 15g，牛膝 10g，桃仁 15g，赤芍 15g，红花 15g，桔梗 15g，川芎 15g。各味草药加用香油适量，把药物炸枯焦，去渣，加入白蜡，熬到滴水成珠的时候停火，温热时加入轻粉搅匀，凉后待用。创面涂布适量中药膏以覆盖创面、连带涂布距创面边缘正常组织宽度 6cm 为准。每日一次。功效：活血、化瘀、止痛。适用于早期离断截肢手术后。

4.2　血管腔内介入手术结合中医治疗

4.2.1　血管腔内介入手术

（1）血管内球囊成形术；

（2）管腔内支架植入术。

4.2.2　术后中医治疗

（1）辨证施治治疗

① 气阴两虚兼血淤证　患肢肢肌肉萎缩，皮肤干燥脱屑，肢端麻木，皮色紫红或暗红，或有瘀斑瘀点，持续性疼痛，苔薄白，脉沉细无力。补阳还五汤。黄芪 60g，赤芍 9g，川芍 6g，当归 9g，地龙 9g，桃仁 9g，红花 9g。水煎服，每日一剂，分两次服。功效：改善术后血管再狭窄。

② 寒凝阻络证　患肢发凉，皮温降低，遇冷则痛，得热则舒，舌质暗红，边有瘀斑，舌淡苔白腻，脉沉细而涩。通络疽愈方：黄芪 15g，桃仁 9g，红花 12g，当归 15g，川芎 9g，鸡血藤 15g，莪术 9g，牛膝 9g，元胡 12g，炮山甲 9g，地龙 9g，炒山楂 15g，炮姜 12g，肉桂 6g，制附片 6g。水煎服，每日一剂，分两次服。功效：温经散寒，活血化瘀。

（2）成药治疗

（1）丹参注射液　针对糖尿病足采用长球囊血管成形术介入治疗，手术前后均用丹参注射液，每日 30ml 静脉滴注。功效为活血、化瘀、通络。主治脉络瘀阻型糖尿病足。（正大青春宝药业有限公司，国药准字 Z33020177）

（2）蛭芪胶囊　功效为活血化瘀、益气通络。防治糖尿病足腔内介入后再狭窄。（泰安市中医院，鲁药制字 Z09080191）

4.3 超声清创术配合中药贴敷治疗

4.3.1 超声清创术

应用超声清创机清创，清创液为生理盐水，功率为低功率，将手柄头端置于离创面 1mm 处，以喷出的水雾冲洗，清除溃面坏死组织及分泌物。

4.3.2 术后中药贴敷治疗

祛腐生肌膏：黄柏 30g，全蝎 40g，苦参 30g，制大黄 10g，蜈蚣 3 条，血竭 10g，黄芪 15g，冰片 6g，甘草 10g，凡士林 400g。将凡士林溶化后纳诸药煎枯，温后入血竭、冰片，凉后成膏，将药膏制成纱条高温消毒后备用。每日 1 次。功效：解毒利湿，益气通络，祛腐生肌。

（李大勇、吴振国、侯俊杰、宋珊珊、冯　辉）

【专家点评】

糖尿病足是以肢体末端发凉、麻木、疼痛，并发感染，溃疡，甚至坏疽为主要临床表现。古代医学文献中虽有消渴病并发痈疽的论述，但并无相应的病名。根据糖尿病足的临床表现，大致属于中医“消渴”“脱疽”等范畴。历代医家对其临床症状、病因病机、治疗方法、预后等均有述及。至隋唐时期，关于消渴病并发痈疽的病因病机从理论上已日臻成熟。宋金以后，关于消渴并发脱疽的现象引起了医家的重视，并明确地认识到感染和缺血为该病的主要病因。自明清开始已确定了“化腐生肌药物配合蚕食清创术”为治疗该病的基本大法，该方法具有鲜明的中医特色，临床疗效显著。因此，中医学早已对糖尿病足有较为系统认识，并且在漫长的发展过程中，形成了独特有效的理论体系和治疗方法，对现代临床实践仍有极大的指导与借鉴意义。内治、外治相结合的中医药治疗是目前糖尿病足临床中不可或缺的有效治疗手段。

目前存在的问题和主要研究方向如下：

（1）重视糖尿病足的早期干预，坚持防重于治的原则。在这方面有很多工作需要坚持：加强健康教育，普及糖尿病足的预防和保健知识，严格控制各种不良生活习惯，如吸烟、酗酒等，严格控制高脂饮食，延缓各种并发症发病时间，防患于未然；总结目前有关糖尿病足危险因素的研究结果，通过科学、可行的统计分析方法，选择适当的危险因子，如年龄、病程等，研究其相应的权重，指导日常预防工作；建立糖尿病足专病门诊，做好糖尿病足病人的管理工作，为其制定相应的健康档案；培养专门的创面治疗师，把创面治疗的工作做细、做深，并能指导患者的足部健康护理。

（2）重视糖尿病足研究中中医理论的创新。奚九一认为，糖尿病足在病变组织、治疗与预后方面，均不同于缺血性坏疽，又易于与之相混淆，故命名为“糖尿病肌腱变性坏死症”；因本病病变部位始终不发生缺血性的干枯分解脱落现象，与中医“脱疽”不符，故命名为“糖尿病筋疽”。病机为高龄肝肾渐衰，气阴内耗，气不化湿，阴不养筋，日久筋损病毒为疽。因此，他提出了清法和温清并用等适用于糖尿病足不同阶段的治疗法则，在糖尿病足的研究领域开辟了新的局面。理论是指导临床实践的基石，在长期临床实践基础上，中医理论的创新是糖尿病足临床疗效提高的基础和保证。

（3）临床研究水平亟须提高。目前关于糖尿病足中医药治疗的文献非常多，但绝大多数证据等级较低，各种辨证分型均是依据医师个人的经验和感觉，没有相对客观的标准和衡量办法，即使是同一证型，各个医家的治疗方法和方药也不尽相同，疗效标准的制定也缺乏较客观的指标，可重复性差，没有说服力，推广应用受到极大的限制。缺乏严格的科研设计、低水平重复，回顾性研究多是目前研究中普遍存在的问题。应由高级别的学术团体制定统一规范的诊断分型标准和临床疗效评定标准，进行大样本的临床观察、比较，努力采用随机、对照、双盲原则，进行前瞻性的科学研究，不断提高糖尿病足临床研究的规范性和可信性，才能有效带动糖尿病足中医临床疗效的提高。

（4）外用药的研究需进一步深入。目前在临床中治疗糖尿病足的外治法往往以负压吸引为主，在一定程度上能改善局部的血液循环，减轻组织的炎症，促进肿胀的消退等，但长此以往，必然影响中医外治理论及实践的发展。如何将现代技术与传统外治的理论相结合，值得中医外科界深入研究。

（李大勇，博士，辽宁中医药大学附属医院血管外科主任，中医外科学教研室主任。教授，主任医师，博士生导师。于2006年和2011年获得国家自然科学基金的资助，发表了30余篇学术论文。于2006年获得“辽宁省普通高等学校优秀青年骨干教师”，2009年获得“第七届辽宁青年科技奖”，并于2015年获得辽宁省百千万人才工程“百人层次”。中华中医药学会外科疮疡专业委员会主任委员；辽宁省中西医结合学会周围血管病专业委员会主任委员；辽宁省细胞生物学学会干细胞与再生医学专业委员会副主任委员；辽宁省中医药学会外科专业委员会副主任委员）

第四节 下肢深静脉血栓形成

下肢深静脉血栓形成是血液在深静脉腔内凝结，阻塞静脉管腔，导致静脉回流障碍，从而引起相应临床症状的一类疾病。主要并发症为肺栓塞和血栓形成后综合征，致残率高，并有一定的死亡风险。本病在西方国家发病率为 1/1000，国内尚无流行病学调查。主要病因是静脉损伤，血流缓慢和血液高凝状态。主要临床表现为：下肢静脉曲张、下肢慢性溃疡、下肢深静脉瓣膜功能不全、下肢淋巴水肿、瘀积性皮炎、皮肤色素沉着等，属于中医“瘀血流注”“肿胀”“脉痹”的范畴。中医学认为，本病的病因主要是因为创伤、术后或产后长期卧床，终致病机上肢体气血运行不畅，气滞血瘀，瘀血阻于脉络，脉络滞塞不通，营血回流受阻，水津外溢，聚而为湿，而引发本病。活血化瘀是治疗该病的核心治法，同时主张中西并重，内外同治。

【诊断】

1　疾病诊断

该病的临床表现因血栓形成的部位和范围不同而不同，根据急性期血栓形成的解剖部位不同，通常分为三型。①中央型，即髂一股静脉血栓形成。主要临床特征为起病急骤，全下肢明显肿胀，患侧髂窝、股三角区有疼痛和压痛，浅静脉扩张，患肢皮温及体温均升高，左侧发病多于右侧。②周围型，包括股静脉血栓形成及小腿深静脉血栓形成。局限于股静脉的血栓形成，主要临床特征为大腿肿痛，由于髂一股静脉通畅，故下肢肿胀往往并不严重。局限在小腿部的深静脉血栓形成，临床特点为：突然出现小腿剧痛，患足不能着地踏平，行走时症状加重；小腿肿胀且有深压痛，做踝关节过度背屈试验可导致小腿剧痛（Homans 征阳性）。③混合型，即全下肢深静脉血栓形成。主要临床表现为：全下肢明显肿胀、剧痛，股三角区、腘窝、小腿肌层都可有压痛，常伴有体温升高和脉率加速(股白肿)。主要检查方法有：超声多普勒检查、双功彩色多普勒、下肢静脉顺行造影。超声多普勒检查：利用压力袖阻断肢体静脉，放开后记录静脉最大流出率，可以判断下肢主干静脉是否有阻塞。双功彩色多普勒可显示静脉腔内强回声、静脉不能压缩，或无血流等血栓形成的征象；下肢静脉顺行造影：可以诊断血栓形成的急性期，如表现为充盈缺损，为急性深静脉血栓形成的诊断依据。

2　证候诊断

（1）湿热下注证　多属下肢深静脉血栓形成急性期，血管炎症反应明显，或后遗症阶段患肢并发瘀滞性皮炎、皮肤溃疡者。患肢广泛性肿胀、胀痛或剧痛，浅静脉怒张，皮肤微血管扩张，伴有发热。或患肢皮炎、溃疡并发感染，或并发血栓性浅静脉炎，红肿热痛。舌质红绛，舌苔白腻或黄腻，脉滑数或洪数。

（2）血瘀湿重证　多属急性下肢深静脉血栓形成炎症消退之后，血栓形成，静脉阻塞。患肢广泛性肿胀，轻度胀痛、沉重，浅静脉和皮肤微小血管扩张，不发热。舌质红绛或有瘀斑，舌苔白腻，脉沉涩。

（3）痰瘀互结证　属于下肢深静脉血栓形成综合征（下肢静脉功能不全）。患肢肿胀、胀痛较轻，浅静脉曲张，股静脉呈硬索条状，胀痛，压痛；小腿皮肤色素沉着，呈棕褐色或青黑色，皮肤和皮下组织纤维性硬化，坚韧紧硬。舌质红绛或紫暗，舌苔白，脉弦涩。

（4）脾肾阳虚证　多属于下肢深静脉血栓形成综合征。身体虚弱，倦怠无力，肢体肿胀、沉重、胀痛，晨轻晚重，腰酸畏寒；或小腿皮肤溃疡，创面肉芽淡白，脓液清稀，胃纳减退，不思饮食，口不渴。舌质淡，苔薄白，脉沉细。

【治疗】

1　中医内治

1.1　辨证分型

（1）湿热下注证

治法：清热利湿，活血化瘀。

方药：四妙勇安汤加减。金银花 90g，玄参 90g，当归 60g，甘草 30g。湿重者加土茯苓 10g。

煎服法：水煎服，每日一剂，分两次服。

（2）血瘀湿重证

治法：活血化瘀，利湿通络。

方药：丹参活血汤或活血通脉饮加减。丹参、葛根、川芎、赤芍、红花、白芍各 15g，当归 15g，白芍、川芎、红花各 10g，丹参 15g，桃仁、牛膝各 10g，鸡血藤 15g，乌梢蛇 10g，白花蛇 6g，桂枝 10g，黑栀子 6g，神曲 10g，甘草 6g。血瘀重者加水蛭 5g、地龙 10g；伴肢冷麻木者，加桂枝 15g。

煎服法：水煎服，每日一剂，分两次服。

（3）痰瘀互结证

治法：活血通络，软坚散结。

方药：舒脉汤加减。丹参 30g，檀香 15g，砂仁 15g，川芎 15g，三七粉（冲服）10g，鬼箭羽 20g，半夏 15g，苍术 15g，茯苓 15g，黄连 10g。腰膝酸软者加菟丝子 10g、川断 10g；疼痛者加元胡 12g。

煎服法：水煎服，每日一剂，分两次服。

(4) 脾肾阳虚证

治法：温肾健脾，利湿通络。

方药：温阳健脾汤、补肾活血汤加减。黄芪（炙）12g，白术（炒）12g，吴茱萸 9g，获菩 10g，炮姜（炭）6g，藕节（炭）15g，白芍 15g，熟地黄 15g，甘草（炙）6g，熟地、破故纸、菟丝子各 10g，杜仲、枸杞子、归尾、山萸肉、苁蓉、没药、独活各 3g，红花 2g。严重血虚者，加当归身 10g；明显气虚者，加党参 15g；腹胀痛甚者，加用枳实壳 6g、木香 10g；吞酸吐呕者，加海螵蛸 5g；反胃呕吐甚者，加生姜 10g，姜半夏 10g，竹茹 10g。

煎服法：水煎服，每日一剂，分两次服。

1.2 *经方验方治疗*

(1) 治疗下肢深静脉血栓形成的系列方（上海市中西医结合医院，奚九一）

① 急性期（相当于血瘀湿重证）

治法：清营凉血泻瘀。

方药：奚氏清营化瘀冲剂（益母草 15g，紫草 15g，牡丹皮 12g，生大黄 5g，玄明粉 5g），可内外并用。内服：每次 1 包，每天 3 次，冲服，保持大便每天 2～3 次，疗程 1 个月。外敷：上方加等量面粉，米醋调如糊，外敷患肢，每天 2 次。

② 亚急性期（相当于痰瘀互结证）

治疗：同急性期。

③ 慢性期（相当于脾肾阳虚证）

治法：益气温阳通脉祛湿。

方药：益气通脉片（黄芪 15g，党参 15g，石斛 12g，当归 12g 等），每次 6 片，每天 3 次。利湿消肿冲剂（马鞭草 15g，薏苡仁 30g，茯苓皮 15g，车前子 12g 等），每次 1 包，每天 2 次。

(2) 治疗下肢深静脉血栓形成后综合征的经验方（北京中医药大学东方医院，陈淑长）

① 脉络湿瘀证

治则：益气活血，祛湿通脉。

方药：生黄芪 60g，丹参 30g，赤芍 15g，地龙 15g，牛膝 15g，薏苡仁 30g，泽泻 40g，赤小豆 30g，当归 20g，茯苓 30g，白术 15g。伴有湿热者，加黄柏 10g、砂仁 15g、陈皮 10g；气虚明显者，加党参 15g。

煎服法：水煎服，每日一剂，分两次服。

② 脾虚湿瘀证

治则：健脾益气，活血祛湿。

方药：生黄芪 60g，党参 20g，丹参 30g，当归 20g，地龙 15g，牛膝 15g，薏苡仁 30g，泽泻 40g，茯苓 30g，白术 15g，陈皮 l0g，白扁豆 10g。伴形寒肢冷、食欲不振者，加砂仁 10g、焦三仙 30g、桂枝 15g、山药 15g、山茱萸 10g 等；伴色素沉着、皮肤瘙痒者，加蝉蜕 8g、白鲜皮 12g、桃仁 6g 等；伴溃疡者，加用金银花 15g、连翘 10g。

煎服法：水煎服，每日一剂，分两次服。

(3) 消瘀止血方　黄芪 20g，党参 20g，当归 20g，白芍 10g，桃仁 10g，甘草 5g。水煎服，每日一剂，分两次服。功效：益气生血、化瘀通脉。适用于下肢深静脉血栓缓解期。(华中科技大学同济医学院附属协和医院，凌家艳)

(4) 利湿活血汤　黄柏 15g，苍术 15g，茯苓 30g，当归 15g，三棱 12g，莪术 9g，川芎 10g，红藤 15g，刘寄奴 10g，马鞭草 10g，丹参 15g，地龙 15g，川牛膝 15g，薏苡仁 30g，陈皮 8g，白芍 30g，甘草 6g。水煎服，每日一剂，分两次服。功效：奏清热利湿，活血通络。适用于下肢深静脉血栓形成湿热蕴结证。(武警河南总队医院，李朝辉)

1.3　中成药治疗

(1) 静点丹参注射液　功效为活血化瘀、通脉养心。主治冠心病胸闷、心绞痛。(四川升和药业股份有限公司，国药准字 Z51021303)

(2) 疏血通注射液　功效为活血化瘀、通经活络。主治瘀血阻络证。(牡丹江友搏药业有限责任公司，国药准字 Z20010100)

(3) 血栓通注射液　功效为活血祛瘀。主治瘀血阻络证。(内蒙古康源药业有限公司，国药准字 Z15020018)

(4) 血塞通注射液　功效为活血祛瘀。主治瘀血阻络证等。(昆明兴中制药有限责任公司，国药准字 Z53021499)

(5) 大黄蟅虫丸　功效为活血破瘀、通经消症。主治瘀血内停。(北京同仁堂股份有限公司同仁堂制药厂，国药准字 20Z201001)

(6) 溶栓胶囊　功效为清热定惊、活血通络。主治半身不遂、肢体麻木。(山西中远威药业有限公司，国药准字 0916Z6300)

(7) 四妙丸　功效为清热利湿、通筋利痹。主治湿热下注、两足麻木、筋骨酸痛等。(吉林紫鑫药业股份有限公司，国药准字 42029206Z)

(8) 丹参注射液　功效为活血化瘀、通脉养心。主治冠心病胸闷、心绞痛等。(正大青春宝药业有限公司，国药准字 Z33020177)

2　中医外治

(1) 复方消肿散外敷　芒硝 500g，冰片 5g，红花 30g。若肢体粗肿者，将粉碎为细末的红花，与芒硝、冰片充分混匀，装入布袋内，外敷患肢；布袋潮湿后，立即取下，将其晾干后再用。一般外敷 3～5 天后，患肢粗肿明显减轻。若小腿肚疼痛，而肿胀不显著，药用红花散（红花 60g）外敷患肢，将粉碎为细末的红花，装入布袋内，外敷患肢，达到活血通络止痛之功效，疼痛消失或急性期过后停用。功效：清热消肿，活血止痛。适用于下肢深静脉血栓形成急性期（相当于血瘀湿重证）。（山东中医药大学附属医院，侯玉芬）

（2）活血消肿散外敷　丹参 30g，赤芍 30g，红花 15g，鸡血藤 15g，苍术 15g，延胡索 9g，木瓜 9g，冰片 2g。将上药混匀后，粉碎为细末，取 125g 置入木桶，加沸水均匀搅拌后浸泡 1 小时，然后再加热水适量，调整药液的温度至 35℃～37℃时，药液浸渍到膝关节处为宜，先淋洗患肢 5～10 分钟，然后浸渍 30～40 分钟。药液变凉后，可加热再浸泡，每日 1～2 次。功效：活血化瘀，通络消肿。适用于下肢深静脉血栓形成迁延期（相当于痰瘀互结证）。（山东中医药大学附属医院，侯玉芬）

3　中医针灸治疗

温针加电针：取穴气海、气穴、足三里、血海、阳陵泉、悬钟、三阴交、解溪。一组取气海、气穴，每次取此两穴针柄上套 1.5 寸左右的艾炷进行温针灸，一疗程后换成足三里穴、气海穴温针灸；另一组选用华佗牌 SDZ－Ⅱ型电子针灸仪，每次取两组穴位：一组穴为阴极接悬钟，阳极接阳陵泉；另一组穴为阳极接三阴交，阴极接血海，取间断波中强刺激，以患者耐受为度。时间为 25 分钟，10 天为 1 个疗程，共治疗 2 个疗程。功效：温阳祛寒，散瘀通络。适用于下肢静脉血栓形成血瘀证。

4　中医中药配合手术后治疗

4.1　中医结合传统开放手术治疗

4.1.1　传统开放手术方法

静脉血栓取除术。

4.1.2　手术后中医治疗

手法按摩及穴位刺激：按摩采取卧位或半卧位，膝关节微曲，下肢放松，按摩者采用推、揉、搓，抚等按摩手法，自足背经踝、小腿、膝、大腿、腹股沟由远及近按摩，按摩重点在小腿及大腿后侧肌群，并采用点、按、抹、揉等手法刺激相应的腧穴如承付、委中、伏兔、昆仑等穴，力量由轻到重，柔和、有力、均匀、深透至患者稍感酸胀不适即可，每穴 1 分钟，每次 30 分钟，每天 1 次，5 天为 1 个疗程。功效为改善下肢水肿。

4.2　血管腔内介入手术结合中医治疗

4.2.1　血管腔内介入手术

经导管直接溶栓术。

4.2.2　术后中医治疗

（1）辨证施治

① 气虚血瘀　证候表现为患肢肿胀久不消退，沉重麻木，皮色发紫，或皮色苍白，青筋露出，苔薄白，脉沉细。术中应用丹参注射液 40ml 加生理盐水 80ml 于 20 分钟内经导管注射；术后给以生理盐水 250ml，加川芎嗪 200mg，丹参注射液 20ml，低分子右旋糖酐 500ml，静脉点滴，每日一次，连续用药 10 天。内服丹参通脉汤加味。丹参、归尾、鸡血藤各 15g，桃仁、水蛭、牛膝、金银花各 10g，毛冬青 20g，红花 6g。水煎服，每日一剂，分两次服。功效：能增强溶栓作用，消除血管炎症，促进侧支开放，降低血液黏度。

② 瘀血内阻　证候表现为患肢肿胀，固定不移，发热，舌质紫暗，舌有瘀斑，苔腻，脉涩。术后按中医辨证内服汤药半年：气滞血瘀证采用理气活血，清热利湿，方药选用通络活血方（归尾 9g，赤芍 9g，桃仁 9g，红花 9g，香附 9g，青皮 9g，王不留行 9g，茜草 9g，泽兰 9g，牛膝 9g）合抵当汤加减；气虚血瘀证采用益气活血、通阳利水方式，方药选用补阳还五汤、当归四逆汤、阳和汤加减；外敷双柏散水蜜剂 2000g，每次 30 分钟，每天 1 次，连续 1 周。功效：解聚，改善微循环，抗血栓形成和溶血栓，提高手术后的近期疗效，防止血栓复发。

（2）中成药治疗

川芎嗪注射液　功效为活血化瘀、行气止痛。主治急性下肢深静脉血栓形成介入术后血小板聚集。（广东星昊药业有限公司，国药准字 H22025223）

（李大勇、李　鑫、侯俊杰、宋珊珊、冯　辉）

【专家点评】

抗凝药物是西医治疗下肢深静脉血栓形成的基础用药。最新的美国胸科医师学会（ACCP）抗血栓治疗指南推荐急性 DVT 或 PE 病人采用初始静脉抗凝治疗（证据级别ⅡB）或口服利伐沙班治疗，近端 DVT 或 PE 病人的抗凝治疗疗程更应长达 3 个月。此外，包括机械性去栓、系统溶栓、接触性溶栓等方法在内的去栓治疗，被认为是降低 PTS 发病率的有效方式。中医学认为，股肿的发生与湿热蕴结、脉络不通有关。如《备急千金要方》中说：“久劳，热气盛，为湿热所折，气结筋中。”“气血瘀滞则痛，脉道阻塞则肿，久瘀而生热。”血瘀贯穿于疾病的全过程，而不同时期又表现为不同程度的热、湿、虚之证。故总的治疗原则应是以活血化瘀为基础，不同时期分别予以清热利湿、健脾利湿和益气活血治疗。

在奚九一早年（1996）的病案中，基于祛邪为先——清营凉血泻瘀法的理论治疗急性期DVT，治疗经过：平卧休息，以奚氏清营化瘀冲剂内服并外敷。第3天，体温正常，患肢股、髌段上周径均回缩2cm。第12天，股、髌段回缩3.5cm，腓中段回缩2.5cm，踝段回缩1cm，皮温灼热（+）、肌张力（+）、浅静脉扩张（++）、腘窝压痛（+）、扳趾试验（+）。第22天，皮温、肌张力正常，浅静脉不显，患肢周径除腓中段粗1cm外，其余各段均与健侧相等，腘窝压痛（−），扳趾试验（−）。第23天，静脉彩超复查：两侧腘静脉流速匀称，血栓基本消失。第25天，患者达临床治愈标准而出院。纵观全部治疗过程，为纯中医行为，未见抗凝，更未涉及溶栓，治愈的疗程甚至短于西医治疗，虽然为个案报道，未见大宗病例总结，亦未提及远期的随访结果，但近期的疗效亦令中医人叹服，其机制值得深入探讨。

在长期的医疗实践中，中药活血化瘀、清热利湿对血栓、血管内皮、血液流变学、凝血因子等方面作用的研究，以及控制血流及周围组织炎变，较快地修复血管内皮细胞，从而消溶血栓和防止再栓的可能；尤其是中医的辨证论治而非辨病施治，重视疾病的后期治疗，防止复发，体现中医未病先防、已病防变理念，可以拓宽本病治疗及预防的思路。并且中医的治未病理念在术后、卧床患者的理气活血，以及针对产后调补气血等方面的运用，都为预防本病的发生做出了努力。

但中医药治疗股肿尚存在一些问题：在中医理论上是否还有需要完善之处？究竟是否需要合用抗凝、溶栓治疗，中医药能否主导DVT的全程治疗？单纯中医治疗能否降低PTS的发生率？抗凝、溶栓治疗对于已经形成血栓的静脉内皮细胞有何影响，能否改变疾病的寒热温凉性质而影响中医的疗效？辨证应用中药能否改善静脉瓣膜的功能？……这些股肿治疗中的实际问题，都值得中医血管病医生思考并进行科学的研究。

（李大勇，博士，辽宁中医药大学附属医院血管外科主任，中医外科学教研室主任。教授，主任医师，博士生导师。于2006年和2011年获得国家自然科学基金的资助，发表了30余篇学术论文。于2006年获得“辽宁省普通高等学校优秀青年骨干教师”，2009年获得“第七届辽宁青年科技奖”，并于2015年获得辽宁省百千万人才工程“百人层次”。中华中医药学会外科疮疡专业委员会主任委员，辽宁省中西医结合学会周围血管病专业委员会主任委员，辽宁省细胞生物学学会干细胞与再生医学专业委员会副主任委员；辽宁省中医药学会外科专业委员会副主任委员）

第五节 下肢静脉性溃疡

下肢静脉性溃疡是指由下肢静脉血液倒流性疾病或血液回流障碍性疾病，导致瓣膜损害后引起下肢静脉高压，使皮肤组织缺氧及营养物质，并最终形成的溃疡，也称作静脉瘀滞性溃疡。其发病率在60岁以上人群中约为1%～22%。下肢深、浅静脉瓣膜功能不全引起的静脉高压是下肢静脉性溃疡的主要原因，其临床表现特征是下肢肿胀、疼痛、浅静脉扩张或曲张和皮肤改变等。其特点是经久难以收口，或虽经久收口，每易因损伤而复发。本病属中医“臁疮”的范畴。中医认为臁疮多由久站或过度负重而致小腿筋脉横解，青筋显露，瘀停脉络，久而化热，或小腿皮肤破损染毒、湿热下注而成，疮口经久不愈所致。本病是本虚标实之证，气虚血瘀为本病的基本病机。本病中医主张标本同治，中医内治与现代手术结合。中医治疗治法以清热利湿、和营解毒和益气活血为主。

【诊断】

1 疾病诊断

该病的主要表现包括溃疡本身的表现和下肢静脉倒流或回流障碍的表现。溃疡发于小腿下1/3内外侧，以内侧多见，通常表浅，边缘不规则，大小不一，表面常有肉芽组织或纤维素覆盖，伴有中至重度分泌物。溃疡外周皮肤因红细胞外渗含铁血黄素沉着而呈现红褐、紫色或出现紫癜。局部皮肤呈湿疹样改变，伴有红斑、抓痕、瘙痒和渗出。伤周皮肤变厚，较硬，发亮，纤维化；静脉倒流或回流障碍表现为静脉曲张，小腿、足踝部水肿，色素沉着，皮肤略硬。静脉性溃疡主要检查方法有多普勒超声、彩超和深静脉造影等。多普勒超声、彩超等均可明确下肢深、浅静脉是否存在瓣膜功能不全以及通畅情况，但对于深静脉而言，最为可靠的还是深静脉造影。（详见下肢深静脉血栓形成章节）

2 证候诊断

（1）湿热下注证 小腿青筋怒胀，局部发痒，红肿、疼痛，继则破溃，滋水淋漓，疮面腐暗；伴口渴便秘，小便黄赤；苔黄腻，脉滑数。

（2）气虚血瘀证 病程日久，疮面苍白，肉芽色淡，周围皮色黑暗、板硬；肢体沉重，倦怠乏力；舌淡紫或有瘀斑，苔白，脉细涩无力。

【治疗】

1　中医内治

1.1　辨证分型

（1）湿热下注证

治法：清热利湿，和营解毒。

方药：二妙丸合五神汤加减。苍术、黄柏各 10g，荆芥、苏叶、生姜各 10g，茶叶 6g，红糖 30g。伴疼痛者加元胡 12g、白芷 10g；气血虚者加黄芪 20g，白术 15g。

煎服法：水煎服，每日一剂，分两次服。

（2）气虚血瘀证

治法：益气活血，祛瘀生新。

方药：补阳还五汤合四妙汤加减。黄芪（生）120g，当归尾 6g，赤芍 5g，地龙（去土）、川芎、红花、桃仁各 3g，紫草、升麻、糯米各 30g，甘草（生）7.5g。患肢畏寒麻木加附子 5g、桂枝 15g。

煎服法：水煎服，每日一剂，分两次服。

1.2　经方验方治疗

（1）经验方（上海市中西医结合医院，奚九一）

① 急性期（相当于湿热下注证）

治法：祛邪为先，清热利湿祛风、清热解毒。

方药：茵陈 10g，苦参 8g，黄芩 10g，栀子 10g，紫草 10g，益母草 10g，马齿苋 10g，半枝莲 10g 等。

煎服法：水煎服，每日一剂，分两次服。

② 好转缓解期（相当于气虚血瘀证）

治法：化瘀与扶正相结合。

方药：黄芪 20g，白术 15g，石斛 10g，茵陈 10g，苦参 8g，制大黄 5g，桃仁 10g，土鳖虫 5g 等。

煎服法：水煎服，每日一剂，分两次服。

③ 恢复稳定期（相当于气虚血瘀证）

治法：以补气为主。

方药：党参 15g，黄芪 20g，苍术 15g，白术 15g，茯苓皮 15g，川牛膝 6g，益母草 10g 等。

煎服法：水煎服，每日一剂，分两次服。

（2）赤芍甘草汤　赤芍 60g，陈皮 30g，当归 20g，两头尖 12g，薏苡仁 30g，甘草 30g。水煎服，每日一剂，分两次服。功效：清热凉血，祛湿通络，活血化瘀。主治湿热血瘀、脾虚血瘀所致的臁疮。（河南中医学院第一附属医院，崔公让）

（3）经验方（上海中医药大学附属龙华医院，唐汉钧）

① 感染期（相当于湿热下注证）

治则：治标为先，宜清热利湿、解毒消肿。

方药：萆薢渗湿汤和三妙丸加减。萆薢、薏苡仁各 30g，赤茯苓、黄柏、丹皮、泽泻各 15g，滑石 30g，通草 6g，黄柏 120g，苍术 180g，川牛膝（去芦）60g。

煎服法：水煎服，每日一剂，分两次服。

② 慢性期（相当于气虚血瘀证）

治则：治本为主，宜益气健脾、祛瘀通络。

方药：补阳还五汤加减。黄芪（生）120g，当归尾 6g，赤芍 5g，地龙（去土）、川芎、红花、桃仁各 3g。

煎服法：水煎服，每日一剂，分两次服。

2　中医外治

2.1　中药熏洗疗法

（1）芩矾汤洗剂　枯矾 100g，黄芩 25g，黄柏 25g，乳香 15g，没药 15g，三棱 12g，莪术 12g，当归 12g，红花 12g，蒲公英 30g，紫花地丁 20g，牛膝 9g。

① 感染期　取无菌换药盘，将药液倾入盘中，用无菌药棉蘸洗患肢创口，清除分泌物及坏死组织，然后用无菌纱垫蘸药液广泛敷于患肢创口及患肢红肿处，每天 2 次。

② 组织修复期　纱垫直接蘸药液外敷患处，每天 1 次。功效清热解毒，燥湿，养血，生肌收口，祛邪达表。主治各期下肢静脉性溃疡。（保定市第一中医院，宋玉琳）

（2）芒硝复方熏洗液　芒硝 45g，双花 30g，公英 30g，马齿苋 30g。水煎约 2000ml，药渣保留在盆内，乘热先将患肢置盆上熏蒸 10 分钟，待药液温度稍降后，用消毒纱布浸渍药液熨洗约 20 分钟，每日 1 剂，早晚各熏洗 1 次，熏洗后疮面暴露，10 天为 1 个疗程。功效：祛腐排毒，活血消肿。主治湿热下注证下肢静脉性溃疡。（青岛大学医学院，张玉杰）

2.2　中药外敷

（1）凉血散瘀软膏　紫草 60g，地骨皮 60g，黄柏 60g，当归 90g，冰片 3g，麻油 1500g。将凉血散瘀软膏涂敷于溃疡创面，用无菌纱布包扎，每日换药 1 次。4 周为 1 个疗程。功效：凉血散瘀。主治下肢静脉曲张伴足靴区溃疡。（山东中医药大学附属医院，刘明）

（2）复方虎杖敛疮液　虎杖、黄柏、苦参、地丁、金银花、蚤休各 1000g，当归、丹参、没药 800g，冰片 300g。疮面清洁者用复方虎杖敛疮液纱布浸润后，湿敷并包扎伤口；疮面溃烂者需经清疮处理后使用。每日 1 次，需要时可多次使用。根据创面的分期及清洁程度应用不同浓度（25%～75%）的原液稀释液换药。功效：清热解毒，活血散瘀，消肿止痛，祛湿敛疮。主治慢性难愈性溃疡。（西安市中医医院，李智）

2.3　成药外敷

（1）复方黄柏液　功效为清热解毒，消肿祛腐。主治下肢静脉性溃疡溃后，伤口感染，属阳证者。（山东汉方制药有限公司，国药准字 Z10950097）

（2）溃疡油　功效为清热解毒、生肌收口、滋润肌肤。主治下肢静脉性溃疡各期。（北京中医药大学附属东直口医院制剂室制备，京药制字 120017）

3　中医针灸治疗

3.1　针刺治疗

取穴脾点、伏兔、箕门、足三里、阳陵泉、三阴交、承山等穴。如果下肢穴位在溃疡面上要避开此穴。以上穴位皮肤常规消毒，选用 28 号 2 寸不锈钢针，快速刺入穴位，得气后，行补法捻转 1 分钟。用 G6805 电针仪，强度为患者能忍受，30 分钟后取针。以上方法每日 1 次，15 次为 1 个疗程，治疗 4 个疗程。功效为补气行血。主治下肢静脉性溃疡好转缓解期。

3.2　艾灸治疗

选用“阿是穴”（即溃疡局部）作为艾灸治疗穴，采用温和灸平补平泻，艾条点燃，对准应灸部位，约距创面 2～3cm，进行悬灸，使患者局部有温热感而无灼痛，以灸至创缘皮肤深红为佳，每次 30 分钟左右，每天 1 次，2 周为 1 个疗程，共 2 个疗程。功效：行气活血，软坚散结。适用于下肢静脉性溃疡。

4　中医中药配合手术后治疗

4.1　中医结合传统开放手术治疗

4.1.1　传统开放手术方法

（1）大隐静脉高位结扎加抽剥术；

（2）下肢深筋膜切开结扎交通静脉术；

（3）股浅静脉戴戒环缩术。

4.1.2　术后中医治疗

（1）辨证施治治疗

① 脾虚湿胜证　疮面色暗，患肢浮肿，纳呆、腹胀、舌淡苔白、脉沉无力者。补中益气汤加味。生黄芪 30g，益母草 30g，薏苡仁 30g，党参 10g，白术 10g，当归 10g，猪苓 10g，茯苓 10g，防己 10g，大腹皮 10g，泽兰 10g，泽泻 15g，升麻 6g，柴胡 6g。水煎服，每日一剂，分两次服。功效益气升提，健脾利湿。

② 热毒瘀滞证　患肢灼热，溃疡较浅，疮面有大量黄黏稠脓及黑色坏死组织覆盖，肉芽鲜红，边缘不清，溃疡周围皮肤紫红，苔黄腻，脉弦数。金银花 30g，当归 12g，丹参 20g，玄参 30g，黄连 20g，黄柏 15g，壁虎 15g，土元 20g，水蛭 15g，地龙 20g，延胡索 20g，制乳香 10g，制没药 10g，川牛膝 15g。上药粉碎混匀制成水丸，每次 7.5g，每日 2 次，口服。功效：清热利湿解毒，活血化瘀通络。

（2）成药治疗

血滞通胶囊　功效：清热利湿，活血理气。主治下肢静脉性溃疡好转缓解期。（吉林省东方制药有限公司，国药准字 Z10970076）

4.2　中医结合腔内微创手术治疗

4.2.1　腔内微创手术方法

（1）浅静脉热消融术；

（2）超声引导下泡沫硬化剂注射术；

（3）超声介导下微波腔内闭合术；

（4）筋膜下内镜交通静脉结扎术。

4.2.2　术后中医治疗

（1）内治法

① 湿热下注证　疮面湿烂浸淫，四周漫肿灼热、瘙痒，苔黄腻，脉滑数。服四妙勇安汤合五神汤加减。金银花 90g，玄参 90g，当归 60g，甘草 30g，茯苓 30g，车前子 30g，牛膝 15g，紫花地丁 30g。水煎服，每日一剂，分两次服。功效：清热利湿，和营解毒。

② 气虚血瘀证　疮面溃烂，肉色苍白，四周肤色黯黑，创口凹陷，形如缸口；舌质淡紫，苔白腻，脉细。补阳还五汤加减：黄芪（生）120g，当归尾 6g，赤芍 5g，地龙（去土）、川芎、红花、桃仁各 3g。水煎服，每日一剂，分两次服。功效：益气活血，祛瘀生新。

（2）外治法

① 熏洗疗法　清营方每日 1 帖，水煎 1 次后约 300ml，熏洗时兑入 60℃热

水约1000ml；先用蒸汽熏蒸疮面及患肢，待水温合适后，疮面及患肢浸入药液外洗约5～10分钟。每日清晨1次，每次20分钟。犀角（水牛角代）30g，生地黄15g，元参9g，竹叶心3g，麦冬9g，丹参6g，黄连5g，银花9g，连翘6g。功效：清热解毒，活血化瘀。适用于湿热下注，气虚血瘀。

② 敷药法　疮面脓腐较多时，外用八二丹等以提脓祛腐。适用于感染期（湿热下注）。疮面脓腐脱清，转为祛瘀与生肌并重，外用生肌散敛疮。适用于慢性期（气虚血瘀）。

③ 敷药法　手术前后根据溃疡创面情况分期论治：急性感染期祛腐阶段以清热利湿，化腐治法为主，疡面渗出较多予以浸有黄连液（由以中药黄连为主的浓缩提取物加工制备而成）的纱布覆盖疮面；针对慢性瘀滞期或创面愈合期，以活血益气、补阴生肌为主，予以生肌散均匀撒在创面一薄层。每天换药1次，连续使用至疡面俞合。功效：清热解毒，利湿消肿，生肌敛疮，促进创面快速愈合。适用于慢性期（气虚血瘀）。

（李大勇、李世征、侯俊杰、宋珊珊、冯　辉）

【专家点评】

中医治疗“臁疮”“溃疡”具有悠久的历史，在《周礼》中就有关于“溃疡”治疗的记载：“疡医掌肿疡、溃疡、金疡、折疡之祝药、劀、杀之齐。”这说明当时已出现能专门治疗皮肤溃疡的医生，并具有了包括简单清创和外用药在内的外治手段，此后逐渐出现了“提脓祛腐”“祛腐生肌”“偎脓长肉”等中医外治理论，在诸多的外科文献中更记录了多种针对“臁疮”、“溃疡”的外用药和外治方法。因此，本病应该是最能体现出中医治疗特色的病种之一。但长期的医疗实践中仍有一些现状不容回避：(1) 创面较大，愈合时间仍长：先有静脉曲张及溃烂前期病变者，不予重视，来诊时溃面较大且伴感染，静脉功能严重受损，愈合时间经年累月。(2) 复发性：暂时的创面愈合并不能完全解除病人的后顾之忧，病人经常在不同时间复发，且越来越难以愈合，甚至发生恶变。目前治疗慢性溃疡的现代技术发展很快，诸如各种无菌外用敷料、各种负压吸引装置的出现，再结合外科手术，能加速很多病人的创面愈合速度，最终的结果往往使病人丧失了对于中医治疗的信心。

目前存在的问题和研究方向：(1) 应重视对于中医外治理论的创新。对于慢性皮肤溃疡的愈合规律，以李竞为代表的学者总结对生肌玉红膏、去腐生肌散等外用药物的作用机制和临床研究，认为慢性皮肤溃疡的愈合规律是“腐去肌生”“肌平皮长”，并以此指导临床治疗，取得了明显的效果，提高了创面修复质量。这些理论是否适合所有的创面，是否有更符合生长规律的理论，均值得进一步深入研究。(2) 加强外病内治研究，应重视研究内治法改善下肢静脉功能、促进溃疡愈合的机制，在治疗创面的同时，又调整了病人的身体状态，能充分发挥中医整体施治的优势。(3) 应重视与抗菌敷料、封闭负压吸引等现代技术相结合，更快地促进创面愈合，有条件时可设计规范的临床试验开展疗效的对比研究，找到中医外治方法和外用药的差距，不断加以改进，避免中医外科不断被蚕食或萎缩。

（李大勇，博士，辽宁中医药大学附属医院血管外科主任，中医外科学教研室主任。教授，主任医师，博士生导师。于2006年和2011年获得国家自然科学基金的资助，发表了30余篇学术论文。于2006年获得“辽宁省普通高等学校优秀青年骨干教师”，2009年获得“第七届辽宁青年科技奖”，并于2015年获得辽宁省百千万人才工程“百人层次”。中华中医药学会外科疮疡专业委员会主任委员；辽宁省中西医结合学会周围血管病专业委员会主任委员；辽宁省细胞生物学学会干细胞与再生医学专业委员会副主任委员；辽宁省中医药学会外科专业委员会副主任委员）

参考文献

[1] 陈孝平，汪建平．外科学［M］．北京：人民卫生出版社，2013.

[2] 李曰庆，何清湖．中医外科学［M］．北京：中国中医药出版社，2012.

[3] 何清湖．中西医结合外科学［M］．北京：中国中医药出版社，2014.

[4] 于庆生．新安医学外科·骨伤精华［M］．北京：中国中医药出版社，2009.

[5] 吴孟超，吴在德．黄家驷外科学［M］．北京：人民卫生出版社，2008.

[6] 李灿东，吴承玉．中医诊断学［M］．北京：中国中医药出版社，2012.

[7] 万学红，卢雪峰．诊断学［M］．北京：人民卫生出版社，2013.

[8] 高希言，宋宇红．中医外治法大全［M］．天津：天津科技翻译出版公司，1996.

[9] 杨恩品，张耀圣．中医疮疡病学［M］．北京：科学出版社，2017.

[10] 黎沾亮．外科感染学［M］．北京：人民军医出版社，2012.

[11] 刘艳娇，魏军平，杨洪军．甲状腺疾病中西医结合治疗学［M］．北京：科技文献出版社，2012.

[12] 吕晓红，甲状腺疾病［M］．北京：中国医药科技出版社，2014.

[13] 董守义，耿翠芝．乳腺疾病诊治（第3版）［M］．北京：人民卫生出版社，2017.

[14] 宋爱莉，李湘奇．乳腺病中医特色诊疗［M］．北京：人民军医出版社，2009.

[15] 安阿玥．肛肠病学［M］．北京：人民卫生出版社，2005.

[16] 任建国．中医肛肠病学［M］．北京：科技出版社，2001.

[17] 徐振晔．中医治疗恶性肿瘤［M］．北京：人民卫生出版社，2007.

[18] 张启瑜．钱礼腹部外科学［M］．北京：人民卫生出版社，2016.

[19] 崔林华．常见胃肠疾病的中西医诊治［M］．西安：西安交通大学出版

社，2015.

[20] 高国俊，高兰平．中西医结合肿瘤治疗学 [M]．南京：东南大学出版社，2001.

[21] 吴咸中，黄耀权．腹部外科实践 [M]，北京：中国医药科技出版社，1990.

[22] 崔乃强．中西医结合胆道外科学 [M]．武汉：华中科技大学出版社，2009.

[23] 王伯祥．中医肝胆病学 [M]．北京：中国医药科技出版社，1997.

[24] 崔乃强．中西医结合治疗胰腺炎临床与基础与研究 [M]．武汉：华中科技大学出版社，2009.

[25] 闫京宁．赵尚华周围血管病治验集 [M]．北京：中国中医药出版社，2016.

[26] 陈伯楠．周围血管疾病中西医治疗学 [M]．北京：中国中医药出版社，1999.